戦後史・現代、そして世界

〈食といのち〉をひらく女性たち

佐藤一子・千葉悦子・宮城道子　編著

農文協

まえがき

　本書は「暮らしのなかの食」について、特にいのちを育む女性の営みに焦点を当てながら歴史的・社会的・国際的な視野で実態と課題を掘り下げることをねらいとしている。

　食は言うまでもなく日々の生活における最も重要な営みであり、食を欠いては私たちは生きていくことができない。特に育ち盛りの子どもたち、体力を消耗する仕事をしている人々、あるいは病を抱えて生活している人々にとって、どのような食を摂取するかという問題は何よりも重要な関心事である。食の営みは、生命を維持し、日常活動を行ううえで必須であるばかりでなく、料理のおいしさや家族・友人との楽しみの共有、健康食、郷土食、そして民族性や国際性によって育まれてきた生活文化でもある。

　災害や戦争によって飢餓に直面するという食の困難は、歴史的にも国際的にも常に生じている。日本では飽食と言われ、食べ残された食品が大量に廃棄される一方で、最低限の食に欠けるという生活困難者がむしろ増大している。生活の多忙化、あるいはひとり暮らしの増大によって家庭の団欒としての食生活が失われ、インスタント食品に頼る孤食という食生活の貧困化も社会的な広がりをみせている。

　本書では、食の貧困、困難を克服し、暮らしのなかで豊かな食文化の創造を通して、食といのちの問題に向き合う女性たちの社会的ネットワークのもつ発信力と社会変革への可能性に注目する。女性たちは、家父長制や女性差別の社会にあって忍従を強いられながらも、家事・育児・家内労働・生活共同において常に中心的役割を果たし、生活の知恵と技術を活用して相互に学び合い、支え合って社会参画と社会発信を行ってきた。

　本書では、PartⅠで戦後の農村社会における生活改善を起点としながら、農村生活の課題解決、農山漁村の第1次産業の家族的労働から次第に共同を発展させ、起業の力量をもつに至った農村女性の歩みの歴史的展開をあとづける。また都市の消費者・生活者として女性たちが食の安全や暮らしと食の問題について社会参画の道を切り拓いてきた活動に注目する。

PartⅡでは消費生活や学校給食、子育てをめぐって多様な展開をみせている生産者・消費者の連携、ワーカーズ・NPO・ボランティアなどの取り組み、そして原発事故被災地において生命の安全に基づく地域の生産復興を支える女性たちの実践を取り上げ、現代日本の食と暮らしをめぐる多様な社会的課題を掘り下げる。

　PartⅢでは、国際社会における食の安全、環境・生態系破壊と食、開発途上にある地域での貧困を克服し自立を支える食の取り組みに注目する。ここでは人類的な課題としての食の生産・加工・流通・消費への関心が広がっており、ローカルからグローバルへ、市民的ネットワークの発展がみられる。食の取り組みと女性の参画によって、国連の提唱する「持続可能な開発目標」（SDGs）への具体的な筋道がとらえられている。

　本書の12名の共同執筆者は全員が女性であり、それぞれが多様な研究領域・研究方法を通じて食の問題にアプローチしてきた。本書のテーマを共有し、農村生活学、協同組合研究、社会教育学、地域・生活研究などの専門分野の学際的な協力が実現した。まさに「暮らしのなかの食」という社会的・文化的な課題を通じての出会いであり、性別役割分業のなかで女性が中心となってきた食をめぐる歴史と社会的実践を多様な研究の視点から振り返るという意義ももっている。

　本書の編集過程では合宿研究会を行い、地元の農家レストランの食を味わうなどの楽しみも共有することができた。農山漁村文化協会から食と生産・生活研究関連書の一環として本書の刊行を実現できたことは、執筆者一同にとって大きな喜びである。食をめぐって生産・流通・生活の分野で活動している方々、協同組合やボランティア活動を担っている方々、食に関心をもつ若い世代の方々に本書を手にとっていただければ幸いである。

　農文協編集部には、企画の段階から誠意をもってご協力をいただいた。心より感謝申し上げる。

　　2018年1月

　　　　　　　　　　　　　　　編著者を代表して　　佐藤　一子

目次

まえがき ………………………………………………………………… 1

序　章　**いのちを育む食に向き合う**
　　　　　………………………………（佐藤一子／千葉悦子／宮城道子）7
　　1　生活問題としての食と女性の社会的発信　　7
　　2　食と女性をめぐる近現代史　　9
　　3　いのちを育む食と生活創造に向けて──女性が拓く食と社会　　17
　　4　本書の構成　　22

Part I

食の安全と暮らしの創造に向けた女性たちの歩み
─戦後史─

第1章　**戦後農村における生活改善と女性** ……………（辻　智子）27
　　1　戦後農村と女性の暮らし　　27
　　2　食生活改善はどのように行われたか　　30
　　3　農家女性の生活はどう変わったか　　37
　　4　動き始めた女性たち　　39

第2章　**食・いのち・暮らしを守る農家女性の協同活動**
　　　　　………………………………………………………（千葉悦子）43
　　1　高度経済成長が農業・農村、女性労働に何をもたらしたか　　43
　　2　女性の基幹労働力化と農家の暮らし　　48
　　3　いのちを守り暮らしを支える農協女性部の協同活動　　50
　　4　労働主体として女性の発展と農協　　55
　　5　食と健康をとらえ返す農山漁村の協同活動の広がり　　56

第3章　**地域の食を守る農山漁村の女性起業** ……………（宮城道子）59
　　1　食の生産の場としての農山漁村の変化　　59

目　次

　　2　名づけられて見えてきたもの——農山漁村の女性起業　　61
　　3　「地域の食」の生産から消費までを見通す視点　　63
　　4　食の起業を通じて女性たちが実現したもの　　70

第4章　食の安全・共同の子育てを求める
　　　　生協女性ネットワーク　……………………………………（近本聡子）75
　　1　女性が公民権を得て自ら参画した消費者運動　　75
　　2　買い物によって安全・安心の食制度を確立する消費者　　81
　　3　子育て支援活動の隆盛と親のネットワークづくり　　85
　　4　今後重要になるくらしの課題　　88

Part II
現代日本の食といのちを守る女性たちの取り組み
　　　—実践と課題—

第5章　福島原発の足元で食の安全を築く女性たち
　　　　　……………………………………………………………（岩崎由美子）95
　　1　食の安全と「風評被害」　　95
　　2　避難女性農業者たちによる食と農の再建の模索　　99
　　3　福島を選ぶU・Iターン女性たち　　105
　　4　「生産する生活者」からの発信　　114

第6章　地域の「食」を協同労働で支える
　　　　——ワーカーズ・コレクティブと高齢者生協の事例から
　　　　　………………………………………………………………（田中夏子）119
　　1　食へのアクセス、二極化する社会のなかで　　119
　　2　ワーカーズ・コレクティブによる食事業の概要　　120
　　3　食のW.Coミズ・キャロット
　　　　　——地域で、質の高い食を提供し続ける　　122
　　4　高齢者生協による地方都市での配食事業　　129

目　次

　　5　協同して働くなかから生み出された配食事業
　　　──地域にもたらす豊かさとは何か　137

第7章　**地域と連携する学校給食と食育**……………（山田浩子）139
　　1　学校給食制度化の経緯と目的の変化　139
　　2　学校給食と食育基本法　141
　　3　岐阜県中津川市の学校給食への地場食材供給　144
　　4　アグリウーマン中津川学校給食部会の生産者の女性たち　149
　　5　中津川市内学校給食調理場の栄養教諭と調理員の女性たち　154
　　6　学校給食への地場食材供給による食育効果　156

第8章　**食を通して暮らしをつくり守る「こども食堂」**
　　　……………………………………………（岩松真紀）159
　　1　「こども食堂」誕生の背景と全体の動向　159
　　2　原点の「気まぐれ八百屋だんだん　こども食堂」　162
　　3　さまざまに広がる「こども食堂」　166
　　4　「こども食堂」は食を通して暮らしをつくり守る　173

Part Ⅲ
国際社会に広がり発信される食の安全と食文化
　─国際的展開─

第9章　**イタリアのスローフード運動と食教育の推進**
　　　……………………………………………（佐藤一子）179
　　1　ゆっくりと食を味わい、団欒を楽しむという生活の質の探求　179
　　2　非営利社会活動団体としてのスローフード運動の展開　181
　　3　トスカーナ州スローフード協会の地域プロジェクト　186
　　4　スローフード運動が生み出した食科学大学と食教育の実践　190

目　次

第10章　オーガニック食品を求めるドイツの女性運動
　　　　　　　　　　　　　　　　　　　　　　　　　　（高雄綾子）197
　　1　女性が育んできた食と環境への意識　　197
　　2　市民と連携するオーガニック食品店　　202
　　3　オーガニック食品店の拡大が及ぼした社会の変容　　206
　　4　食といのちの価値に基づく持続可能な社会への道　　212

第11章　韓国の「食」運動の創造的展開と食生活教育
　　　　　　　　　　　　　　　　　　　　　　　　　　（金　侖貞）215
　　1　2000年代以降の「食」をめぐる文化の変化　　215
　　2　協同組合が創ってきた食運動──「ハンサルリム」を事例に　　216
　　3　社会的企業による「食」を通じたエンパワメント
　　　　──社会的企業「オーガニゼイション料理」を事例に　　225
　　4　新しい食文化が意味するもの　　230

第12章　持続可能な社会とアジアの女性たちの社会参画
　　　　──食の創造者として、生活を育む者として
　　　　　　　　　　　　　　　　　　　　　　　　　　（大橋知穂）233
　　1　女性たちを取り巻く課題──日常に混在するさまざまな壁　　233
　　2　持続可能な開発目標を通して考える女性の食・いのち・安全　　235
　　3　日常生活のなかから起こす女性の社会参画促進活動とそれらの
　　　　課題　　239
　　4　食と生活の達人である女性たちの自立と社会参画とは　　248

索引　　　　　　　　　　　　　　　　　　　　　　　　　　　　251
執筆者紹介　　　　　　　　　　　　　　　　　　　　　　　　　253

序 章

いのちを育む食に向き合う

佐藤　一子
千葉　悦子
宮城　道子

1　生活問題としての食と女性の社会的発信

　本書では、生産者から消費者まで、子どもから高齢者まで、すべての人が当事者となっている食をめぐる問題に焦点化し、特にいのちを育む食の問題に向き合う女性の社会的ネットワークの発展と社会を変えていく発信力に注目する。その理由は、女性が狩猟・漁労の時代から家事・育児を中心的に担い、家内労働や就労で多忙であっても、家族の生活や地域の共同行事における食の営みの主役であり続けてきたからである。

　食はすべての人間にとって、1日たりとも欠かせない生存のための不可欠な手段である。地球上では、その食を欠いて飢餓に瀕する人々が多数存在している一方で、飽食のもとで大量に廃棄される食料もある。経済大国といわれる日本でも、貧困のために餓死する人がいる。飢饉や大災害に遭遇して、人々は食料に困窮して耐乏生活を余儀なくされ、戦時下では国家統制による徹底した食糧管理が行われた。

　他方で、食はそれぞれの民族、地域ごとに多様で豊かな文化として継承され、人々の喜びや楽しみの源泉ともなっている。食は、家族の団欒と憩いに充足感をもたらし、地域の行事や人々とのつながりなど、人間関係の共同性を支える重要な構成要素ともなっている。「おふくろの味」も世界共通の文化であろう。個々人の嗜好、選択、健康志向など、人生哲学においても食文化の問

題は奥深い。生活の慣習や地域的伝統に育まれながら、食は家族や個々人の生活の豊かさを彩る文化として伝承され、創造され、享受されてきた。

しかし高度経済成長期以降、生活の利便性の向上の一方で、食品の安全性や第1次産業の担い手の高齢化、ファストフード化による食の貧困化など、食をめぐる状況はむしろ深刻化している。現代の日本では、食によって支えられる共同性が著しく衰退していることも大きな問題となっている。後述するように、1980年代後半には親の多忙化やファストフードの普及によって家族で食卓を囲む機会が減り、子どもの「孤食」が広がっていることが社会問題化した。2000年代には急激な人口減少、少子高齢化が進行し、2024年には全国民の3人に1人が65歳以上となり、ひとり暮らし世帯の増加が本格化するといわれている。夫と死別した女性が急増して日本は「おばあちゃん大国」になり、少ない年金でぎりぎりの生活を余儀なくされる生活困難者も増大する［河合、2017］。少子高齢化社会では子ども、独身青年ばかりか、急増する高齢者層を含めて「孤食」が日常的な形態となり、そのことがさらに人々の孤立化を深める悪循環の要因となりかねないのである。

農業史の立場から「人と人を結ぶ」食の付加機能に注目した藤原辰史らは、「食を共にすることで人は共同意識を育む。……こうして築かれる人の連帯様式を、ここでは〈食の共同体〉と呼びたい」と述べ、「胃袋の連帯」、食が育む共同性について課題を提起している［池上ら、2008、3頁］。「孤食」が広がり、食の豊かさの重要な機能である共同性が失われようとしている現代において、あらためて「食の共同体」の意義に注目し、人間の豊かさを取り戻す社会運動として食に向き合うことは重要な課題である。

女性たちは封建制の残存のもとで男女平等が認められなかった時代においても、生活の営みとしての食の問題を通じて社会的関心を育み、共同性を支える主体的な努力を続けてきた。むろん、食は生産、流通、消費、さらには国家政策を含めた社会経済機構全体に横たわる問題であり、その支配的システムのなかで大多数の女性が担ってきた役割は、戦前から戦後当初は家庭と地域社会の共同的な営みの分野にとどまっていた。しかし、その生活の日常性から発する創意工夫や問題提起は多くの人々に共有され、社会を変えていく力となり、女性の社会的発信と主体形成を促してきたのである。その歩み

を振り返り、いのちを育む食への取り組みの思想と実践を明らかにすることが本書の課題である。

「食」を対象とする研究では、家政学、栄養学、農学、水産学、栽培学、食品産業論などを中心に、民俗学・郷土史、生活社会学・生活史、食文化論などの多角的な食研究が積み重ねられている。本書では農村生活学、社会教育学、協同組合研究を中心とする学際的な共同研究によって、消費者と生産者の連携のなかで食といのち・子育て問題に向き合う女性の主体形成過程をあとづける。

2　食と女性をめぐる近現代史

(1) 明治期から昭和初期──「生活の近代化」をめぐる二つの潮流

　封建制から近代国家に移行した明治期から昭和初期に至る日本で、食と女性をめぐる歴史には矛盾と葛藤のもとで自立を遂げていく女性たちの困難な歩みが刻まれている。近代化、啓蒙主義によって男女平等、教育の普及、職業婦人の活躍など、開明的、進歩的な考え方が新たな社会思潮として広がる一方で、家父長制のもとで国家的道徳として良妻賢母主義が「主婦」である女性のあり方を方向づけていく。食をめぐる問題にはまさにその二つの矛盾的な展開が凝集されている。

　1980年代に刊行された『日本婦人問題資料集成』（第7巻 生活）は、「生活」という範疇で近現代女性史資料を集成している点で注目される。編者の丸岡秀子は、「生活とは、家庭を作り、その成員となり、家庭を構え、社会を成立させ、その営みを通して人間が生命を燃焼させる全過程」と定義している。そのうえで、家計と消費の行為、家庭成立の素材と意識、伝習、制度、慣行などの民俗学的なとらえ方、家事・育児の社会化などの具体的な視点を挙げ、「思想や技術や原則を実現することによって、歴史の歩みに制約される」と歴史的な検討の課題を提示した［丸岡、1980、1頁］。

　明治初期の福沢諭吉らの開明的な思想によって、前近代的な家政論、「女

のしつけ」論に対して実学的な家計論、家事経済論、西洋の生活事情の導入などが主張された。その動向は大正期に至って、生活近代化の「二つの流れ」として顕在化すると丸岡は指摘する。「一つは、デモクラシーおよび人道主義の台頭と呼応する生活面における近代化思想に由来する流れ。もう一つは、知識婦人層と、政府主導の生活改造運動によって、すすめられた技術主義的合理化、いわばハウツウ主義の流れ」である［丸岡、1980、28頁］。

　前者の潮流として米騒動や職工の低劣な生活状態をふまえた家計調査（高野岩三郎）などの事例、後者としてキリスト教主義的立場で雑誌『家庭之友』（『婦人之友』の前身）を創刊し「家庭と能率」、生活近代化を主張した羽仁もと子の事例が挙げられている。「知識婦人層による技術的生活改善運動は、その基礎における良妻賢母主義の、形を変えての温存、もしくは再検討を通して……後年の家政学理論の素地を作ることにもなった」［丸岡、1980、31—32頁］。

　しかし大正後期から昭和恐慌期にかけて、この二つの流れは、内務省社会局の主導する生活改造運動のもとで混在しながら、生活改善同盟会の発足などによって国家的な勤倹貯蓄の奨励を通じて大衆的に浸透していく。しかしそうした大勢にあっても、1935（昭和10）年から1937（昭和12）年にかけての浦和主婦互助会、東京働く婦人の家、日本消費組合婦人協会などの発足の動きを通じて「食という生活課題の基本を共通項にして、あらゆる悩みへの取り組み」が広がっていた。丸岡は、平塚らいてう、市川房枝、奥むめお らの「勤労消費者大衆の連帯の灯」、丸岡自身の「日本農村婦人問題」、豊田正子の「綴方教室」などの事例を挙げて、「科学が時代に対決しえたギリギリの接点における収穫であり、この時点を境に、完全な生活管理体制が、太平洋戦争に向けて拡大し、やがて崩壊する。これはその前夜であった」と歴史を総括している［丸岡、1980、45—47頁］。

　1929年に産業組合中央会の主事となった丸岡は、このギリギリの時点で戦後史につながるような深い洞察を発信し続けていた。財団法人社会教育協会が実施した1937年の婦人講座の記録として、丸岡の『生産から消費まで』という注目すべき論稿が刊行されている。ここでは、都会の主婦も農村の主婦も物価高騰で苦しい生活を強いられるなか、物はどのようにつくられるか、流通するか、社会に目を向け、良い品質の物をどうしたら安く、安心して買

えるのかをしっかり考える必要があるとして、消費者自身で経営する消費組合をつくることの意義を説いている。イギリスの消費組合婦人部の動きに触れ、国内でも神戸消費組合、大東京消費組合などの婦人部が活発化していること、「一人は万人のために、万人は一人のために」という言葉こそ消費組合の理念であること、消費組合は「孤立状態に置かれていた家庭の主婦が、台所を中心にして結ばれ」、良い品を安く安心して配給されるにとどまらず、「婦人の社会的関心を昂め……婦人の知的レベルを向上させる」偉大な効果があると、女性の自立と自覚について信念を語っている。そして国内戦時体制の消費統制のもと、消費節約の心構えを説く精神運動だけでは有効ではない、「都会の主婦も農村の主婦も、この現在の困難な事態の進み方に正しい見透しを持ちながら、それに対応する自分達の協同施設を強めていく」根本的な対策が重要であると結んでいる［丸岡、1937、33―39頁・47頁］。

　しかし、1940年代に入ると大政翼賛会が農村生活における「新生活運動」を推進し、栄養改善や共同炊事、隣保館での保健衛生普及に取り組むようになり、強制的な「共同性」のもとで食糧の全面的配給統制が敷かれていくのである。「食の共同体」に着眼した藤原らの研究（先述）では、大東亜共栄圏の米食共同体やナチスの「食の公共化」政策など、「食を通じた動員」の歴史的過程をふまえて「連帯」による「食の共同体」を提起している。日本の近代化から戦時体制に至る「生活近代化」の二つの潮流の矛盾と葛藤は、まさに食をめぐる動員と連帯のせめぎ合いの歴史であった。

（2）戦後初期から1950年代——生活を守る社会運動と生活改善

　第二次世界大戦の終結とともに、日本の民主化を推進する占領政策のもとで1946年4月の衆議院選挙で初めて女性の参政権が行使された。1946年11月3日に公布された日本国憲法で男女平等が明記され、1947年12月には民法改正によって家制度が廃止された。労働、教育、政治、女性団体の活動など、あらゆる面で民主主義と自由の理念に基づき女性の自立と社会参加が促された。しかし敗戦の傷痕は深く、特に都市では人々が飢餓状態に置かれた。1946年5月には食糧危機突破人民大会（食糧メーデー）が開かれ、皇居前に25万人が集まった。「生活防衛」という切実な課題が広く共有され、労働組合婦

人部、日本協同組合同盟、国際婦人デーなど、社会運動における女性の参加は大きな広がりをみせていった。

　1948年10月に主婦連合会（主婦連）が結成されたことは、戦前から生活問題としての食をめぐって主体的な模索を続けてきた女性たちによる新たな社会的発信が始まったことを示している。物価値下げに対する主婦の取り組みが社会的反響を呼んだ。主婦連結成に際して会長の奥むめおは「主婦連合会は、生活に結びついて結集した主婦の共同戦線体である。みんな一本にまとまって生活を守るために果敢な声をあげよう。……主婦連合会はまた、物価を下げて主婦の値打ちを高めてゆく会にならねばならぬと思う」と述べている。「主婦を先頭に公価生活運動」［「朝日新聞」1948年8月23日社説］の記事に示されるように、戦後復興期の食糧難や物価高に直面して、女性たちは個々の家の台所から社会へと大きく歩みを広げ、生活防衛を通じてともに手をつなぐ新しい社会運動を創り出していった［千野、1996a、246頁・259—260頁］。

　1950年代には、ビキニ環礁での水爆実験による第五福竜丸の被曝に端を発した原水爆禁止署名運動が東京杉並区立公民館の女性グループから農村部の地域婦人会まで巻き込んで全国的に広がり、国際社会に発信される。放射能汚染魚に対して不安が広がる一方で、同じ時期に発生した黄変米に反対する全日本婦人団体連合会（会長 平塚らいてう）全国運動も30に及ぶ女性団体が共に取り組んだ［「朝日新聞」1954年8月3日夕刊］［千野、1996b、211—214頁］。

　平和と生活を守るという自覚は、戦後十数年のうちに深く広く女性たちの共感を呼び、主体形成を促した。しかし、前節で述べた戦前、特に大正期に形成された「生活の近代化の二つの流れ」が、戦後に入って女性の社会運動の広がりのなかで一元化されたと単純にとらえることはできない。明治期の開明思想に代わって、戦後の占領政策のもとでの啓蒙主義、そしてアメリカのデモクラシーとプラグマティズムの影響による生活主義、技術主義が、社会教育政策を通じて農村部に浸透していった。そこでは戦前・戦中の軍国主義・国家主義的教化とは位相を異にして、生活実感や互いの話し合いに根ざす生活課題の学習を通じて、自主的に生活改善を目指すことが奨励された。おおまかに三つの政策展開をみておきたい。

　第一の動きとして、農林省に普及課、生活改善課が置かれ、生活改良普及

員が農村の公民館や地域婦人会とともに、栄養指導や台所の近代化、家事の合理化など、生活の近代化を話し合いによって進めた。専門職による科学的知識・技術と、女性たちの生活実感や経験知が交流される新しい形態の生活改善がこの時期の農村に広がった［千野、1996b、74―79頁・421―425頁］。

　第二は文部省の婦人教育政策の推進である。戦後直後に文部省が発した「婦人団体のつくり方育て方」（1946年5月21日）では、「先ず、婦人が正しい理解の上に立って、それぞれの建設的な意思を生活の上に、政治の上に発揮して行くのでなければなりません。婦人の大きな意思と目覚めと力を裏付けしなければならないのです」と説き、「婦人の組織をつくろうではありませんか」と呼びかけている。そして教養面では「公民生活に関すること」と「生活指導に関すること」の二つの柱で、前者では憲法、民主主義、政党、世界の情勢と日本の国情、婦人の地位と立場、改革を要する習俗や制度などを挙げ、後者では、食物、育児、保健、経済や消費、衣服などのテーマを挙げている。食料の加工、貯蔵、未利用資源の食べ方、栄養知識、乳児の栄養摂取、妊産婦の食など、生活改善にとって必要な知識・技術が婦人団体の講習会や公民館のグループ活動で習得され、実際的知識を活用した団体活動が奨励された［千野、1996a、87―91頁］。

　第三に、1947年の片山哲内閣によって提唱された「新日本建設国民運動」の一環として始まる「新生活運動」が注目される。1955年に文部省社会教育審議会の答申を経て、国民自身の手による日常生活向上のための連帯組織をつくることを鳩山一郎首相が呼びかけ、財団法人新生活運動協会が発足した。市川房枝、山高しげり、藤田たき、奥むめお、丸岡秀子、渡辺松子、村岡花子、山本杉、近藤とし子ら、女性団体の指導者たちも役員に招かれた。1950年代には話し合いによる生活改善を目指し、1960年代以降には「生活学校」などの独自の学習の場を創り出していく。

　1950年代から1970年代に至る新生活運動史の全体像を検討した大門正克は、「話し合う」プロセスによって自発性を喚起する一方、「(国家のための)道徳（秩序形成）を強く求め」、「上意下達の傾向が強くなり、人びとの自主性が弱くなると、『奉仕』と受け止められることがあった」と協会のジレンマを指摘している。「話し合いによる自主性と道徳の涵養は、大政翼賛会と異なる国

民育成の方法であり、さらに戦後革新運動とも異なる協会独自の民主主義観であった」というとらえ方に、戦後における「生活を守る」運動と「生活改善」という二つの流れをみることができる［大門、2012、15—16頁］。

　この二つの流れは、1950年代の「婦人教育」政策にも同様に表れている。千野陽一によれば、団体育成と学級づくりを重点とする婦人教育政策は、生活改善によって「身辺問題を直視しながら女性の暮らしと地位を地道に高めていく可能性」をもたらした一方、平和運動や再軍備反対などの社会運動に対して「一般女性の関心を狭く生活課題だけに閉じこめ、権利主体としての自己形成と自立をおしとどめがちにする」抑制的な機能も併せもったと、二つの側面がとらえられている［千野、1996b、33頁］。

　生活問題、食や子育てという営みは、女性にとって毎日の身辺的問題である。経験的な見方のうえに科学的知識・技術を学び、経済構造や社会政策へと視野を広げていくことは、女性自身の主体形成の過程である。二つの流れをつなぐ視点として、1950年代後半には社会教育行政をめぐって学習の自由と団体活動の自立性の課題が浮き彫りにされたことにも注目する必要がある。

(3) 1960年代から1990年代
　　──生活構造の変容と公害問題・食の安全に取り組む消費者運動

　1960年代、池田内閣の所得倍増計画によって日本は急激な経済成長を遂げ、農山村、都市地域には大きな生活構造の変容が生じる。都市への労働力移動、農業構造改善事業、大規模な工業開発、公害・環境汚染、女性の就業率の拡大と核家族化、労働現場の「合理化」と長時間労働など、生活構造の変容によって人々のライフスタイルや価値観も大きく変化した。生活問題としての食・消費問題に取り組む女性団体の動向にも新たな状況が生まれ、「消費者運動」としての展開、社会的発信がなされるようになった。

　何より特徴的なことは、公害・環境問題、食の安全をめぐって、幅広い女性団体のなかに消費者として権利意識が共有され、科学的調査に基づいて行政や企業に働きかけていく力量が育まれていったことである。

　すでに1950年代に森永ヒ素ミルク事件や水俣病問題が発生し、公害裁判を通じて環境汚染が大きな社会問題となっていた。生活用品への有毒物質の混

入や食品添加物、食品偽装問題などがあいつぐなかで、主婦連、全国地域婦人団体連絡協議会（全地婦連）、日本生協連などが、商品テストや幅広いアンケート調査を実施し、食品や生活用品の安全性をめぐって科学的データをもとに企業や行政に問題解決をせまっていく消費者運動が組織的定着をみた［千野、1996c、141―144頁］。

『安全性の考え方』によっていち早くこの問題の重大性を喚起した物理学者の武谷三男は、この著書の冒頭で「主婦のちから」と題して主婦連の主婦会館に設置された日用品試験室の活動に注目している。ユリア樹脂の危険性をめぐる膨大な調査は大きな反響をもたらし、業界と関係省庁を動かす結果となった。「主婦たちが、自分たちの身のまわりにある"危険"を、自分たちの手で取り除くという、この『勇気』を貫徹するまでには、20年に近い、辛抱強い努力の歴史がある」。主婦たちの運動は「国民が身の安全を守るためには、国民自らが、そのための努力を続け、市民の運動として闘いとらねばならない」ことを示す教訓であると武谷は述べている［武谷、1967、14頁・17頁］。

全地婦連はプロパンガス使用の実態調査から液化石油ガスの安全、取引の適正化に対する法制定を実現する。生協では女性組合員が中心となって商品テストやコープ商品開発などの商品研究専門委員会の活動が定着する。コマーシャリズムは「消費者は王様」と購買意欲をあおったが、消費者として自覚を高めた女性たちは、商品の安全や公正さについて調べ、発言し、行動する消費者となり、「消費者の権利」が法的に明記される道を拓いたのである。

こうした消費者運動の高まりを背景として消費者行政が展開されるようになる。1968年に消費者保護基本法（2004年に消費者基本法に改正）が制定されて消費者の利益の擁護、自立的な組織化の支援を目指し、消費者保護のための行政窓口が設けられていく。地方自治体の消費生活センターや国民生活センターなどの行政機関も整備され、消費者意識を高める消費者教育の必要性も認識されるようになった。

しかしこの時期は、大量生産・大量消費のもとで、モノにあふれ、飽食の現象が広がる一方で、女性の就労、多忙化による家事・調理時間の極限までの節約、インスタント食品や加工食品への依存による食卓の貧困が広がるという、食生活の新たな課題が社会問題となりつつあった。食事の内容ばかり

ではなく、食卓の団欒が失われていることも大きな問題である。社会的格差と貧困、あるいは家庭崩壊や児童虐待のもとでの食そのものの絶対的な欠乏、孤食化が、「子どもの貧困」として現代に至ってさらに深刻化している。

　日本生協連「全国くらしの研究委員会」は子どもたちの朝食風景の絵を調査、収集して子どもの孤食の問題を浮き彫りにした。足立己幸(女子栄養大教授)が1981年に行った調査と比較して、10年後の1992年には朝食をひとり、または子どもだけで食べる率は38.4％から44.5％に増大している。報告書では、「孤食を通じて食の在り方が問われ、その食を育む生活全般が今問題となっています」として「家族や仲間との楽しいコミュニケーションのあるくらし」、「食生活を見直す運動とそれ以外の運動（環境問題、地元を活性化させるための地域運動など）を生活の場を通じて関連づける」ことを提言した［日本生活協同組合連合会、1993、14頁・50—52頁］。

　食卓の貧困化、孤食は、日本社会に生きるすべての人々に「豊かさとは何か」を問いかける根源的な問題となりつつある。暉峻淑子は著書『豊かさとは何か』でこの問題を鮮明に提起し、経済優先の社会のひずみに目を向けていくきっかけをつくった。本書では、西ドイツの生活と比較して「豊かさへの道を踏みまちがえた日本」の生活者、労働者の貧しさを浮き彫りにして、「『カネもうけ』『モノを買うこと』という持つことだけに表現できる豊かさではなく、持つことが、人間と人間とのかかわりを豊かにし、人間と自然とのかかわりを豊かにできるような豊かさを、私たちは、どのようにして創り出していったらいいのか」を問いかけている［暉峻、1989、243頁］。

　近現代史における生活と食をめぐる「二つの流れ」は、消費者運動の確立のなかで統一されてきたと言い得る。しかし他方で、「食」を視点として真の豊かさ、人間らしい暮らしのあり方を問うことは、21世紀に向けての新たな模索として続けられていくのである。

3 いのちを育む食と生活創造に向けて
——女性が拓く食と社会

(1) 食・暮らしにおける農村女性の自立と都市・農村交流

　食の最も基本的な生産を担う農林水産業およびその生産者の暮らしの場である農山漁村では、農業基本法（1961年）のもと、食糧生産の効率化、大規模化、機械化などが進み、土地生産性も労働生産性も著しく向上した。しかし、オイルショック（1973年）以降、安定経済成長期に入ると、さまざまなひずみが表面化してくる。1970年代後半から1980年代の食と農をめぐる問題は、生産と生活が一体的な農山漁村において、生産性の向上が必ずしも生活の豊かさと表裏一体というわけではないことを明らかにしたともいえる。

　人口の都市への流出により農山漁村には過疎地域が生じ、1970年には過疎地域対策緊急措置法がスタートした。この法律は10年間の時限立法であったが、その後10年ごとに継続され、現在まで過疎地域に対する支援は継続されている。農山漁村の過疎化は高齢化と同時進行で進み、地域社会の維持が困難な集落も増加してきた。農家戸数・農業就業人口の減少と高齢化、さらには、農地の減少、耕作放棄地の増加、食料自給率の低下などが生じた。

　農業総産出額の増加は、1984年のピークまで続くが、国内の食料自給率は1960年代後半から低下し始める。食料自給率には、金額・重量・熱量（カロリー）の3種類があるが、熱量ベースが最も低い。1965年に73％だった熱量ベースの食料自給率は、1998年には40％まで下がり、その後現在まで横ばい状態である。世界中から食料を輸入し、東京にはあらゆる国の料理がそろうといわれているが、わが国の食料自給率は先進国のなかでも低いのが現状である。

　さまざまな環境変化への対応を求められるなか、地域に山積する問題に取り組む農家女性たちの活動が生まれるのは、1980年代の後半である。消費者や生活者の視点をもつ女性への期待が増したのである。「国連女性の10年」（1976～1985年）に対応する国内の男女共同参画の動きには、やや遅れることとなったが、女性たちの活動への注目や期待から支援も生じてきた。1990年

代には、農業基本法の見直しの議論が始まる。1993年、冷害による米凶作の年、ガット・ウルグアイ・ラウンド農業合意をきっかけに、食料を安定的に供給するだけでなく、国土や環境の保全、景観の形成、文化の伝承などの農業・農村の多面的機能を見直す動きも出てきた。

生活経営学の立場から、農村における男女共同参画に関する研究を進める天野寛子は、農業関連の女性たちの呼称の変化を詳細に検討し、「『女性農業者』という用語は、1991年以後『農山漁村地域に生活し、農家の家族生活習慣の中で解決できない問題に苦しむ女性一般』から区別し、『農業を職業とし、人間らしく主体的に生きていく女性』を表わす用語として市民権を得てきている」[天野、2001、32頁] としている。生産は男性中心、生活は女性中心という固定的な性別役割分業に対して、まずは女性を生産の担い手として位置づけることから、変化が生じたとみることもできる。家族経営協定によって共同経営者としての明確な位置づけを得た女性たちは、農業士・農業委員・農協理事といった地域における意思決定の場でも活躍するようになる。

また、家族自営の農林漁業だけでなく、地域の食にかかわる新たな事業を起こした女性たちもいた。現在の農商工連携は、農林漁業者（場合によっては生産者団体）と商工業者の事業連携が多いが、女性たちは複合的な小さなビジネスを多彩に展開した。中山間地域の女性たちの活動に注目した関満博は、日本の産業は、①経済産業省が取り扱う「産業」、②農林水産省が取り扱う「農林畜水産業」、③国土交通省が取り扱う「まちづくり」に関するハード中心の事業としたうえで、①「産業」に身を置いていたものは、②「農林畜水産業」の世界に踏み込むことはなかったと述べている。そのうえで、中山間地域に踏み込んで初めてみえてきたこととして、農家の女性たちの活動に触れている。「各地に展開している『農産物直売所』『農村レストラン』『農産物加工場』は、日本の中山間地域に『希望』と『勇気』を与える『3点セット』として重要な意味を帯びてきたのである。それは、思考を停止してしまっている日本の人びとに新たな『可能性』をつけくわえることになろう」[関、2009、21頁] としている。

1995年には、第4回国連世界女性会議が北京で開催され、NGOフォーラムも同時開催された。男女共同参画に関心のある女性や団体ばかりでなく、行

政も支援して、多くの農山漁村の女性たちが北京へ出かけた。「遠くで鳴る鐘の音」は、明らかに「女性たち自身で鳴らす鐘」になったのである。さらに、1999年には、「男女共同参画社会基本法」(平成11年法律第78号) および「食料・農業・農村基本法」(平成11年法律第106号) が相次いで成立した。「食料・農業・農村基本法」第26条は女性の参画を以下のようにうたっている。「国は、男女が社会の対等な構成員としてあらゆる活動に参画する機会を確保することが重要であることにかんがみ、女性の農業経営における役割を適正に評価するとともに、女性が自らの意思によって農業経営及びこれに関連する活動に参画する機会を確保するための環境整備を推進するものとする」。

　二つの基本法は、いみじくも同じ年に成立した。地域の食といのちと暮らしを支えながら、表立って評価されることのなかった農村の女性たちが、自立した職業人、主体的な地域住民として、行動する基盤がようやく整ったのである。日本の農村と都市は空間的には重なり合いながらも、食においては農村の生産者と都市の消費者として分断されていた。かつて、生産者と消費者の交流の機会をつくろうとすると、生産者代表は男性ばかり、消費者代表は女性ばかりになってしまうといわれた。実態の多様性を反映するならば、生産者・消費者の双方に男女が含まれるべきである。

　グローバリゼーションの進展は、生産から消費までの距離を広げ、食料の安全・安心の確保を難しくしているだけでなく、食の均質化・画一化の可能性も高まっている。地域の食の個性や多様性に基づく多彩なフードシステム構築のためにも、女性たちの生活者としての力がますます重要性を増している。

(2) 原発事故が問いかけるいのち・食・安全・次世代につなぐ課題

　2011年3月11日午後2時46分、宮城県三陸沖を震源とする国内観測史上最大規模のマグニチュード9.0の大震災が日本列島を襲い、大地震に続く津波が北海道から東北、関東におよぶ東日本太平洋岸一帯を呑み込み、壊滅的な打撃を与えた。しかし、大震災の被害は地震・津波によるものだけではなかった。地震・津波にともなう東京電力福島第一原発の全電源喪失、メルトダウン、1号機〜4号機の相次ぐ爆発により高濃度の大量の放射性物質の飛散は広範

囲にわたり、浜通りの原発周辺の住民は強制避難を余儀なくされた。2017年3月に避難指示が解除され、「帰還困難区域」を除く住民は戻ることが可能になったが、帰還する住民は多くはない。雇用の確保、ライフラインの整備、子どもたちの教育環境の問題が横たわっているからであるが、それに加えて、若い親世代が帰還しない理由として子どもたちの低線量被曝リスクへの不安があることは否めない。だが、そうした事情を考慮することなく、賠償や住宅支援を打ち切るなど、避難誘導が加速化している。

　原発事故は人々の生命や財産を脅かし、家族やコミュニティなどの社会関係を絶ちきり、そして、日々の暮らしが紡がれてきた地域そのものの喪失をもたらした。宮城県、岩手県と異なって福島県のみが災害関連死が増え続けている。ここに原子力災害がもたらす悲劇をみることができよう。

　だが、こうした事態に被災者はただ立ちすくんでいたわけではない。困難な状況に立ち向かう共同の行動や学びがあった［千葉、2013］。穏やかな日常の暮らしが奪われ、いのちが脅かされる不安を抱えるなかで、子どもたちのいのちを守ろうとまず立ち上がったのが母親たちであった。

　避難指示区域の外であっても放射性物質のホットスポットが各地にあることが確認され、福島市や郡山市をはじめとする中通り一帯では「母子避難」という形の自主避難者が続出した。チェルノブイリ事故で子どもたちの甲状腺がんが多発した事実を知る親たちの子どもたちを守ろうとする緊急避難の対応であった。子どもたちを「避難」させることができず、放射能で汚染された地域で生活を続けなければならない親たちもまた、子どもたちの低線量被曝を避けようと校庭、通学路の除染に動き出す。震災からひと月余り経過した2011年4月19日に国から空間線量が毎時3.8マイクロシーベルト以下であれば通常通り校庭を使用しても差し支えないとの判断が示され、これを受けて一部の学校は表土除去もせずに屋外活動を再開したことが、親たちの行動に火をつけたのである。外遊びの制限される子どもたちを放射線量の低い地域に短期間連れていき、思いっきり遊んでもらおうと企画した「保養プロジェクト」も県内外の支援団体によって進められた。

　それでも福島に住む親たちの放射能リスクの不安は尽きない。とりわけ不安なのが福島産の食べ物、飲み物であった。福島産は買わない、食べさせない、

飲ませない、福島産の学校給食は避けて弁当を持参させるなど、福島産を口にしない選択をする親も少なからずいた。農地や山林、そして海洋を原発事故によって汚染された生産者の打撃も計り知れない。

被災地を離れて新たに生業を再開するという選択をしたものもいたが、生業の継続を断念したものも少なくない。今日では福島の米や野菜からほとんど放射性物質は検出されていないが、上述のように「福島の農産物は安全ではない」と消費者が福島のものを買い控える傾向はいまだに残っており、福島産のブランド価値低下に生産者は苦しめられている。現在もなお生産者と消費者の間に見えない分断線があることに留意したい［除本、2016］。

とはいえ、安全な食を取り戻そうと農の再生に果敢に取り組む生産者の協同実践があったことを強調したい。特にJAと連携しながら生産者が協同で農地再生に取り組み、その結果、今日では放射性物質がほとんど検出されないというところまでに至った、その試みに注目したい。しかも、それは生産者による協同というレベルから、地元の大学と連携しつつ、生協との協同組合間協同で成し遂げていることである。その経緯は次のとおりである。

2012年10月、福島市と川俣町を管内とするJA新ふくしまは、福島県生協連、福島大学と連携し、水田と果樹園の全圃場を計測してマップ化する「土壌スクリーニング・プロジェクト」を始動した。管内を網羅的に計測することで、汚染の分布や吸収抑制の対策がみえてきたのである。とはいえ、圃場一筆一筆を測定するには膨大な手間がかかる。そこで、この測定補助のボランティアを全国生協に募集をかけたのである。消費者の代表である生協の職員と一緒に検査し、安全を確認する。短期間でも福島を見て、聞いて、感じてもらう、そして地元に帰って福島の農業を語る「伝道師」になってもらう。これが福島のことを理解してもらう近道だと考えた。そのため、測定活動だけでなく福島大学の教員を講師とする学習会や、地元生産者との交流プログラムを組んできた。生産者も消費者も被害者であるにもかかわらず、福島産を買わない消費者が加害者であるかのように、あるいは逆に放射性物質が含まれるかもしれない危険な福島産を提供する生産者が加害者であるかのように、両者を対立させる構図があるが、原発被災地でこうした協同組合間協同の取り組みが実現できた意味は極めて大きいといえるだろう［濱田ら、2015］。

また、地元の生協が2011年から継続して実施している放射性物質摂取量調査も注目したい。この調査は組合員に「陰膳方式」で2日間、料理を1人分多くつくってもらい、それをミキサーで混ぜて均一にして放射性物質を測定するというものである。個々の食品の放射性物質の検出値が基準以下だったとしても、実際の食事で大量の放射性物質を食べてしまっていないか不安だという組合員の声に応え、食事まるごとを調査した科学的データを消費者に提供し、福島産を買うか買わないかは自ら判断してもらおうというのである。
　これらの取り組みから消費者と生産者の分断を乗り越える可能性を見出すことができるのではないか。
　さらにもう一つ注目したいのは、女性農業者の食と農の再生の取り組みである。食を通して、女性たちの生活面での心配りや生活技術、人をつなぐ力が活かされ、被災者に寄り添う活動や被災者自らが復興に立ち上がる姿が見て取れる［塩谷・岩崎、2014］。人々に生きる希望を与える女性農業者の力を確信することができるだろう。

4　本書の構成

　食と女性をめぐる近代から現代に至る女性の歩みを振り返って、あらためて女性の主体形成と社会的発信が大きく社会を変えてきたことを確認し得る。そして本書では、その歩みからさらに今日、新たな実践的模索が広がっていることを明らかにする。
　PartⅠでは、序章で概略的に述べた戦後における生活課題と食をめぐる女性団体の歩みについて、歴史的段階に即して主体形成の過程を明らかにする。
　戦後の農村社会における生活課題解決学習・生活改善運動を起点としながら、第1次産業の家族的労働力から次第に自立し、生産組織においても女性部として活動するようになる過程で独自の発想を活かした生活創造を行う女性たちにせまる。環境改善や6次産業化・起業の担い手への自己形成、産直運動、グリーン・ツーリズムなど、国際的な課題とも連動する女性たちの歩みが形成されてきた。生協など消費者運動の展開と都市・農村交流によって、

生活と食の共同が新たな段階を迎えていることを明らかにする。

　PartⅡでは、食と生活をめぐる現代的な課題について、まず原発事故被災地においていのちを守り、地域の生産復興を支える女性たちの実践を取り上げる。これらはまさに「食の共同体」を取り戻し、あるいは新たに発展させる取り組みといえる。さらにワーカーズコープなどの食の事業起こし、地域の食材にこだわり次世代につなぐ学校給食、ボランティア活動として広がる「子ども食堂」などの女性たちの食への取り組みは、いずれも人と人をつなぎ、連帯を広げる食創造の実践といえる。

　PartⅢでは、国際社会における食の運動の広がりから、日本の歴史的実践的過程とは異なる文化に目を向ける。イタリアではスローフード運動が、ファストフードのライフスタイルを凌駕する大きな国際的な運動となり、次世代に向けた食教育への取り組みが活発である。ドイツでは脱原発の国民的選択に食の問題への取り組みが深くかかわっている。韓国、発展途上地域では日本にも共通するような女性の自立と食への取り組みが重なり合っている。国連の持続可能な社会づくりの推進において食の問題が大きな比重を占めていることが注目される。そしてその地平から、国際社会の食の安全、生物多様性に基づく農業のあり方、環境保全の動向と響き合い、国連が提唱する「持続可能な開発目標」への女性の参画、次世代への継承の道も拓かれている。

　2013年に「和食：日本人の伝統的な食文化」がユネスコ無形文化遺産に登録された。あらためて日本の地域社会で育まれてきた食材、郷土料理、食文化の価値が認識される一方で、消費者の暮らしの貧困化、生産者の高齢化、農山漁村の地域経済の衰退など、食を取り巻く社会構造の弱体化、食の危機の深刻化が進行している。歴史的に積み重ねられてきた女性の社会的発信力が大きな意義をもつ一方で、食を守る生産者と消費者をつなぐネットワーク、さらには持続可能な地域づくりに向けて世代を超えた連帯を築いていくことが新たな課題となっている。国際社会に広がる〈食といのち〉の関心を共有し、地球的な視野での持続可能な社会と人間の「生存」をめぐって問いを深めることが求められる。本書はその一つの試みである。

(付記) 序章は3人の編著者の協議の上、1・2・4を佐藤が、3 (1) を宮城が、3 (2) を千葉が執筆した。

[引用・参考文献]

天野寛子 『戦後日本の女性農業者の地位―男女平等の生活文化の創造へ』 ドメス出版、2001年

池上甲一・岩崎正弥・原山浩介・藤原辰史 『食の共同体―動員から連帯へ』 ナカニシヤ出版、2008年

大門正克 『新生活運動と日本の戦後―敗戦から1970年代』 日本経済評論社、2012年

河合雅司 『未来の年表―人口減少社会の日本でこれから起きること』 講談社、2017年

塩谷弘康・岩崎由美子 『食と農でつなぐ―福島から』 岩波新書、2014年

関満博 『「農」と「食」の農商工連携――中山間地域の先端モデル・岩手県の現場から』 新評論、2009年

武谷三男 『安全性の考え方』 岩波書店、1967年

千野陽一編集・解説 『現代日本女性の主体形成』 第1巻、ドメス出版、1996年a

千野陽一編集・解説 『現代日本女性の主体形成』 第2巻、ドメス出版、1996年b

千野陽一編集・解説 『現代日本女性の主体形成』 第5巻、ドメス出版、1996年c

千葉悦子・松野光伸 『飯舘村は負けない――土と人の未来のために』 岩波書店、2012年

千葉悦子 「原発被災による地域解体と住民の学び直し」 日本社会教育学会60周年記念出版部会編 『希望への社会教育――3.11後社会のために』 東洋館出版、2013年

暉峻淑子 『豊かさとは何か』 岩波書店、1989年

日本生活協同組合連合会編 『子どもの孤食』（岩波ブックレットNo.316）、岩波書店、1993年

日本村落研究学会編 『年報 村落社会研究』 第37集 「日本農業・農村の史的展開と農政第二次大戦後を中心に」 農山漁村文化協会、2001年

日本村落研究学会編 『年報 村落社会研究』 第38集 「日本農村の構造転換を問う―1980年代以降を中心として」 農山漁村文化協会、2002年

濱田武士・小山良太・早尻正宏 『福島に農林漁業をとり戻す』 みすず書房、2015年

早川紀代・江刺昭子編 『原爆と原発、その先―女性たちの非核の実践と思想』 お茶の水書房、2016年

丸岡秀子 『生産から消費まで』（婦人講座第92篇） 社会教育協会、1937年

丸岡秀子編集・解説 『日本婦人問題資料集成』 第7巻 「生活」 ドメス出版、1980年

除本理史 『公害から福島を考える――地域の再生をめざして』 岩波書店、2016年

Part I
食の安全と暮らしの創造に向けた女性たちの歩み
―戦後史―

PartⅠでは、新憲法制定のもとで参政権を獲得した女性たちが、食の問題をめぐって主体的に取り組む過程を戦後史として描き出す。家事育児を中心的に担う女性たちは、いのちを育み食文化を豊かにしていくという生活課題をみすえて地域の共同を発展させ、生産協同組合を担い、さらに農村女性の起業などを通じて主体的な力量を発揮するようになる。他方、都市部では消費者・生活者としての女性たちが、戦後の食糧危機、高度経済成長期に多発する食の安全問題をめぐって創意的な消費者運動を展開し、産直運動も広がる。

　戦後における、食と暮らしの向上を目指す女性たちの活動は、生産者と消費者を結び、都市と農村の交流の発展を切り拓く豊かな社会づくりへの歩みでもあった。

第1章

戦後農村における生活改善と女性

辻　智子

1　戦後農村と女性の暮らし

(1) 農村女性にとっての戦後

　朝早くから夕方おそくまで男と同様の労働をして、くたくたになって家に帰ると、子どもの世話から夕食のあと仕末(ママ)、洗濯、つくろいと仕事は山積して私たちを待っています。

　仕事をおえて新聞に目を通す頃はねむく、ただ字を読んでいるのみで頭になど全然入りません。こうした嫁の日々の生活を考えますと、ときどき情なく思え、これでよいのかと疑問を持たざるを得ません。

　こう申しますと、本当に怠けもののように思われるでしょうが、私は働くことを拒むのではありません。むしろ働くことに誇りと喜びを感じております。けれども人間の身体には限度があり、労働には程度があります。私たちは嫁であると同時に人間なのです。ぜいたくな生活は望みませんが、人間らしい生活がほしいのです。明るい生活を考える前に、この問題を解決することが先決であり、それには家族の協力がぜひ必要だと私は思うのです[1]。

---

(1)「嫁の願い」山形県温海町山五十川若妻学級文集『わかば』第8号、1956（昭和31）年9月発行、引用は江田 [1959、7頁]

これは山形県温海町(あつみ)(現在 鶴岡市)の若妻学級に参加していた女性の作文である。労働に明け暮れる農村の「嫁」の変わらぬ生活と、それに対して発せられる「これでよいのか」という疑問、働くことを「誇りと喜び」としながら、それも含めて「人間らしい生活」を追求したいとする希望の表明、それらをこのように作文に書いて文集で共有するという行為も含めて、いかにも"戦後的""1950年代的"といえる。戦前からの変わらぬものと戦後登場した新しいものとの、出会いとせめぎ合いを見て取ることができる。

　戦後の諸改革によって女性を取り巻く状況は大きく変化した。民法改正・家制度の廃止と男女同権をうたう日本国憲法の制定により、性別にかかわらずすべての人が個人として尊重されるとされ、女性の法的地位は向上した。しかし、実際の生活はそう容易には変わらない。特に「嫁」に象徴される農村農家の女たちの暮らしは、依然として「働いたって、働いたって、母ちゃんたちは働きたりない」（鈴木久子）と言われる毎日なのであった［木下・鶴見、1954、82頁］［丸岡、1953］。

　農家の女性がひとりの人間として尊重されることが困難だったのは、農業という営みが、家族を一つの経営単位とする共同的な労働によって営まれる生産活動であり、その収入と土地・財産の所有は家に帰属し、そこにおける家族成員の働きが個人として評価されづらかったことに一因がある。「嫁」の地位は低く、牛馬と同等ないしそれ以下ともいわれた。その働きは家長や舅姑の指示・管理の下に置かれ、自由度は低く、そしてそれらを村の規範が包囲していた。地域（集落や地区）の内側の強い結びつきは、自治的・共同的な地域生活を支える一方、強力な規範として各々の家と個人を拘束していたといえる。

　とはいえ、戦後、新しい風が農村にも入ってきた。その先駆けとなったのは、青年層、特に1947（昭和22）年に発足した戦後の新しい学校教育（小・中学校）を経験した青年たちであった。民主主義、自由、平等といった言葉が身近なものとなり、村の旧弊な「封建制」を「民主化」「近代化」の名のもとに改革していく動きが活発化した。なかでも、都市部での賃労働、たとえば紡績工場で労働者としての生活を経験した農村の娘たちが、旧来の農家の生活とそこでの母や祖母たちの生き方を相対化しながら自らの人生を展望していこうとした気運は、農村社会の深層に少なからぬ影響をもたらしたと考えられる

［辻、2015］。

　青年層の動きに呼応しながら婦人会も動き出し、青年団と共に公明選挙運動や政治学習に取り組む地域もあった［矢口徹也、2011］。1950年代、青年学級・婦人学級や青年団・婦人会、あるいは自主的につくられた小集団（サークル、グループ）で青年や女性たちによる「共同学習」が広がった。そのような場で書かれたのが冒頭のような作文（生活綴方、生活記録などとも呼ばれた）であった。農村で女性たちが、自分の腹の底にある素直な気持ちや考えを表明するには、依然、困難な状況やさまざまな制約があったが、都市部で活発化していた女性たちの社会運動、たとえば、母親運動や平和運動などにも触発されながら、それ以前の時代には見出すことのできなかった地殻変動ともいえる変化が農村のなかで起き始めた。

（2）生活改善の歴史的背景

　生活改善とは、暮らしの知恵や生活の工夫といった一般的な意味ももつが、ここで想定しているのは、生活を「より良く」しようと何らかの見通しをもって意図的・組織的に行う活動や運動のことである。その歴史は戦前にさかのぼる。民力涵養運動、勤倹奨励運動、文部省外郭団体の生活改善同盟会の活動、農山漁村経済更生運動など政府主導によるもののほか、雑誌『婦人之友』を創刊した羽仁もと子と雑誌読者による学習活動や普及運動などがある［小山、1999］。戦後では、官民総出で行われた新生活運動［大門、2012］、農協婦人部による生活改善、厚生省の保健所による保健衛生活動、農林省の生活改善普及事業などが知られている。いずれの政策や運動も家庭生活の担い手として女性に注目している。

　ここで重要なのは、政策や運動が働きかけの「対象」とした女性たちのなかから、それを「主体的」に担う者が現れてくる局面であり、またそれこそが政策や運動の意図であった点である。戦時期には総動員体制をも支えることとなったこの構図は、戦後、どのようにとらえ返されたのだろうか。言い換えれば、生活改善への社会運動は、敗戦を境として、どのように変わったのか、あるいは変わらなかったのか。

　戦後の生活改善の代表的事例として農林省の生活改善普及事業に着目して

みよう。生活改善普及事業は、農業改良助長法（1948年公布）の趣旨のもと、農林省内に設置された農業改良局普及部の生活改善課が担当した。その意図は、「より良い」農村生活の実現のため、生活の改善に必要な知識や技術を普及するとともに「考える農民」を育てることにあった。そして、そのために女性のグループ活動を奨励し、女性たちが自ら課題を見つけ解決への行動を実行できるよう目指した。「普及事業は教育であり、教育は人間を作ることである」（小倉武一）として、農業や生活の技術の近代化・合理化と、近代的・合理的な「新しい人格」の創出を一体のものとして理解していた点に特徴がある［田中、2011、31頁］。その目標には、明確に「農家婦人の地位向上」「農村民主化」が掲げられていた［市田（岩田）、1995a・1995b］。

　実際の生活改善の現場はどのような様相をみせたのだろうか。思い浮かぶのは次のような事態である。従来の農家の生活や家族のありよう（「嫁」の地位など）と農村社会における家や個人の関係性を意識的に改革しようとする動きとして生活改善をとらえるならば、きっとそこにはさまざまな対立や軋轢が発生したのではないか。本章冒頭の作文が"戦後的"なのは、どのようにしたら「嫁」の「人間らしい生活」が実現できるのか、その問題の原因と具体的な解決方法を書くことができなかったことにもある。「家族の協力がぜひ必要だと私は思うのです」には、書き手の女性の、控えめながらも精一杯の決意が込められていると読める。この一文を書くだけでも、すでにかなりの勇気が必要だったのが、当時の農村だと想像されるからである。逆に言えば、このことは、生活改善およびその周辺で生起した事柄を通して、戦後の変化に対応あるいは動揺する農村のリアルな様子が現れているのではないかということでもある［大門、2003］。

2　食生活改善はどのように行われたか

(1) 何をどのように食べていたか

　まず、この時代の食にかかわる状況を概観しておこう。敗戦から1950年代

にかけては大きく三つの異なる時期として整理できる。餓死者が続出する厳しい状況のなかで、食いつなぎ生き延びるために必死だった占領期（1940年代後半）、食糧事情の好転とともに栄養改善が叫ばれるようになり政府や地方自治体の諸施策とともに女性の団体活動が動き出した復興期（1950年代前半）、そして「もはや戦後ではない」といわれた高度経済成長へと向かう時期で、森永ヒ素ミルク事件（1955年）など食べ物の危険性が問題化されるようになった時期（1950年代後半）である。むろん、これは全般的な状況を大雑把にとらえたにすぎず、地域や状況によって異なっていたことはいうまでもない。にもかかわらず、およそ日本列島に暮らす人々がかなりの割合で等しく飢えを経験するところから出発したという意味では、いまからすれば稀有な時代だったともいえる。食べることは文字通り生きることであり、食べることをめぐって助け合いや連帯もあれば、だまし合いや闘争も繰り広げられていた。実際に当時を生きてきた人にとっては、悲喜こもごもさまざまな思い出が、独特の匂いや味とともによみがえってくる、そんな時代だったのではないか。

　では、日々、人々は、何を、どのように食べていたのだろうか。農家の食事に注目してみよう。1950（昭和25）年に労働省婦人少年局が行った調査は各農村の特徴をとらえながら地域ごとにその傾向を整理している［労働省婦人少年局、1952］。これによれば、主食について、山間畑作地帯ではひえ七分と米三分、またはひえ・麦・米を等量で混合したものを、養蚕地帯では米麦混用かうどん・おやきを、米麦二毛作の商業的蔬菜栽培地帯では米八分と麦二分またはうどん・雑炊・すいとんなどを、単作水田地帯や二毛作水田地帯では米を常食とするなどの違いがみられた。最も厳しい自然環境にあった山間畑作地帯では、米を食べるようになったのは配給制が始まってからという家庭もあったという。そこでは自家栽培の野菜を副食とするものの、交通および経済的理由から、魚肉はまれにしか口に入らなかった。ちなみに、この地域は農業生産性が低く、山稼ぎ・漁業・牧畜など兼業が一般化しており女性の労働は過酷であったと指摘されている。これに対し、温暖な気候で土地に恵まれ交通の便もよかった水田地帯では、米に加えて魚肉や鶏卵、牛乳も食していた。他方、農繁期になると、朝飯（5時頃）・小昼（10時頃）・ちゃづけ（午後2時頃）・夕飯（午後9時頃）と1日4回の食事をとるところもあり、女

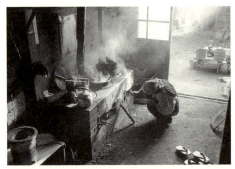

羽釜と鍋をかけたかまどの火加減をみる女性。その左手に火箸と火吹き竹もみえる。左手前には七輪がある
（出所：須藤、2004／撮影：熊谷元一、長野県阿智村、1957年）

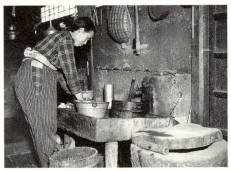

1949年に撮影された農家の台所の一角。土間ではなく板張りにし、コンクリートの流しで女性が腰を大きく曲げずに作業ができるようにしているところなど、当時としてかなり改善のあとがみえる
（出所：須藤、2004／撮影：熊谷元一、長野県阿智村、1957年）

性たちは農作業に加え食事の準備に奔走することとなり、多忙さという点は共通であったとされている。なお1日4回の食事は養蚕地帯でもみられた（朝・昼・小昼飯・夕）。

　この調査で興味深いのは、労働過重とみえる地域ほど女性たちは自身の生活や労働を「辛くない」と答えていた点である。他方、すでに住居やかまどの改良がなされていた水田地帯の女性たちは、過重労働の解決策について積極的に意見を述べ、「電気やガスを使いたい」「調理台がほしい」「窓を金網にしたい」と生活改善への高い意欲をみせた。なかには、改善・改良の方向性として農作業の協同化や託児所の必要性を述べた女性もいたという。農作業の協同化については、家族・同族・親族および集落の強い結合を背景とした生活の協同的な営みが顕著で婦人会などの団体活動や生活改善運動も盛んな土地柄であった養蚕地帯でも賛同者が多かった。他方、次三男や女性の地位が低い米の単作地帯や、都市部に近く野菜など換金作物で経済的に安定がみられる米麦二毛作の商業的蔬菜栽培地帯では、反対意見が多かった。蔬菜栽培地帯は、婦人会や講が活発で女性たちの社交とレクレーションの機会はあるものの、蔬菜の品種改良や出荷時期など互いに競い合う傾向が強いことが影響していると調査報告は分析している。

　では実際に生活改善に取り組んでいる農家では、何をどのように食べてい

献立の一例

	第1日	第2日	第3日	第4日	第5日	第6日	第7日
朝	味噌汁、するめの切づけ	油揚、味噌汁、豆腐のから炒り	炒り豆ひたし、味噌汁、漬物	炊きこみご飯、味噌汁、漬物	味噌汁、納豆、漬物	味噌汁、ふきの佃煮、漬物	味噌汁、ふりかけ、漬物
昼	油揚とひじきの炒め煮、青菜ひたし	鉄火みそ、酢のもの	ちくわ三色あげ、おひたし（ほうれん草）、漬物	きんぴら煮、漬物	焼魚、野菜油炒め、漬物	いわし南蛮漬、キャベツ当座漬	小魚の佃煮、大根塩もみ、味噌汁
間食	パン、そぼろ	おにぎり、こんぶ佃煮	むし馬鈴薯、そぼろ	おにぎり、味噌汁	三色むすび、味噌漬	野菜入り蒸しパン、豆乳	パン（ジャム、そぼろ）、キャベツとニンジンの塩もみ
夕	炊きこみ炒め飯、汁、漬物	野菜サラダ、汁、漬物	天ぷら、大根おろし、味噌汁	煮込うどん、こんにゃく、白和え	月見うどん、馬鈴薯サラダ	シチュー、福神漬	いわし南蛮漬、卵とじ、漬物

出所：『生活改善実行グループのあゆみ（第七回農家生活改善発表大会）』農林省振興局普及部生活改善課、1959年、33頁より作成

注：表記を統一した

たのだろうか。上の表は、福島県富岡町の、ある生活改善グループ食改善リーダーの女性（55歳）の家の1954（昭和29）年頃の献立の一部である。

　農事研究会に触発されて発足したこのグループは、農繁期後の健康診断で、約半数が胃腸病、神経痛、貧血症、トラコーマにかかり、体重も6〜8kg減少していることが明らかとなったことから、「毎日、その場しのぎのゆきあたりばったりの食事」が原因と考え、生産と結びついた食改善を試みるようになった。副食の研究から、「どこの家でも2〜3種のなめ味噌を作り、保存食を備え、自分の工夫や体験にもとづいて屑米の利用法や各自の家の献立表」を作成し、反省しながら改良していった。そのなかで記録されたのが上の表であった。卵、食用油、山羊乳の自給栄養の確保、さらに1957（昭和32）年からは、自給栄養の生産を高めて余ったものを共同出荷し、その経費を子どもの教育や「（若夫婦の）慰（ママ）を兼ねた視察旅行」にまわすこともできたと報告されている[2]。

---

(2) 吉田シン「新生会のあゆみを反省して」『生活改善実行グループのあゆみ（第七回農家生活改善発表大会）』農林省振興局普及部生活改善課、1959年

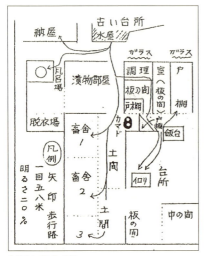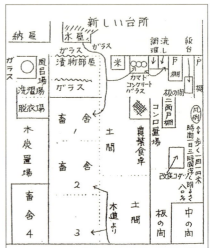

新旧台所略式図
出所：小椋秀子（30歳、岡山県羽出村）「自由時間を生み出す工夫」『生活改善実行グループのあゆみ（第七回農家生活改善発表大会）』農林省振興局普及部生活改善課、1959年、120頁
注：新しい台所（右）では、イロリをなくし（改良コタツを設置）、カマドを移動して調理台・流しと並べ、動線を短くしている。農繁食卓も新たに設置されている

（2）生活改良普及員とグループの学習活動

　生活改善グループは、1949（昭和24）年度、全国で2610グループ、そのメンバー数は16万1503人に達し、その後も年を追って増えていった［田中、2011、19頁］。ここで重要な役割を担ったのが全国各地に配置された生活改良普及員（以下、「生改普及員」と略記）である。その活動範囲は、衣・食・住・家庭管理・保健衛生と生活全般にわたり、集まった女性たちの関心や問題に即して行われた。生改普及員が共通に手がけた食生活改善にかかわる取り組みの具体例は次のように整理できる。

　　・料理講習会など栄養・食生活改善の具体的な手立てにかかわる学習と実習（イーストパン、屑米、大豆料理、粉食、間食用蒸しパン、サツマイモ・ジャガイモなど季節野菜料理、味噌・カルシウム強化味噌、乳・油を使った料理、マヨネーズ、カルピス、農繁期保存食などのつくり方の学習。および、栄養に関する学習、献立づくりなど。グループ員の体験発表を含む）

・自分たちの生活実態調査（健康診断、食事調べ、生活時間調査、家計簿記帳）
・家事軽減のための具体的方策の立案と実施（かまど改良を含む台所改善、簡易水道の整備、共同炊事、保存食の共同加工など）
・生産の工夫および新たな生産・加工の計画と実施、それによる収入の獲得（自家菜園・自給用生産物、保存食、山羊・仔牛の飼育や養鶏など）

　平均十数人のメンバーが話し合いを重ねながら実行していくグループにかかわりながら、生改普及員は、女性たちの生活ニーズを把握しつつ活動を提案、あるいは戸別に訪問して指導や支援を行った。交流会（レクレーションを含む）、座談会、研究会、幻灯会、講演会を企画・実施し、他地域の同様のグループや、同一地域内の他のグループとの交流の機会を設定することもあった。各グループ活動が「民主的」かつ円滑に進むよう、話し合いの際には司会や記録を順番に担うこと、活動はメンバーのなかで役割分担を決めて行うことなども助言した。

　生活改善活動の特徴として、数値化・記録化して生活を把握する方法があった。たとえば、岡山県津山市の生活改善グループでは、農閑期／農繁期の生活時間を男女別に調べたところ、農作業時間は男8時間49分・女7時間40分（農閑期）／男13時間19分・女12時間28分（農繁期）、家事時間は男21分・女5時間33分（農閑期）／男9分・女2時間53分（農繁期）、睡眠時間は男8時間24分・女6時間23分（農閑期）／男6時間29分・女5時間1分（農繁期）などとなった。これをもとに話し合い、自分たちの問題は、労働時間が多く睡眠時間が少ないこと、そのため子どもと話す時間もなく、脳溢血・神経痛・リウマチ・関節痛・早老なども生じているとして具体的な解決策を検討した。給水設備の整備、台所の改善（動線を短く）、保存食づくり、温水タンクの設置、洗濯機の導入、仕事の分担、仕事の計画化を目標に掲げ、それに向けた改善資金づくりとその実施計画を立てた。その結果、「今迄は私達が改善したいと言っても鼻の先であしらって、とり合ってくれなかった主人達もそれ以来気持ちが変ったらしく「金さえあれば生活設備を改善することだ」と反対しなくなるばかりでなく積極的協力の色を見せてくれる様になりました」と報告している[3]。

(3) 八木幸（36歳）「瓶詰から発展したにこにこクラブの歩み」『生活改善実行グループのあゆみ（第六回農家生活改善発表大会）』農林省振興局普及部生活改善課、1958年

他方、このようなグループにかかわった生改普及員は、「いつも睡眠不足になっている若い主婦達は、自分達から生活時間の調査をして数字で自分達の生活をたしかめてみようと言いだした。前にも調査の事は普及員から提案したがとりあげられなかった。その気持になるまでには段階が必要であるとしみじみ思った。押しつけになり勝ちな、焦り勝ちな自分を反省した」と報告している[4]。生改普及員には、農家の人々との信頼関係をベースにその生活実態を把握しつつ、生活改善に役立つ技術や知識を貪欲に求めながら、同時に、それを拙速に普及させるのではなく、女性たちの状況や意欲・関心にじっくりつきあいながら、また時にはグループ内の人間関係や集団の調整も担いながら、継続的な活動を支えていくという高度な力量が求められたといえる。

　家計簿記帳もしばしばみられたが、鉛筆を持つ習慣がないことや昼間の労働で疲れて記帳どころではないうえに、（「嫁」のなかで）「家計を任せられている者は一人もなく、姑から毎夕食の際に聞きながら記帳する状態」で「一つひとつ何をいくら買った等と報告なんか出来ない」と言われてやめてしまった者、「嫁のくせにわしの小遣銭まで調べる気か（傍点原文ママ）」「家計簿をつけてくらしが楽になるかい、この忙しいのに」などと言われて協力が得られなかった者などもおり、記帳の継続は困難に直面した。そんななかでもできる範囲で継続させた者からは、「今までは1円の支払も家人からもらっていたものが、市日の売上代、1回1000円、1ヶ月で6000円ぐらいのお金を任せてもらえるようになり、自分の地位をみとめてもらう事が出来た事は何んと言っても大きな喜び」との報告がなされている[5]。

　このように生活改善は毎日の生活の具体的な事柄に即して行われ、農家と女性たちの暮らしに変化を呼び起こしていった。その活動事例は地域を超えて共有された。1953（昭和28）年から始まった農家生活改善発表大会では、各々の生活改善実行グループの活動経過と成果が共有され、それをまとめた記録誌『生活改善実行グループのあゆみ』には、グループメンバーと生改普及員の両者の視点から記録された報告が収録された。代表事例に選ばれたグループによる成果発表の場での報告であることを割り引いても、当時の農家の生活とそこにおける女性たちの活動の一端が垣間見える。

3 農家女性の生活はどう変わったか

　では、生活改善は、農家女性に何をもたらし、その生活をどのように変えたのだろうか。

　生活改善は、重労働軽減への意欲に支えられて出発し、まずは家事の改善に解決の糸口を求め、環境改善（水道・かまど・台所改善など）、協同化（共同炊事、共同洗濯場、託児所など）、家事の工夫（保存食、作業衣改善など）を目指した。その際、注目されるのは、改善活動に必要な資金は女性たち自らが調達するとされたことである。自家用野菜の余剰分の販売のほか、その加工品の生産・販売や養鶏・仔牛飼育といった新たな生産労働への取り組みを通じて、農家女性たちは、自らの労働で資金を稼ぎ出し、それによって自らの重労働軽減を目指した。農家女性たちに自らの労働報酬としての収入獲得の道を拓いたことは大きな変化であったといえる。

　生活改善の展開を労働の観点から理念的・仮説的に図示したのが次頁の図である。生活改善は、a）農作物の生産（労働Ⅰ）を販売（労働Ⅲ）につなげた点、b）農作物の調理・加工を自家用（労働Ⅱ—①家事）にとどまらず販売用（労働Ⅱ—②生産）に拡張した点、c）販売によって得た収入を資金として生活改善を行うとした点、d）自家用・販売用・加工用を見越して農作物の生産活動に計画の視点を導入した点、が注目される。

　また、生活改善が「明るく、楽しく、健康な家庭」生活の創出という志向を有するという点で農家生活に及ぼした影響も見逃せない。ここには、重労働軽減によって生み出された時間の一部を"新たな家事労働"へ振り向けるかのような転換も見受けられる。栄養のバランスを考えた食事、肌着や防寒着の準備、洗濯物の整理整頓など「豊かな」家庭生活への活動（家事労働）もまた生活改善の課題として設定されていた。ただし、その「豊かな」家庭生

---

(4) 森元十七子（45歳）「生活時間の改善についての援助」『生活改善実行グループのあゆみ（第六回農家生活改善発表大会）』農林省振興局普及部生活改善課、1958年

(5) 佐々木キミ（43歳）「家計簿記帳を経験して」『生活改善実行グループのあゆみ（第六回農家生活改善発表大会）』農林省振興局普及部生活改善課、1958年

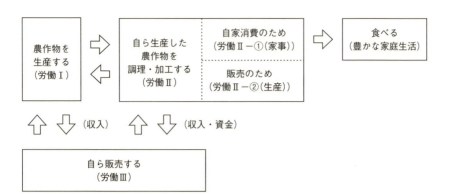

生活改善と女性の労働：食の生産と消費にかかわって（試案）
出所：筆者作成

活には、家族のための家事にとどまらず、本や雑誌を読みラジオを聴くなど「自分の時間」をもつことへの希望も表明されるなど、農家女性が個人としてその生活を「高める」志向性もみられた。

　そして、重労働の軽減およびそのための資金獲得の活動と、「豊かな」家庭生活の創出のための活動が、必ずしも明確に区分されることなく一体のものとして展開したことも特徴といえる。保存食や自家用農作物の加工、新たな生産活動、自家栽培野菜の計画的な作付け・生産は、単に労働を軽減するのではなく、異なる労働となって収入獲得の道へつながり、しかも、それが自身の家庭生活においても栄養や健康の向上に資するものとして活用される場合もみられるのである。このように生産と消費の境界は曖昧であり、家庭生活改善の延長線上に生産活動の改善が位置づけられる面もあった。自給自足的な要素が大きかった当時、家庭生活および生産活動をも含むトータルな生活の担い手として、女性が自らの存在意義を確認し、発揮した力の成果も実感できる機会になり得たといえる。

　では、このような生活改善の活動は「農家婦人の地位向上」にはどのように寄与したのだろうか。容易には判断しがたいが、農家生活において女性が担う役割の大きさが認識されるような回路を拓いたという意味で、それ以前の時代とは異なるステージの扉を開いたのは確かであろう。他方で、家庭生活と生産活動が渾然一体となるトータルな生活を生活改善の活動の場とした

ことは、そうであるがゆえに女性たちが「主体的」になり得た反面、女性の領域、女性が担うにふさわしい役割として生活改善を限定してしまうジレンマを抱えることになったのではないか。そうだとするならば、家や社会のなかでの女性の地位向上という点では、困難さはなおも継続されざるを得なかったと考えられる。

4　動き始めた女性たち

　農村での女性たちによる生活改善の取り組みは、婦人学級や婦人会、また青年団のなかでも行われた。

　1954（昭和29）～1956（昭和31）年、文部省が開催した実験社会学級、いわゆる「稲取実験婦人学級」（静岡県稲取町）は、その後の婦人学級のモデルとして大きな影響力を有した[6]。そこでの学習は、「生活を見つめ、生活を高めよう」の全体目標のもと、一年次には生活時間調査や「私は昨日一日をどうすごしたか」といった作文集の作成が行われ、二～三年次にはグループごとに農業や漁業など地域の産業にかかわる調査とそれをもとにした話し合い学習が続けられた。学級生は総勢約130名（40歳代62名、30歳代36名、50歳代23名、その他10名）で、職業は漁業33名、農業39名、商工日雇いなど57名であったという。農閑期・漁閑期の1～2月の夜、週に数回、公民館や地域の集会所、婦人会リーダーの自宅などに集まって行われた［矢口悦子、2008］。農漁村の女性たちが、自分自身の学習のために定期的に家の外に出かけるというのは、当時の状況に照らせば画期的なことであったろう。なお、学級生の年代が40歳代を中心とし、それより年長世代に比重があったという事実は、多くの参加者がおそらく「姑」の立場であったことを推測させる。

　また、戦後、男女が共に活動することになった地域青年団では、村の若妻の姿に自らを重ねる女子青年が生活改善への取り組みを展開した。「女性の地

---

(6) 当時作成された諸資料（文部省・町教委による準備過程資料、各年度の学習課程表および記録類、終了後のまとめ、当時の他地域関連資料など）は、国立女性教育会館（WNEC）のデジタルアーカイブスに収められている。

位を高めよう」との目標のもと、「農家の生活のなかで、ただ働かされているだけという女の人の状態が、その地位の低さに結びついているが、経営の中で何かのしごとを責任をもってやっている女の人は、家の中や村の中で発言権も強いし、存在もみとめられ、自由な行動もできる」といった問題意識で農業生産にかかわる活動も行っていたという[7]。

　生活改善の取り組みとも響き合いながら、戦後の農村は、女性たちを一つの起点として確実に変化していった様子がうかがえる。

　同時に、私たちは次のような声にも耳を傾けておく必要があるだろう。

　1950年代半ば、農村女性の一生を描いた小説『荷車の歌』が広く共感を呼び、全国からのカンパによって映画化された。その作者である山代巴は、「現代の民話」として、農村の女性たちのどこにでもありそうな話をどこの誰のことだかわからぬように工夫して語っていた。戦後農村において政府や既存の団体主導で始められたさまざまな集団活動に対しても、それが本当に本音の言えるグループになるには慎重さと周到さが不可欠だと指摘していた。

（略）敗戦までは自己表現のためにものを書くなどということの許されなかった農家の嫁が、自分の心の最も奥深い痛みをあらわすようになるためには、家族的な権力の全く外で秘密の完全に守れるグループを持つことが必要で、そこで、口ではいえないことをも書き、仲間との助け合いの討論でそれを他人にも読めるものにして行き、発表の場合もどこの誰のかわからぬようにするという周到さが必要です［山代、1969（引用は1973、275頁)］。

　こうしたグループの足跡や痕跡は公には残りにくいことから、その実態の把握はさらに困難ではあるが、その後の時代につながる確かな歩みが、戦後1950年代にかけて日本の農村で生まれていたことは事実であろう。現在にも連なるさまざまな活動が、実はそうした歴史的な経験や蓄積の上にあるものだということを、あらためて確認することができる。

（つじ　ともこ　北海道大学准教授）

［引用・参考文献］

市田（岩田）知子「生活改善普及事業の理念と展開」『農業総合研究』第49巻第2号、1995年a

市田（岩田）知子「生活改善普及事業に見るジェンダー観―成立期から現在まで―」日本村落研究学会編『家族農業経営における女性の自立』（『年報 村落社会研究』第31集）、農山漁村文化協会、1995年b

江田忠『若妻学級』医歯薬出版、1959年

大門正克編『新生活運動と日本の戦後―敗戦から1970年代』日本経済評論社、2012年

大門正克「生活を改善するということ―戦後山梨の農村女性たち―」『山梨県史研究』第11号、2003年

木下順二・鶴見和子編『母の歴史―日本の女の一生―』河出新書、1954年

小山静子『家庭の生成と女性の国民化』勁草書房、1999年

須藤功『写真ものがたり 昭和の暮らし1農村』農山漁村文化協会、2004年

田中宣一編『暮らしの革命―戦後農村の生活改善事業と新生活運動』農山漁村文化協会、2011年

辻智子『繊維女性労働者の生活記録運動―1950年代サークル運動と若者たちの自己形成』北海道大学出版会、2015年

日本青年団協議会編・発行『地域青年運動50年史』2001年

丸岡秀子『女の一生』岩波書店、1953年

矢口悦子「資料解題 稲取実験婦人学級コレクション―「主婦」たちの学習記録―」『国立女性教育会館研究ジャーナル』vol.12、2008年3月

矢口徹也編『社会教育と選挙―山形県青年団、婦人会の共同学習の軌跡―』成文堂、2011年

山代巴「苦難の時期を支えたもの」『連帯の探求』未来社、1973年（初出は『武谷三男著作集第6巻』勁草書房、1969年）

労働省婦人少年局編・発行『農村婦人の生活 実態調査結果報告』（婦人関係資料シリーズ調査資料No.7）、1952年

---

(7)『娘の生活と青年団』1960年（引用は矢口悦子「女性活動（女子活動）の歩み」［日本青年団協議会、2001、353頁］）

第2章

食・いのち・暮らしを守る
農家女性の協同活動

千葉　悦子

1　高度経済成長が農業・農村、女性労働に何をもたらしたか

（1）高度経済成長と農家の暮らし

　朝鮮特需を経て、「もはや戦後ではない」と経済白書に記されたのは1956年、高度経済成長の幕開けである。なかでも岸内閣退陣の後を引き継いだ池田内閣は10年間に国民所得が2倍とする所得倍増計画（年7.2％）を1960年9月に閣議決定し、実際にも10年余りにわたってGNPの実質成長率平均10％を超える驚異的な成長を遂げた。国民の所得増に支えられ、1950年代半ばから1960年代にかけて「三種の神器」と呼ばれた白黒テレビ、電気洗濯機、電気冷蔵庫をはじめとする家電製品が新時代の必需品として爆発的に普及した。1960年代後半に入ると「三種の神器」に代わって3C（自動車、カラーテレビ、クーラー）が普及していくことになる。

　食生活の面でも「ご飯とみそ汁」という和食から「パンと牛乳」の食の洋風化が広まっていく。1958年のインスタントラーメンの登場を機に、インスタント食品が普及する。1970年代にはファミリーレストランやファストフードという外食産業が拡大する。

　高度経済成長は日本の生活様式・生活文化を大きく変え、私たちの旧来の

価値観にも大きな影響を与えるものとなった。

 ところが農業・農村も同じように経済成長の恩恵があったわけではなかった。農地改革や食糧増産政策によって農民の営農意欲が一時高まりをみせ、1人当たりの家計費は、戦前は勤労者との間に2〜3倍あった格差が徐々に縮小しつつあった。しかし、それも1953年には食糧増産政策は打ち切られ、米価は1954年および1956年には引き下げられるなど、1960年までは据え置かれた結果、勤労者と農家世帯の所得の間には再び大きな隔たりができていた。「家計調査報告」(総務省)や「農家経済調査報告」(農林省)によれば、勤労者世帯を100％とすると農家世帯員1人当たりの家計費は1952年86.4％だが、1955年83.9％、1957年76.8％、1959年74.5％と格差が広がっている［井野・田代、1992、42頁］。

(2) 農業近代化の矛盾と女性労働

 こうした農業・農村の事情を背景に、労働生産性の引き上げと農業所得の増大をうたい文句に、1961年に農業基本法が制定される。農業基本法は畜産・果樹などの「農業生産の選択的拡大」と「農業構造の改善」による自立経営を創り出すことを農政の基調とした。なかでも農業・農村に決定的な影響を与えたのは農業構造改善事業だった。農業の機械化、化学化、施設化をはじめとする「農業近代化」政策の始動である。それまでの手作業と牛馬耕による農業から、耕耘機やトラクター、田植機、コンバインなどの機械化による農業に大きく様変わりすることになる。家族総働きで行われた農業労働も変化を迫られることになる。

 筆者は農業の機械化が、農業労働の家族員による分業・協業に大きな変化をもたらすものであったことをすでに指摘している［千葉、2000、100—102頁］。次頁の表は稲作の生産費調査をもとに1965年から1980年までの作業別の労働時間と男女比を示した。1965年の10a当たり総労働時間は男性71.33時間、女性69.82時間で女性労働への依存率は5割弱、なかでも田植え（女性15.72時間、男性8.66時間、女性依存率64.5％）、除草（女性9.76時間、男性7.68時間、女性依存率56.0％）、稲刈り・稲こき（女性25.03時間、男性22.91時間、女性依存率52.2％）など、手労働を主体とする労働集約的な作業の女性労働比率が高く、その一

稲作における10a当たり労働時間（全国）

		男女別労働時間				女性労働比率（%）			
		1980	1975	1970	1965	1980	1975	1970	1965
総労働時間	男 女	38.6 25.8	44.9 36.6	59.1 58.7	71.33 69.82	40.0	44.9	49.8	49.5
種子予措	男 女	0.4 0.2	0.3 0.2	0.4 0.3	0.37 0.19	33.3	40.0	42.9	33.9
苗しろ一切	男 女	3.6 2.9	3.6 3.0	4.0 3.4	4.41 3.39	44.6	45.5	45.9	43.5
本田耕起	男 女	6.1 2.0	6.7 2.5	8.2 3.2	10.26 4.12	24.7	27.2	28.1	28.7
基肥	男 女	1.6 1.1	1.9 1.6	2.7 2.5	2.86 2.69	40.7	45.7	48.1	48.5
直播	男 女	0.1 0.0	0.2 0.1	0.1 0.1	0.10 0.08	―	33.3	50.0	44.4
田植え	男 女	4.2 4.2	5.1 7.1	7.8 15.4	8.66 15.72	50.0	58.2	66.4	64.5
追肥	男 女	1.0 0.4	0.9 0.4	1.0 0.4	0.78 0.31	28.6	30.7	28.6	28.4
除草	男 女	3.9 2.9	3.8 4.6	5.7 7.3	7.68 9.76	49.2	54.8	56.2	56.0
かん排水管理	男 女	6.4 3.1	6.4 3.5	6.7 4.1	7.53 4.44	32.6	35.4	38.0	37.1
防除	男 女	1.5 0.8	1.7 1.0	1.9 1.1	2.34 1.01	34.8	37.0	36.7	30.1
稲刈り・稲こき	男 女	8.2 6.5	11.4 10.4	17.3 18.2	22.91 25.03	44.2	47.7	51.3	52.2
もみ乾燥・もみすり	男 女	2.5 1.7	2.9 2.2	3.3 2.9	3.43 3.08	40.5	43.1	46.8	47.3

出所：農林水産省「米生産費調査」（1980年)、農林省「米生産費調査」（1965・1970・1975年）より作成［千葉、2000、101頁］

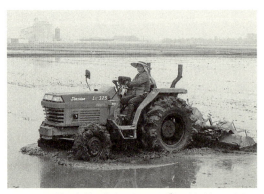
トラクターに乗る女性の姿もいまではめずらしくなくなってきた

方で耕起(女性4.12時間、男性10.26時間、女性依存率28.7%)、かん排水管理(女性4.44時間、男性7.53時間、女性依存率37.1%)などの機械作業あるいは重筋労働、そしてカンとコツを要する肥培管理労働の女性労働比率は低く、女性の熟練労働からの排除、不熟練労働への特化という農業労働におけるジェンダー間分業があることがとらえられる。

　しかし、こうした稲作における分業関係も、1960年代前半の動力耕耘機の全階層的な普及から、1960年代後半にはトラクター、1970年代に入るとバインダー・ハーベスター、さらに田植機の導入、1970年代後半には耕耘から収穫までの全過程の機械化を終えて、自家労働時間を確実に減少させるとともに、手労働部分を担当していた女性労働比率の急激な低下をみることになる。たとえば田植えは1965年を100%とすると、1975年の投下労働時間は男性58.9%、女性45.2%、女性労働依存率58.2%、稲刈り・稲こきが男性49.8%、女性41.6%、女性労働依存率47.7%という数値がそのことを示している。

　こうして、手労働部分の機械化が女性労働を軽減し、余剰部分を女性の機械作業に振り向ける可能性が生まれていることになるが、ことはそう簡単ではない。筆者の1976年北海道稲作中核地帯月形町調査では、女性たちは田植え作業から解放されたものの「苗運び」「補植」「育苗」が女性の仕事として新たに加わっていた[千葉、1981、286—287頁]。また、1977年北海道斜里町畑作農家調査で規模拡大などの今後の営農志向を聞いたところ、調査農家25戸のうち16戸の経営主の妻が「現状維持」を望み、その理由としてあげたのは「てんさいの除草労働などの手仕事が大変なため」であった。当時の斜里町畑作は耕起から収穫までほぼ機械化が終了していたとはいえ、機械化が跛行的に進むため手労働を主として担う女性労働に矛盾が集中することが確認できる。

（3）農業基本法が描きだす家族・女性と実際

　農産物自由化を前提にした選択的拡大、価格安定対策、規模拡大や機械化による農業構造の改善を進めることをねらいとした農業基本法が目指す農家像とはいかなるものであろうか。

　農業基本法第15条では、家族農業経営の近代化、自立経営の育成を記し、第16条では経営の細分化を防ぐ一子相続のための施策を講ずることが記され、1964年には農地等の生前一括贈与の特例措置や農業後継者資金制度の設定、1970年には農業者年金基金法の制定にともなう経営移譲年金と農業老齢年金の制度化、1980年には後継者寄与分制度の制度化など、自立経営の育成とそのための後継者確保優遇策が強く打ち出されている。一方、女性に関しては第2条1項8号で「農村における交通、衛生、文化等の環境の整備、生活改善」と横並びで「婦人労働の合理化等により農業従事者の福祉の向上を図ること」が明記されるにとどまった。

　戦後、戸主が家を代表する家制度はなくなったが、本書第1章で述べられているように、農業は家業として受け継がれ、家業の継承・存続が優先される直系家族が大勢を占め、特に農家の「嫁」は「いえ」の農業に無償で奉仕する労働力として扱われてきていた。農業基本法は女性労働について明記し、女性労働の存在を可視化しただけでなく、女性労働を軽減する方向を示唆している。女性労働の軽減などの改善の必要性は意識していたが、農業生産・経営の正当な担い手として評価しようとする意識を政府はもっていなかった。女性の労働・経営の担い手としての評価を明示化されるにはこの後40年を経なければならなかった（1999年．食料・農業・農村基本法）。

　1961年3月7日付「福島民友」では4Hクラブ員の渡部寿子氏が20〜40歳の既婚女性100人に生活実態調査をした結果、労力節約のために欲しい物の筆頭が洗濯機（66％）であったことを報じている。さらに渡部の談として、次のことが掲載されている。

　　こんごは農業の機械化、あるいは共同化でより余裕のある農村に改善され、女はもっぱら育児や衣、食、住という家庭内の仕事に専従できる

日が一日も早くくることを願います。

　農業労働が過酷であるがゆえに、農業労働から解放されて専業主婦となることを望んでいることに注目したい。
　しかし、その後の実際の農業展開は経営と生活を分離した自立経営農家の創出にはほど遠いものであった。そればかりか、農業経営の貨幣経済化の浸透や生活の都市化にともなう追加所得の確保のために、まずは中卒・高卒の「集団就職」、出稼ぎが急増する。農外労働市場の展開は大都市圏だけでなく農村部にも徐々に形成され、在宅勤務が可能となる職場が広がっていく。
　出稼ぎ・兼業労働の深化が、深刻な労働力不足をもたらすことになる。こうして、「さんちゃん農業からいっちゃん農業へ」、つまり農業の女性化（主婦農業化）の進展である。

2　女性の基幹労働力化と農家の暮らし

(1) 女性の労働負担と健康問題

　女性の基幹労働力化にともなって健康問題が深刻化してくる。1965年度および1966年度の農林省「農業者健康生活調査」によれば潜在疾患のある男性30％、女性42％、農夫症（慢性の健康障害）と診断された男性は27.4％、女性は43％で、いずれも12〜16ポイント女性が上回った。1967年の「農業経営意識調査」（農林省）でも女性は10時間以上働くのが41.5％、過労を訴えるのが20.2％と女性労働の負担の深刻さが垣間見える。
　1962年2月に福島県新鶴村(現 会津美里町)「婦人会報」において、ある女性は、農業機械化が女性労働の軽減にはつながらないことを述べていて興味深い。

　　夫は水まわりといって妻に機械をまかせ、自分はたばこを横ちょにくわえてぶらぶら。……機械が入って男の仕事が楽になっても女達の仕事が増える一方。

こうした状況を踏まえて、県農協婦人部協議会では、女性たちの無免許運転を防止するための運転講習会や試験を積極的に行っているが、同時に注目したいのは女性が運転しやすい小型耕耘機をつくることに反対しているのである。女性の運転が常態化することで、振動による障害、とくに、妊娠中の女性の流産などが生じることを案じてのことである［福島県農協婦人部協議会、1987、12頁］［千葉、1998、348—350頁］。

（2）家事労働の電化・省力化と農家生活

労働負担を補うものとして電化製品が急速に普及するが、阿部和子はこのことについて、「炊飯器で保温しておけばごはんもさめないし、火もしの用はなく、ガスコンロはマッチ一つすればすぐ煮炊きできるので、子どもでも老人でも自分で簡単な用意はできる。だから無理して揃って食べなくてよいし、それぞれの予定で仕事ができるので妻の炊事労働が省けるようになった」と評価する一方、「燃焼器具の効率化は炊事労働を省力化させたが、食事のもつ他の面として嫁と姑（妻と母）、あるいは妻と娘が協力しあうなかで生まれる技術の伝承、家族そろって食事をするなかで生まれる連帯感を捨て去った」と負の側面も指摘している［阿部、1981、177—178頁］。

1960年代以前の健康問題は、生産と生活が渾然一体となった自給的な生活にともなう長時間労働と栄養不足が主要因であったが、1960年代以降のそれは、規模拡大を追求する中上層農家の女性労働へのしわよせと零細農の兼業労働の深化にともなう女性の基幹労働力化が大きな要因であり、農業を取り巻く構造変化によるところが大きい。

1965年の『国民生活白書』（経済企画庁）は、戦後20年の国民生活をふり返って1947年には戦前の55％にまで落ちた消費水準は、1965年には174％に達し、特に農村では211.6％にまで達したとのべている［宮崎、1986、50頁］。生活様式の商品化・洋風化が農家生活を変貌させた。井戸からくみ上げていた飲み水は水道に替わり、綿や生糸からナイロンやレーヨン、テトロンなどの化繊衣料に替わり、テレビ、冷蔵庫、掃除機などの家電製品や自動車のある生活が当たり前となっていく。

基本法農政下で米価が引き上げられたが、それも1967年までで、それ以降、農業所得は急速に低下し、それを補うべく、より賃金の高い恒常的な仕事に就労するか、家族総働きによる兼業を迫られることになる。「いっちゃん農業」から家族総兼業化の進展である。

3　いのちを守り暮らしを支える農協女性部の協同活動

(1) 過重労働対策に取り組む
　　　――農協運動の下請け的役割を担わされる女性部活動

　農業・農村の急激な変貌による健康問題をはじめとする生活問題に取り組んだのは、ほかでもない農協女性部[1]である。農協女性部は、戦後、生活改善と女性の地位向上を目指して、1948年頃から全国各地に組織された。単位ごとの農協女性部は、時に地域婦人会と重なり、その独自性が問われながらも生活改善活動に取り組んだ。しかし、農協運動を支える組織としてこの当時果たした役割で最も重要なのは、農協経営の不振を乗り切るための自己資金増強運動の一端を担ったことである。生活用品の共同購入による購買事業への貢献であり、農協の信用・購買事業の下請け的な役割が前面に出ていた。
　しかし、農業生産の担い手としての位置づけが高まるにともない、1960年代以降、必要に迫られて農協女性部も自主的な学習や活動に取り組む動きが活発化する。まず取り組んだのが過重労働対策であり、農繁期の共同炊事や労災に関する学習、農休日設定の運動などである。1967年からは全国農協婦人団体連絡協議会として「健康を守る運動」に重点的な取り組みを開始する。
　ところで、生活改善活動は農協女性部の活動領域として実績を積んでいたが、農協運動として取り上げられることはそれまでほとんどなかった。生活改善活動が農協の一領域として位置づけられるようになったのは1961年全国農協大会で生活面活動の強化が決議されて以降である。また、1964年には全国にあった生活改善グループをつなぐ生活改善実行グループ全国連絡研究会[2]が結成された。こうした生活改善活動をめぐる体制上の整備は、農村の

生活問題が「貧困」や「しがらみ・因習」などとは質的に異なった、新たな性格を帯びたものに変化してきたからにほかならない。健康管理、家計簿記帳、生活設計など、女性たちの生活改善活動を指導・サポートしたのが生活改良普及員、および1962年から養成・設置が始まった農協生活指導員であり、かれらの果たした役割は極めて大きなものがあった。

しかし、生活改良普及員や農協生活指導員の普及・指導はたとえば健康問題の背景にある農業切り捨て政策や、家計のやりくりが上手になっても、それを上回って物価が上昇する要因などをさらにふみこんで学びを深めるという点では限界があった。女性の生産者・経営者としての役割を正当に評価せず、固定的な性別役割分業観をベースにした生活改善の普及・指導が根底にあったことは否めない。生活改善をめぐる組織化は、農家女性を一定の枠のなかにはめこむ役割を担っていたと言わざるを得ない。

1962年の全国農協婦人大会で神野ヒサコ会長は、次のように述べている。

> 農協の生活改善指導事業は農協婦人部の幅広い生活向上の欲求と十分関連づけて、進められなければなりませんし、婦人部としてもこのような方向にもってゆくことが大事なこととなります。農協の生活改善指導事業は部分的なとりあげ方がなされており、これはたしかに、その部分部分については高く評価できるわけですが、他の部分の婦人の願望については、全然ふれられない場合があり、ただ農協につかわれているといった形がみられ、本当に婦人部員が欲求する活動になりきっていない場合がみられるからであります。[全国農協婦人組織協議会、1972、182頁]

(2) 消費者・生活協同組合との交流・提携

1968年、米の豊作に恵まれ、膨大な過剰米をかかえるにいたって、日本の農政史上初めて生産調整が実施され、合わせて米価据え置きが強行された。

---

(1) ジェンダー平等の高まりもあって、1995年以降、それまでの農協婦人部から農協女性部、JA女性部と名称変更する。ここでは1995年以前においても農協女性部と呼ぶ。
(2) 1998年に全国生活研究グループ連絡協議会と名称を変更する。

農政の転換により農家経済はいっそう不安定なものとなり、追加所得を求めての農外就労が1970年代以降さらに拡大・深化する。就労形態も臨時日雇いや出稼ぎに代わって恒常的勤務が多数派を占めるに至る。兼業農家の主婦を対象にした福島県調査（1974年、福島県農業会議、35市町村農業委員会をとおした調査）では、「ふだんの生活で困ること」では「自由な時間がない」ものが1割、休暇の取得状況については、「暇なときにとる」が5割、「ほとんどない」が16.9％も存在した。他方、専業農家では機械化で省力化が進んで農作業が楽になったとはいえ、野菜やタバコ、養蚕などの労働集約的作物を作付けする農家の大変さは変わらない。同じく1975年福島県調査によれば、キュウリ農家は朝5時から夜10～11時まで働き、タバコ農家では主婦の労働時間は10時間51分、家事時間4時間、睡眠時間が5時間38分だった。加えて、農業の化学化にともなう農薬の身体に与える影響も無視できない［千葉、1998、356―357頁］。1976年10月日本農村医学会総会で北福島農協管内の農薬散布のオペレーター調査をした結果では、ほとんどが農薬中毒の自覚症状があることを発表している（「福島民友」1978年10月9日付）。

　1970年代に入って、厳しい農業情勢と過重労働や農薬中毒などの健康問題の深刻化が懸念されるなかで、農協女性部もこれまでの枠を乗り越える新たなかたちの協同活動が展開される。

　農薬災害対策の学習や米消費を高めるための、学校給食の米飯切り替え運動などがまず取り組まれた。相次ぐ物価高騰のなかで、消費問題にかかわる学習も、この時期から大きく取り組まれる。これらの取り組みの背景には、減反・米価据え置きによる所得減、石油危機による物価高騰が家計を直撃したことも否めないが、女性部員のなかに農協女性部のこれまでの活動の見直しを求めようとする内発的意思と行動が生まれつつあった。つまり、農協女性部は生活の面では共同購入事業を重視して取り組んできたが、兼業労働と農業労働の過重負担に加えての共同購入の取りまとめの役割は女性部役員に負担となっていた。押し売りになりがちな共同購入事業への女性部員からの批判の声も高まってきた。一方、物価高騰による家計逼迫や食品添加物などの食品の安全性への不安も高まっていた。

　こうして、全国農協婦人部連絡協議会では1970年には消費問題専門委員

会を設け、農家の消費生活を真の意味で守る議論と学習活動が提起される。1970年の全国消費者大会には正式メンバーとして初めて参加するなど、消費者団体との交流・提携も強化される。全農婦協の「産地,消費地交流促進事業」が1970年から実施され、生活協同組合との積極的な交流事業も始まる。環境にやさしい石けんづくりなども、1970年代半ば頃から始まる［全国農協婦人組織協議会、1972、299—303頁］。

(3) 食を取り戻す自給運動

　1970年代に入ってから本格化する農家の食に対する反省・見直しの取り組みも注目される。高度経済成長期以前には米のほか稗、麦、みそ汁、漬物、煮つけが常食だったが、米のほかにパンや麺、魚や肉、緑黄色野菜などが農家の食卓にも並ぶようになる。しかし、忙しさも相まって、かつては梅干し、みそ、漬物など手づくりでまかなってきた加工食品も購入に頼る農家が増えてくる。それだけでなくインスタントラーメン、インスタントコーヒー、清涼飲料水など食の簡便化・粗放化も同時に進んだ。

　こうして、かつては自給に依存していた農家の食生活は高度経済成長の過程で大きく変容し、1970年には食の自給率は34.8％にまで低下し、1980年代には2割を切る[3]。基幹労働力化した農家女性たちの貧血や農夫症、さらには農薬中毒やハウス病（ハウス農業従事による健康障害）などが問題視されるのもちょうどその頃である。

　秋田県旧仁賀保町農協がこうした農業・農村の変化を背景に、1970年から20万円自給運動、50万円自給運動を始める。年間に20万円自給とか50万円自給とか掲げて、年間に目標の金額を自分たちでつくった農産物でまかなおうということであった。この背景には兼業が増え、農産物を購入して手間を省こうする農家女性が少なからず存在していることを示ししている。

　自給運動はそう簡単には進まなかった。自給の大切さを農協生活指導員がくり返し訴え続けても、兼業が主婦層まで浸透し、かなりの額の日当を稼いでくる状況下では、「買えば安い」「いまさら何を言うのだ」という冷たい反

---

(3) 1950年の農家世帯の食の自給率は69.8％である。

応しか返ってこなかったという。そこで、自分たちの食をとらえ返すために、根岸久子は具体的な取り組みの過程を紹介している。

　そこで得た金で買ってたべるものが、それだけの価値があるかを話し合い、まず豆腐づくりにとりくむことにした。しかし、やはり『100円あれば豆腐と油あげが買える』と見むきもしない。そこで、豆腐工場を見学し、脱脂大豆の粉とニガリ、それに増量剤、消泡剤、酸化防止剤などの添加物が入った買ってたべる豆腐の正体を、婦人たち自身の目でとらえさせた。
　生活指導員を中心にチクロ、AF2、赤色2号などの添加物についての商品テストも実施した。購入野菜と自家生産野菜の栄養価の比較を示しあう。こうして、今買っているものの本当の姿を一つ一つ知らせる中から、自らが作ることの大切さを一人一人に納得させていった。［根岸、1986、77頁］

　旧仁賀保町農協の生活指導員だった渡辺広子もまた以下のように述べている。

　春になったらタンポポが咲き、イチゴの花に蜂が飛び、夏になったらスイカ、キュウリにトマトにかじりつく。秋になったら稲を刈り大根を干す。冬になったら保存食で冬ごもり……。こんな単純で当たり前のこのくらしを家中で待つ。暑さに寒さに耐え、ひもじさに耐えてしゅんの味を待つ。待ち望むものが手に入った感謝と感激の心を、よせ合う。農家のくらし、このくらしをとりもどすことができたらと想いは高まる。［渡辺、1986、209―210頁］

さらにこう続ける。

　自給運動は、決して改めて物を作り出す新しい運動ではない。不自然で非常識な今のくらしに気づいてもらい、目をさましてもらう、自覚す

る運動でもあるのです。そして真実を知り真実を求める運動でもあるのです。［渡辺、1986、210頁］

　自給運動は食べ物を単に自給するということではなく、女性の自立と農家生活の自律性を取り戻すための実践といえよう［根岸、1986、51頁］。仁賀保町農協を起点としながら自給運動は瞬く間に全国に普及していくが、それらを主導したのは農協女性部であった。

4　労働主体として女性の発展と農協

　生産・労働の主体としての女性の存在感は増していくが、生産技術の獲得はもっぱら「夫や家族から学ぶ」経験的な技能習得に頼っているというのが実情だった。1960年代に農協婦人部が「主婦農業学校」を開設する動きは各地でみられたが、農協の営農技術指導で農家女性をも包摂するものは多くはない。先述したように農業生産・労働の主体は経営主や後継者であって、農家女性は補完的な存在ととらえられていたからである。

　福島県熱塩加納村（現 喜多方市）農協の取り組みは、農家女性をも対象に営農指導を展開した数少ない農協のひとつである。1970年代に入り兼業化の深化による労働主体の変化に加えて、田植機の普及などにより育苗技術をはじめ新しい農業技術や知識の習得が求められていた。そこで、同農協は「労働・技術の担い手の交替」を提唱しつつ、猛烈な技術の学習活動を展開した。

　大木れい子は稲作技術を中心とする営農指導の特徴を三つにまとめている。第一に、農家女性（主婦）にも理解しうるように、春作業準備から、育苗、田植え、施肥、水管理等々の作業について、基礎的知識と要点を図解に折り込んで解説した資料や情報を独自に作成している。第二に稲作技術講習会の開催である。12月から翌年3月まで月2回（日曜日）の稲作講座、4月から9月までは毎月1回の講習会およびあぜ道講座を開催した。この講習会には農家女性も多数参加した。さらに、1981年からは、昼間出席できない兼業農家のために夜間講習会を開催した［大木、1985、189―190頁］。

大木が調査した10戸の農家のうち8戸が講習会には毎回出席し、そのうち2戸は兼業先の半日休暇をとって出席していた。こうした営農指導を背景に、作付け品種の選択から、育苗管理、施肥設計、農薬の注文、水管理などのほとんどが、農家女性（主婦）の主体的判断で運営されていることを報告している［大木、1985、194頁］。
　旧熱塩加納村では「有機農業の里づくり」を目指した地域づくりが1980年代に入ってから進められていくが、その中心的な担い手は高齢者と女性である。農協婦人部では食の安全性と家計費節約を目的に、自給野菜づくり、石けんづくりが行われてきた。有機低農薬の米・野菜づくりの実践過程で、生産者同士の交流、消費者との相互交流が図られ、そのなかで女性たちは生産者としての誇りと自信を回復させ、食に対する認識を深め、1989年には地元米と無農薬野菜の学校給食が実現される。農協本体による営農指導と農協婦人部による安全・安心な自給野菜づくりが相まって、労働から生活を、生活から労働を見直す学習と活動の積み重ねが、地域の生産・生活に深く関与する主体へと成長を促したのである。

5　食と健康をとらえ返す農山漁村の協同活動の広がり

　「角のない牛」と呼ばれ牛馬のごとく働き続けてきた農家の「嫁」「妻」は、1960年代以降の農業・農村の構造変動により変容を迫られた。しかし、高度経済成長期に都市において大量に産み出される専業主婦となるケースは稀で、それとは逆に農業の基幹労働力として、あるいは兼業労働へと駆り出されていくことになる。それに拍車をかけたのが農村生活の洋風化・商品化である。
　生産と生活が渾然一体で、労働とその脇にある食・生活、それらを無自覚的に担っていた農家の「嫁」「妻」は、農業・農村の近代化・商品化のなかで労働主体としても生活主体としても矛盾を深めていくが、同時にそれを乗り越える主体へと成長していく。都市では新中間層の専業主婦が主導して、食の安全・安心を求めて生活協同組合や子育て協同の活動が広がっていくが、農村部では生産と生活の両面を担う立場から、食と農をとらえ返す協同活動

が広がっていく。これらの活動に寄り添い、女性たちのエンパワメント（力をつけていくこと）を支えた生活改良普及員や農協生活指導員は欠かせない存在である。ここでは触れなかったが、いのちを守る保健師や医師をはじめとした医療関係者の役割も見落とせない。長野県旧八千穂村では1959年から集落単位での集団検診や健康教育をメインとする全村健康管理活動を始めるが、1973年には佐久病院内に健康管理センターを付設し、これによって全村健康管理は全県に広がったが、旧八千穂村の周辺に集団検診を広げるきっかけは農協女性部による要望であったという。また、保健師や病院と併せて、集落単位での健康づくりを推進する衛生指導員の役割も大きかった［池上、2013、157—158頁］。

　農協女性部だけでなく、健康づくりや「食」にかかわる地域リーダーである衛生指導員や食生活改善推進委員が果たしてきた役割もまた重要である。

　また、ここでは取り上げなかった漁協女性部の食にかかわる活動もまた注目すべきものがある。漁家の女性たちは「陸上作業」を主に担う必要不可欠な労働力であるが、海上作業にかかわらない傾向があるがゆえに「見えない労働」となっている。魚離れが懸念されるなか、近年、漁協女性部が中心となって、加工食品開発を進め、魚食文化の継承に取り組む例も各地で見出される［佐藤、2016］。過去にさかのぼって、漁家の女性たちの労働と生活の編成をとらえるのも今後の課題としたい。

　いずれにしろ、農山漁村の生業を担う女性たちがひとりの個人として社会的に評価されるようになるには、もう少し時間が必要とされた。

（ちば　えつこ　放送大学福島学習センター所長）

［引用・参考文献］
　阿部和子　「農村生活と家事労働」　大森和子・好本照子・阿部和子・伊藤セツ・
　　天野寛子編著『家事労働』光生館、1981年
　池上甲一「農村医療運動と地域ケア」『農の福祉力』農山漁村文化協会、2013年
　井野隆一・田代洋一『農業問題入門』大月書店、1992年
　大木れい子　「兼業農家の就農構造と農業協同組合」　河相一成編著『地域振興と兼業
　　農家』農山漁村文化協会、1985年

佐藤一子 『地域文化が若者を育てる』 農山漁村文化協会、2016年
全国農協婦人組織協議会 『全農婦協20年史』 家の光協会、1972年
千葉悦子 「農業生産力の発展と婦人労働」 美土路達雄編著 『現代農民教育の基礎構造』 北海道大学図書刊行会、1981年
千葉悦子 「農村女性の暮らしと労働」 福島県女性史編纂委員会 『福島県女性史』、1998年
千葉悦子 「農家女性労働の再検討」 深澤和子・木本喜美子編著 『現代日本の女性労働とジェンダー』 ミネルヴァ書房、2000年
根岸久子 「農産物自給運動の現状」 荷見武敬・鈴木博・根岸久子編著 『農産物自給運動』 御茶の水書房、1986年
福島県農協婦人部協議会 『農協婦人部35年のあゆみ』、1987年
宮崎礼子 「農家家計の構造変化と生活の課題」 丸岡秀子監修 『変貌する農村と婦人』 家の光協会、1986年
渡辺広子 「当り前をとり戻す運動」 荷見武敬・鈴木博・根岸久子 『農産物自給運動』 御茶の水書房、1986年

第3章

地域の食を守る
農山漁村の女性起業

宮城　道子

1　食の生産の場としての農山漁村の変化

　家族の毎日の食卓を準備すること、冠婚葬祭や共同作業に際して大人数の食事を用意することは、農林漁家の女性たちにとっては、暮らしのなかでの当たり前の仕事であり、家庭では姑から嫁へ、地域では年配の女性から若妻や娘たちへ伝えられる知恵や経験に裏づけられたものであった。自給用の畑での野菜栽培や山菜・林産物の収穫、水揚げされる魚のほかに浜でとれる貝や海藻まで、あらゆる食の素材とそれぞれに応じた栽培・収穫・加工・保存・調理という具体的な生活技術が伝承されてきた。しかも、食の素材から食卓に並ぶ料理までのあらゆる過程に、多様性が存在している。同じ素材でも、地域や季節による多様性や固有性があったのである。

　これらの生活技術は、全国の津々浦々に都市的様式が広がっていくなかで、失われていくかにみえた時期もあった。個別農家の経営が機械化や規模拡大を目指し、特定作目の生産に限定されることによって、「農家が野菜や米を買って食べるようになった」と言われたり、特定作目の産地形成を目指した地域では、高品質の農産物を大消費地へ市場出荷することが優先で、地元では流通しないだけでなく、すそ物は処分するというようなこともあった。それは、経済的な生産性や効率性を最優先の価値観として、農業生産や農村生活が大きく変化するなかで、本来の生活の価値や持続的な生活が失われていくこと

中長期ビジョンにおける課題と推進方策

課題1　あらゆる場における意識と行動の変革
　　1　女性が「個人」としての主体性を確保すること
　　2　固定的な役割分担意識を是正すること
　　3　「生産の担い手」として社会的に認められること
　　4　地域社会の重要な担い手として認められること
　　5　方針決定の場への参画の促進
　　6　多様な手段による社会的気運の醸成・高揚
　　7　生産・生活における女性の実態の的確な把握
課題2　経済的地位の向上と就業条件・就業環境の整備
　　1　働きに応じた適正な報酬の確保と資産の形成
　　2　老後の経済的保障
　　3　快適に働くための条件整備
課題3　女性が住みやすく活動しやすい環境づくり
　　1　主体的な活動を支援する労力補完システムの形成
　　2　住みやすく快適な生活環境の整備
　　3　女性達の広域的な交流ネットワークの形成
課題4　能力の向上と多様な能力開発システムの整備
　　1　職業能力の向上
　　2　生活の質を高めるための能力の向上
　　3　能力向上システムの整備
　　4　能力の認定
　　5　女性の起業への支援
課題5　「ビジョン」を受け止め実行できる体制の整備
　　1　行政
　　2　民間団体
　　3　女性相互の連携および地域リーダー

出所：女性に関するビジョン研究会編集・農林水産省農蚕園芸局婦人・生活課編集協力「2001年に向けて新しい農山漁村の女性」創造書房、1992年10月

でもあった。

しかし、1980年代後半から、食にまつわる生活技術を活かした女性たちの活躍が、各地でみられるようになった。生産の場面では、役割をほとんど評価されていなかった女性たちが行動を起こしたともいえる。これらの先駆的な女性たちの活動を評価し、政策的な支援の対象として位置づけたのは、農林水産省が1992（平成4）年6月に公表した「2001年に向けて　新しい農山漁村の女性（農山漁村の女性に関する中長期ビジョン懇談会報告書）」であったといえよう。公表後、「中長期ビジョン」と通称されたこの報告は、18人の懇談会委員（うち10人が女性）が、1991年6月から1年間をかけて、7回の懇談会、4回の起草委員会を経てまとめたものである。「中長期ビジョン」では、目指そうとする姿として、「恵まれた自然等農山漁村の優れた特性を活かした生活優先の暮らし方であり、自然と共生し、人間的な温かみとゆとりのある暮らし方」である「農山漁村型ライフスタイル」を確立し、「自分の生き方を自由に選択し、自分の人生を自身で設計し、その結果、自信と充実感を持っ

て暮らしている」女性の姿を挙げている。また、農業を職業として選択する可能性の議論が積極的に行われた。

「国連女性の10年」（1976～1985）における男女共同参画の取り組みは、わが国の農山漁村では「遠くで鳴る鐘の音」でしかないといわれたそうである。しかし、1980年代後半から、ようやく共鳴の輪が広がり、農山漁村の女性たち自身が鐘を鳴らす時代へと向かっていったのである。本章では、農山漁村の女性たちが、職業人としての自立と主体的に地域に貢献した活動を、農山漁村の女性起業の類型別にとらえ、その後の展開を含めて紹介していきたい。

2　名づけられて見えてきたもの──農山漁村の女性起業

　中長期ビジョンの課題4「能力の向上と多様な能力開発システムの整備」に対応する五つの推進方策の最後に「女性の起業への支援」が位置づけられた。当時、朝市や農産加工など、女性たちの小さな事業が各地で生まれていた。このような事業を、「経済的に採算のとれる地域内発型起業の萌芽としてとらえ、その発展に向けて支援をしていくことが重要」とされたのである。

　実態すら十分にとらえられていなかった女性たちの活動について、調査が行われ、「女性起業」と名づけられ、支援の対象と位置づけられ、さまざまな支援策が提供されていくなかで、女性たちの活動の意味が明らかになっていった。1992～1993年に行われた実態調査では、①経済活動を行っている経営体であること、②経営責任のあるリーダーが女性である、あるいは女性個人による経営であるという操作的な定義を用いて、全国の農業改良普及センターから1255件の事例の報告を得た。この分析から、女性起業の多様性、多面性、柔軟性が明らかとなった［地域社会計画センター、1993・1994］。

　事業内容としては①食品加工（6割）、②流通・販売（4割弱）が主であるが、そのほかに、③農業生産（1割強）、④食品以外の加工（1割弱）、⑤都市との交流（1割弱）があり、都市の女性起業に多い⑥サービス業はごくわずかであった。女性たちにとっては、家の仕事（農林漁業）があるため、基本的にはサイドビジネス（副業）である。負担が集中しないように働きやすい時間を調整し、そ

れぞれの得意なことが活かせるようなローテーションを工夫すると、結果的にはオルタナティブな労力調整システムや報酬配分システムが創り出されていく。

　一つのグループが、事業を複合化させるという特徴もある。農産加工を始めたグループが、イベントや口コミで販売しているうちに、販売拠点を確保するため売店を運営する。野菜を中心とした朝市を始めたグループが、品ぞろえを増やすために加工品に取り組む。さらには惣菜や弁当への取り組み、飲食スペースも確保するといったことが、比較的柔軟に行われるのである。農山漁村では単一のニーズは小さく、かつ散在しているので、複数のニーズに対応してマルチビジネス（複業）化するのではないかと思われる。その延長上に、高齢者への配食事業やミニデイサービスなども付加されていくのである。

　また、事業に参加するメンバーは、生活改善実行グループや農協女性部などの活動を通じた仲間である。50歳代を中心に10人前後のグループが多い。当初はグループ事業が主で、個人事業は少数派であったが、女性起業が一般化するにつれ、個人事業が増えていった。経済規模はけっして大きいとはいえず、年間売上高300万円未満が半数を占めていた。女性起業への支援が行きわたるにつれ、年間売上高の大きな事例も増えていったが、規模拡大を望まない女性たちも多かった。農産加工の材料や手づくりの味にこだわりがある場合、規模拡大は納得できない商品につながるリスクがある。また、地域食品として地元の人々に愛されたロングセラー商品は、他地域で必ずしも売れるわけではない。女性たちは、そのようなリスクを望んではいなかった。持続可能な適正規模を選択した結果として、スモールビジネスであり続けることもあった。また、同一メンバーで息の長い事業を行っていることが多く、メンバーの平等志向と仲間意識が強い。新たなメンバーを受け入れるには慎重であるが、グループ間の連携やネットワークには積極的である。

　ときには事業の営利性を超えて優先する目的があり、しかもその目的は多様である。そのような事業を特徴づける目的を「志」と名づけた。「女性自身の収入確保」はその金額の多寡によらず、経済的自立に向けての意識を高めた。家族従業という働き方のなかでは、個人名義の収入も自分の口座ももっ

たことがない女性が多かった。自分が考え、工夫した成果が目に見える形で返ってくるという経験は、意欲の向上や主体性の確立に大きな影響を与えたと思われる。しかし農山漁村の女性たちは、個人の満足や自己実現だけでなく、仲間や地域の暮らしにも強い関心をもっていた。「生活技術の伝承・発展」「農山漁村資源の活用」「農林水産業の振興」「地域特産品づくり」「ネットワーク形成」などが、女性たちが重視する「志」である。女性起業の最も大きな意義は、女性たちのエンパワメントの場となったことといえよう。家族経営とは別に、女性たちの夢を実現する事業を起こすことは、その規模にかかわらず、さまざまな困難があった。しかし、その困難を乗り越えるたびに女性たちが成長したことは間違いない。政策的支援のみならず、地域からの有形無形の支援を受けて、女性たちの活動が事業へと形を成していった。やがて、6次産業化やグリーン・ツーリズム、食育や道の駅などが展開されていくなかで、エンパワメントし、地域のなかで存在感を増した女性たちの活躍の場は、次々と広がっていった。

3 「地域の食」の生産から消費までを見通す視点

(1) 有機農業と産直に取り組む

　農業生産性の向上に寄与した化学合成農薬（病虫害予防、除草剤など）や化学肥料であるが、食品への残留農薬や環境汚染による生態系への影響などが問題となり始めた。生産現場で実際に農薬散布を行う農業者にとっては、自らの健康問題でもあった。いち早く有機農業に取り組んだ農業者たちは、従来の農法に戻るのではなく、新たな農法・技術の確立に取り組むこととなった。しかし、手間がかかり、収穫量の低い有機農業への理解はなかなか進まなかった。安全を求める消費者の要望に応えて、無農薬・無化学肥料で栽培しても、収量が落ちれば生産者の生活も維持できない。規格がそろわず、見た目も悪い有機農産物は、一般の消費者の受け入れも難しかった。有機農産物の再生産を可能とするためには、有機農産物を求める消費者と、有機農業に取り組

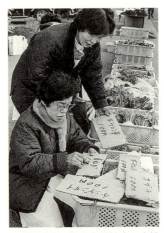
JA神戸市西・神出支所管内の女性だけの有機野菜生産グループ「ヘルシー・ママ・SUN」。神戸市の西神ニュータウン近くで開催する日曜朝市で野菜を販売する
（1996年、撮影：橋本紘二）

もうとする生産者の提携による産直や共同購入という方法によらざるを得なかった。生産者も消費者も納得できる有機農業への道は険しいものであった。

有機農業という言葉が広がり、国が最初の「有機農産物及び特別栽培農産物に係る表示ガイドライン」を示すのは1992年、その後、段階的に整備されていくこととなった。安心・安全を求める消費者のために、生産者は栽培履歴を記録し、説明責任を果たすことを目指した。

1999年のJAS法改正によって有機農産物の検査認証制度がスタートしたのは2000年のことである。

生産と消費の両方を担う立場にある農家女性は、朝市などの直売でも、農産加工の原料についても、安心・安全への関心が強かった。味噌加工においては、ダイズや米などの原材料を仲間が生産したものや、地域のなかで生産者や栽培方法の明らかなものに限定した。また、自分たちが食べるためにつくっているものと同じものを消費者に提供するという立場をとった。ようやく技術的に確立した有機農法に、素直に共感し、いち早く有機農産物の生産者グループを結成したのは、ヘルシー・ママ・SUN（兵庫県神戸市）である。14人の女性たちは、近くの団地の消費者に有機野菜を届け、消費者との交流を深めていった[1]。

(2) 農産加工・農産物直売・農家レストランから6次産業化へ

自給用の畑で栽培している野菜でも、生産のピーク時には家族だけでは食べきれない、市場出荷用では規格に合わないすそ物が生じる。おいしく食べられるのに捨てられる農産物をもったいないと、加工に取り組む女性たちも多かった。もともと、食品の加工・保存は、農家女性たちの家事の一環であった。また、「ばっかり食」を避けて食卓の豊かさを目指して学習する女性たち

も多かった。加工施設を共同で運営する女性グループが生まれると、地域の伝統的な味としてロングセラー商品が生まれたり、特産品や土産物として商品化されるものも出てきた。家庭料理、郷土料理、行事食などの加工・調理技術が、地域の農産物の付加価値を高める技術となったのである。

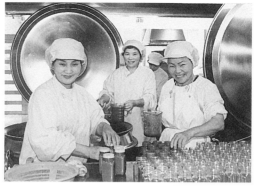
明宝レディースの目玉商品、トマトケチャップの瓶詰め作業（1999年）

　女性起業の最初の調査［地域社会計画センター、1993・1994］では、農産加工のうち、特に加工食品を商品化したものを「食品加工」とし、「食品以外の加工」を別類型とした。「食品以外の加工」には、染織や竹細工などが想定されたが、ドライフラワーや石鹸・浴用剤などもみられるものの、事例数は少ない。「食品加工」が圧倒的に多く、その後の調査でも事例数ではおおむね6割を占める。味噌や漬物といった伝統的なものから、素朴なまんじゅう、もち類、さらにはジャムやジュースなどもある。その後、クッキーやケーキ、米粉の活用が広がるなかでは米粉パンなど、特色のある農産加工品も生まれた。「農村女性たちによる株式会社」として注目された明宝レディース（岐阜県明宝村）の加工品は多彩であるが、なかでもトマトケチャップは、マスコミで日本一と取り上げられたほどの味自慢である[2]。

　農産加工施設は、個人の場合と共同利用の場合があるが、どちらにしても不特定多数を対象に販売する農産加工品には、当然厳しい衛生基準がある。加工施設の設備整備や衛生管理者として責任をもたなければならない。さらに表示義務や製造物責任もともなう。農業改良普及センターや保健所・商工会などに積極的に教えを乞い、相談し、問題を乗り越えていったのである。もちろん、消費者からのクレームにも積極的に対応することで、商品力を上げていった。

　女性起業の類型で「流通・販売」としたもののなかには、農産物直売と農

家レストランが含まれている。直売は野菜から始まる例が多い。小規模な無人販売が主となる地域もあるが、グループで直売所を運営する女性たちは、出荷の時や売れ残りの引き取りのために集まる際の交流が楽しみという。よく売れたものをお互いが知ることによって、もっとよい野菜を、もっと多くつくりたいという意欲もわくし、何よりも楽しいという。茶専業農家の主婦たちが朝市から始めた特産品販売所四季の里（静岡県中川根町＝当時）は、17人の女性でスタートしたが、出荷者は400戸にも及んでいた[3]。

　直売所は、ある程度の規模になると、交代で店番を担当するようになる。その後、大型の農産物直売所が各地につくられるようになったとき、ある女性店長が、「これだけの規模になると、専任の店員もいるので、生産者は出荷さえすればいいとなりがちだ。しかし、お客さんがいるときに店内に来てほしい。お客さんが何を見て野菜を選んでいるのか、リアルタイムで感じてほしい」と言っていた。そのためにあえて開店前に出荷時間を設定せず、開店中ならいつでも出荷を受け付けているとのことであった。農産物直売所は、生産者が消費者と直接出会う場であり、生産者としての責任を自覚する場でもある。

　農家レストランというと、趣のある古い農家の囲炉裏端で郷土料理を提供するというイメージが広がっているが、実は当初より地域色豊かで多彩である。やまびこ茶屋（広島県西城町＝当時）は山間地の特産品を活かした創作料理を、漁協女性部によるシーフードレストランはまゆう（神奈川県三浦市）は魚料理を、酪農家が始めたミルクレストラン牧舎（北海道中標津町）は牛乳を使った料理を提供するなど、自ら生産するものをより多くの人々に知らせたいという想いがある[4]。農家レストランは、飲食店営業許可を取るための設備が必要であるが、その後、古民家の改装や空家の共同活用、さらには公共施設での食事提供などさまざまな事例が生まれた。道の駅事業が広がるなかでは、計画段階から地域内の女性起業が参画し、メニューだけでなく、建物や内装にも個性的な農村レストランが開店していった。

　筆者は、農村の女性起業に注目するなかで、自ら生産した農産物を自ら販売し、さらに加工や調理という付加価値をつけて販売することを「1.5次産業」と名づけた。しかし、「1.5次産業」では、1次産業と2次産業の中間のイメー

ジしかないので不十分と感じていた折に、今村奈良臣が「6次産業」を提唱した。当初、「1＋2＋3」で6次とのことだったが、途中から「1×2×3」で6次と説明が変更された。その理由として「農業や農村が衰退してしまっては、0×2×3＝0となって6次産業の図式は成り立たなくなる」「単なる寄せ集め（つまり足し算）では不十分で、1次、2次、3次産業の有機的・総合的結合（つまり掛け算）を図らなければならない」［今村、1998、2頁］としている。あらためてこのネーミングのすばらしさを納得した。

　その後、農協主導のファーマーズマーケットが登場し、女性たちが始めた農産物直売所がコンビニならば、郊外型大型スーパーにたとえられるような大規模な直売所も全国に生まれた。また、道の駅事業が広がるなかで、農産物直売・農村レストラン・農産加工は、道の駅で個性的な地域の食を発信する拠点となっていった。さらなる展開として農商工連携法が成立したのは、2008年であった。

(3) 農家民宿とグリーン・ツーリズム

　農村の女性起業の類型「都市との交流」には、農家民宿も含まれていた。もともと、盆や正月に帰省する親族の世話や大人数の食卓をまかなうことに慣れていた農家女性にとっては、なじみやすい起業だったのかもしれない。先駆的な農家民宿は、登山客やスキー客に対応した山村や、釣り客に宿を提供した漁村で始まったという。「中長期ビジョン」の公表と同じ1992年「グリーン・ツーリズム研究会報告」が、欧米諸国の農村休暇型のルーラル・ツーリズムやアグリ・ツーリズムを紹介した。同時に、日本型グリーン・ツーリズムが提唱されることによって、農家民宿は急速に広がっていった。

　グリーン・ツーリズムは、農村の遊休施設を利用した宿泊営業というだけではない。滞在型余暇活動によって、農村空間に残されていた生活の豊かさを体験したり、子どもたちに体験教育の場を提供するものと期待された。この期待の意味を的確につかんだ農村の女性たちは、積極的に欧米のファー

---

(1)〜(4) ここで挙げた事例は、地域社会計画センター編『農村の女性起業家たち』家の光協会、1994年で紹介している先進事例であり、女性の起業としてそれぞれが前例のないことによる試行錯誤を行っている。

ムインやB＆Bに研修に出かけ、グリーン・ツーリズムを実現していく。当時、民宿は「旅館営業法」による条件があり、農家住宅の一部でそのまま宿泊営業を行うことは難しかった。敷地内に条件を満たした施設を建設する方法をとった場合は、農林漁家の個性を活かした事例が多い。宿泊営業ではなく、そこで体験できる農業体験や生活体験を売り物とする農家民泊というアイディアも生まれた。

　さらには、グリーン・ツーリズムは、単独の宿泊施設のみで実現するものではなく、地域全体の景観、伝統や風土に根ざした民俗や行事などの地域の個性、豊かな生活体験、それらの体験を語り伝えることができる人材の存在など、地域全体の生活の質の向上を前提としたものという理解が広がり、女性たちのネットワークは地域内にも地域外にも広がっていった。グリーン・ツーリズムは、過去のリゾート開発や観光地周遊型の団体旅行を主とする観光（ツーリズム）とはまったく異なるものを、都市住民に提供するとともに、地域外の人々の視線にさらされることによって、農山漁村の自己評価を変えるものでもあった。その後、武蔵野市セカンドスクールをモデルに、全国的に展開された農山漁村子ども交流プロジェクト（2008年から）では、小学生のホームステイを受け入れる基盤となったことも付記しておきたい。

(4) 食アメニティコンテストに学ぶ

　食に関する事業が圧倒的に多いのは、農村の女性起業の大きな特徴である。農林水産物の生産にかかわる女性たちは、食そのものがいのちであること、すそ物や規格外だからといって無駄にはできないこと、安全や安心を実現すること、さらには、地域の伝統や個性を表現するものであることを、よく知っていた。食を商品として提供する以上、生活技術として受け継いだ調理や加工の技術を職業技術に転換しなければならないことに苦労しつつも、消費者とつながる可能性を常に目指していた。

　全国から食にかかわる多くの女性起業が応募し、1991（平成3）年から25年間継続した食アメニティコンテスト[5]という表彰事業がある。この表彰事業に当初からかかわり、審査委員長を務めた浜美枝は、「食を中心として、農山漁村の地域振興、活性化を図り、なおかつ都市と農山漁村の交流を図ってい

食アメニティコンテスト審査基準

①地域の食の保存・開発活動
　地域の郷土料理・食文化の保存や、地域の食材を活用した食品の開発等を活発に行っていること

②食材の活用、生産振興
　地域内の食材を十分活用し、かつ、当該食材の生産振興が図られていること

③普及状況、情報発信
　郷土料理や地域の食材を活用した食品等が、地域住民に広く受け入れられているとともに、都市住民に対しても積極的に情報発信がなされていること

④味の教育
　郷土料理や地域の食材を活用した食品等を通じて、地域内外の子ども達を含めた消費者に味の教育をすすめていること

⑤都市との交流、地域の活性化
　郷土料理や地域の食材を活用した食品等を通じて、都市との活発な交流が行われているとともに、地域の活性化が図られていること。また、今後も一層の発展が見込まれていること

⑥後継者・波及活動
　当該起業活動による後継者・担い手の確保、他の女性起業活動への波及など、地域活力の増進に貢献していること

出所：農村開発企画委員会「食アメニティコンテスト推薦要領」

きましょうというものです。食アメニティ・コンテストはなにより、農山漁村の一生懸命がんばっている女性を元気づけるための賞なのです」［浜、2006、15頁］と述べている。その審査基準は、食に関する起業を通じて、女性たちが実現しようとしたものを、客観的に示しているともいえる。特に指摘しておきたいことは、伝統の継承と新しいものの開発の両方を評価しようとしていること、地域の食材にこだわるだけでなく、味の教育に言及していること、都市住民や消費者との交流を通じた地域の活性化への貢献を評価していることである。

　筆者も食アメニティコンテストの審査に参加した経験のなかで、忘れられ

---

(5) 食アメニティコンテストの表彰事例255件のうち、1991〜2004年については、浜美枝『やさしくて正直な「食の作り手」たち』家の光協会、2006年に一覧が掲載されている。2004〜2015年については、農村開発企画委員会ウェブページ（http://www.rdpc.or.jp/contents/04shoku_ame/04shoku04.html）でも見ることができる。

ない事例がいくつかある。入賞候補事例の試食を東京の審査会場で行っていたときのことである。食材や調味料だけでなく、水まで持参して調理してくれた女性たちもいた。そのなかでひとりの女性が、「この会場では本物の味を提供できない、ぜひ、私たちの農家レストランへ来て味わってほしい」と発言した。彼女にとっては、地域の自然環境も農家の暮らしを刻んだ住空間も、ともにあってこその食なのである。

　また、訪問による審査を行っていたときには、一つの女性起業成立の背景に、さまざまな立場の地域の人たちがかかわっていることを感じさせられた。地元の在来野菜を復活させ、その加工品を商品化した女性たちの周りには、地域の歴史を調べ、児童の体験学習につなげ、栽培技術を試行錯誤し、安定した生産を軌道にのせた人々がいた。公民館・小学校・PTA・農業改良普及センター・農協・生産農家などである。審査の邪魔はできないといいつつ、遠巻きに見守ってくださった方々の想いは、十分に感じることができた。

　自ら生産しているこだわりの農産物で、惣菜や弁当を直売所に出している女性は、「いずれは子どもたちと一緒に、季節ごとの行事食をつくって食べる地域のレストランにしたい」という夢を語ってくれた。「それは地域の食堂（レストラン）ではなく台所（キッチン）を目指すということですね」と応じると、「これからは私の夢は、コミュニティキッチンとアピールします」と言ってくださった。それぞれの地域に応じて、実現したいものは異なる。夢のイメージに名前がついた瞬間だった。さまざまな事例との出会いによって、女性起業の多様性は、地域の多彩さ、食の豊かさ、人々のつながりに支えられていると納得することができた。

4　食の起業を通じて女性たちが実現したもの

(1) 女性起業に先立つ学習活動・地域活動

　「中長期ビジョン」の時点でも、農林水産業それぞれの就業人口の女性割合は、農業6割、林業3割、漁業2割といわれていた。担い手として役割を果たして

いるにもかかわらず、働き方には問題が多かった。①経営における位置づけ、②職業訓練の機会、③定期的な休日、④労働に見合った報酬、⑤地域の農林水産業に関する方針決定の場への参画などが課題とされていた。家族従業という働き方を可視化するためには、雇用の場とは異なる解決策が必要であった。家族経営協定の推進によって、職業人・経営者としての役割を明確にし、共同経営者という位置づけを得た女性たちもいた。これに対し、女性起業は、家族経営の外にもう一つの働く場を創り出し、女性たちがそれぞれひとりの個人として経営責任を担ったということになる。いわば、オルタナティブな経営参画といえよう。

　しかも、その事業は、地域の食にこだわり、地域の活性化に貢献する事業であった。それまでの農山漁村で、地域活動を担ってきたさまざまな集団の構成単位は「イエ」であり、その代表は「世帯主＝経営主」であった。「イエ」の集まりとしての地域の諸集団が本来もっている後継者育成機能は、男性のみを対象としていた。農山漁村の花嫁不足が深刻化した原因には、地域に根づいて自立した生活を営む次世代住民としても、男性しか対象にしていなかったという面があるのではないだろうか。しかし、そのようななかでも、女性たちは、オルタナティブな事業を通じて、新たなコミュニティづくりに貢献したのである。

　女性たちのパワーは、どこから生じたのであろうか。筆者は、中長期ビジョンを機に表に出てきた女性たちの活動を、「母たちのエンパワメント」と呼びたい。それは、第一義的には、経営主・世帯主世代の妻たちのエンパワメントだったという意味である。それだけではなく、その前の世代である祖母たちのエンパワメントが先行していたことも意味する。地域活動や学習活動によって仲間をつくり、同じ立場の女性たちがつながることで組織をつくり、組織と組織がより広域で出会うことで、交流が生まれた。そのなかで、祖母たちは互いの経験を交換して、エンパワメントしてきた。中長期ビジョンは、祖母たちが準備したステップにのぼった母たちを後押しする役割を果たしたのではないだろうか。

　研修や交流の場に集う女性たちは、自分たちの学びの成果を持ち帰ることの責任をよく語っていた。「今日ここに来ることができた自分は幸せだが、地

域にはここに来られなかった仲間がいる。今日得たことを必ず、仲間に伝えたい」、そんなふうに語った母たちは多い。それは祖母たちが、生活改善グループや地域婦人会や農協婦人部の集まりに出たときに、「何かしら家族の役に立つこと、喜んでもらえることを覚えて帰りたい」と言っていたことを思い出させる。

　いまや、母たちが準備したステップに娘たちがのぼり始めた。新しいステップに踏み出すには、リスクもあるし、勇気もいる。前の世代の女性たちのステップに並んだ次の世代が、もう一歩踏み出すことによって、女性たちの歩みは進んできた。しかし、娘たちのエンパワメントには、質的変化が生じているように思われる。課題を共有する女性との出会いによって、エンパワメントしてきた祖母たち・母たちに対して、娘たちは、直接的・対面的な出会いを必要としていないようにみえる。情報はインターネット空間にあふれている。相手を選択したうえで情報交換を行い、さらに必要が生じたときに、直接的な出会いを求めればよい。情報手段の変化というだけでなく、情報交流の責任が、発信する側から受信する側に比重を移しているようにも思われる。家族や地域の外に出て、情報を得た者が周りに発信するという責任が薄れ、情報を入手してから外に出ていくことが可能になったともいえる。個人の情報入手・選択能力が高くなったからこそ可能になったともいえるが、家族や地域から一歩踏み出すとき、祖母たちや母たちに勇気を与えていた仲間たちの存在は、必要なくなったのであろうか。次の一歩の方向性を見定めるには、個人のエンパワメントのみで十分なのであろうか。

(2) 第三セクターの一翼を担う

　女性起業は、経済的活動の萌芽と位置づけられたことによって、可視化され、支援の対象になった。つまり、第二セクター（営利セクター）の新たな主体と期待され、第一セクター（公的セクター）の支援を受けて成立したということである。女性起業が経済的規模を拡大し、新たな雇用機会を創り出すことが期待された面もあったが、そのような期待に応えることができたのは、一部の女性起業である。より多くの女性起業は、生活の豊かさやコミュニティの持続性に目を向けているように思われる。それはコミュニティにおける営利

活動の意味を検討し、問題提起するものでもあった。その意味では、農山漁村におけるNPOやコミュニティビジネス、さらには、ソーシャルビジネスといった、民間非営利セクターの活動の先駆けであったといえよう。

女性起業が創り出した事業は、地域の食にこだわるという点で共通点は大きいが、その事業内容は、多様であり、なかなか一つの尺度だけでは評価ができない。しかし、そのような多様な事業が地域に複数存在することが、地域の多様性を実現した。経済的な生産性や効率という一元的な価値観だけでは解決できない状況のなかで、農山漁村が本来もっていた生活の多様性を取り戻そうとしたのである。

(3) ふるさとを選択する時代に向けて

現在の日本社会において、若者が経済的自立を実現するには、雇用労働に就くことが最も可能性が高い。雇用されて与えられた仕事のなかでも、適性の発見や能力向上、さらには熟練や自己実現も可能である。しかし、雇用機会は都市部に集中している。農山漁村での経済的自立として農業経営者を希望するのは、職業選択としては非常に困難度が高い。現在でこそ、農業法人などが農業労働力を雇用するという選択肢を提供できるようになったが、まだまだ雇用機会が多いとはいい難い。女性起業が実現している事業は、規模は小さいが、食の生産・加工・調理・販売など、多様な就労を経験できる可能性がある。高度経済成長期に農村から都市へ転出した人々は、職業を求めて都市での生活を選択した。いま、農村へ移住しようとする人々は、生活を求めて農村での就労を確保しようとしているように思える。そのような人々に女性起業が実現した事業は魅力的な選択肢となり得るだろう。

農林水産業は、本来、地域との関係性を抜きに語ることができない産業である。農地や森林、河川や海という、動かせないかつ連続的な生産手段に依存しているだけでなく、自然環境や風土とも切り離せない。環境保全型の産業なのである。一般の営利事業が不特定多数を対象に商品を提供することに比べれば、流通が発展したとはいえ、地域との結びつきを無視した商品化は持続的でない。農村で何を商品化するかは、商品化できないものや商品化してはならないものは何かを見定めることにもなる。

女性たちが起こした地域の食にまつわる事業が提起したものは、女性だけの問題ではない。男女共同参画は性別にかかわらず、義務と責任に応じた権利が保障され、負担を平等に担うことによって、アンペイドワークを解消し、真に豊かな生活の実現を目指している。固定的な性別役割分担意識による負担のアンバランスは、いくらかは解消されたかもしれない。しかし、社会全体の問題は解決しないまま、格差が拡大し、新たな弱者へ負担が押しつけられているのではないだろうか。女性起業に先行する地域活動や学習活動が、女性たちの潜在能力を準備し、女性起業によって自分たちの能力を活用するさまざまな方法を展開したように、いま、若者や子どもたちに十分な能力を蓄える機会を確保することが必要ではないだろうか。そのようなふところの深い試行錯誤の許される生活の場は、効率優先の価値観のなかでは実現できない。人が育つ場をふるさとと呼ぶならば、いまこそふるさとを選択する時代が来ているのではないかと思う。

（みやき みちこ　十文字学園女子大学教授）

[引用・参考文献]
　岩崎由美子・宮城道子編著『成功する農村女性起業―仕事・地域・自分づくり』家の光協会、2001年
　今村奈良臣「新たな価値を呼ぶ、農業の6次産業化」『地域に活力を生む、農業の6次産業化』21世紀村づくり塾、1998年
　地域社会計画センター「農村婦人の起業が地域社会及び経済の活性化に果たす役割と今後の発展方向に関する調査報告書（農林水産省委託調査）」1993年3月
　地域社会計画センター「農村の女性起業における女性の主体性と能力発揮に関する調査研究報告書（農林水産省委託調査）」1994年3月
　地域社会計画センター編『農村の女性起業家たち』家の光協会、1994年
　日本村落研究学会編『年報 村落社会研究』第41集「消費される農村―ポスト生産主義下の「新たな農村問題」」農山漁村文化協会、2005年
　日本村落研究学会編『年報 村落社会研究』第43集「グリーン・ツーリズムの新展開―農村再生戦略としての都市・農村交流の課題」農山漁村文化協会、2008年
　浜美枝『やさしくて正直な「食の作り手」たち』家の光協会、2006年
　藤森文江『「食」業おこし奮闘記』農山漁村文化協会、1999年
　宮城道子「農村で始める女性起業―もうひとつの夢づくり―」農山漁村女性・生活活動支援協会、1996年3月

第4章

食の安全・共同の子育てを求める生協女性ネットワーク

近本　聡子

1 女性が公民権を得て自ら参画した消費者運動

(1) 女性たちのニーズを実現した消費生活協同組合

　これまでの章では、1960年代まで人口の大半を占めた農村社会とそのくらしを営む女性たちに視点を置いていたが、ここでは消費者として女性たちが運動を形成し、社会全体の「食の安全」「子育て支援」を底上げした過程を明らかにしていく。ポイントを二つにしぼりたい。まず、生産力に政策重点が置かれ、都市住民が激増した高度経済成長期（1960年代および1970年代）に消費者運動の中心課題であった「食の安全」について。次に、母子の孤立した子育てが増加し、相互扶助グループから女性市民のネットワークが出現する2000年代の「子育て支援」についてである。これらは女性たちが子育ての際の素朴な"いのちを守る"願いを実現していった運動である。

　食の安全については現代、法整備が実現し食品安全基準[1]が整い「すぐには命に危険を生じない」水準での食品生産・衛生管理がなされている。もちろん科学的には長期的・複合的影響が検証され続けており、物質によっては結論に至らないものも多々あることは留意が必要である。また、和食がユネ

---
(1) 食品安全基本法（2003年）、食品衛生法（改訂2003年）については、日本生協連や地域生協も消費者1000万人署名を政府に届けて効果をもたらす。

スコ無形文化遺産となり高齢社会を迎えて、健康寿命を延ばそうという観点から「健康によい食品や物質」も開発され続けている。

　第二次世界大戦後の主要な消費者団体として実績を残したのは、主婦連合会（以降、主婦連）と生協・コープ（消費生活協同組合、以降、生協）が挙げられる。現在、前者は活動層の高齢化と最盛期に比して縮小傾向にある。後者は2017年の統計[2]では「生協で買い物をする消費者」として日本国内でのべ合計2000万人を超える組合員から成り立つ。その94％が女性である。2015年の全国調査によるとさまざまな生協に加入する人々の半数近くは「スーパーと同じ買い物先」として、消費者の組織であることを意識せずに利用しているが、くらしの課題を解決する活動に参画・活動の場にもなることを意識している組合員が3割以上[3]である。

　第二次世界大戦で敗戦して3年後の1948年、新しい憲法のもとで公民権を得た女性たちは参政権としての選挙運動や男女平等運動に参画した。同時期、女性たちの消費者運動も成立していく。食べるものが不足していた当時、「おしゃもじとエプロン」というシンボルを掲げて奥むめおをリーダーとする主婦連が成立した。「消費者の権利を確立し、いのちとくらしを守るために必要な活動をする」ために不良マッチ（配給）を良質なものに変えさせる運動が全国に広がった結果である。女性・主婦たちの経済的自覚を促し、生活のなかでの不良品、危険品などを消費者の視点で社会に告発する運動で発展していく。一方、同年に施行した消費生活組合法によって結成された生協は、「同じ地域（都道府県内に限ります）に住む方々、または同じ職場に勤務する方々が、生活の安定と生活文化の向上を図るため、相互の助け合いにより自発的に組織する非営利団体」[4]と定義されている。生協諸団体の成り立ちは、大きく分けると戦前からの購買組合を継ぐもの、労働組合の購買事業を継ぐもの、学生運動の運動者が消費者市民と組織をつくったもの、大学生の購買組合から派生した地域生協などさまざまで多様なプロセスがある。

　脱脂粉乳ではないナマの牛乳を子どもに飲ませたい、栄養価の高い卵を廉価で購入したい、という消費者のニーズを組織化したのはおもに男性たちではあるが、当時の都市女性たちは、子どもを育てるための安全な物資が不足する状況のなかで、子どもの成長をより良いものにしようと協同していく。

協同とは自分も出資することであり、商品を利用してくらしを創造しながら組織を支え、運動に参画することである。この協同組合のスキームによって、食品の購買事業と消費者運動を両輪として成立し、生協は組合員数も事業高も以降ほぼ右肩上がりに発展してきた。

特に当時の固定的な性別役割分担のなかで、労働市場から撤退を余儀なくされた[5]都市女性たちは、主婦として子どもを一人前に育てる家族内の分業を担った。農村から都市の労働力に移行し続けた団塊世代を中心に、ニーズや生活課題を解決しようとする運動として生協は支持された。ムラ社会のなかで「従う」ことの多かった女性たちにとって、議論ができ、投票権もある生協は民主主義の学校ともいわれ、くらしの課題を解決につなげる成功体験を手に入れることのできる学習と運動の場として、女性たちにとって魅力があり、参加者も激増し、事業の人手が足りなくなるほどであった。

(2)「消費者」女性が大量に立ち現れる高度経済成長期

日本における消費者運動の歴史は長い。だが、現代の消費者のような、生産労働の場に直接参加していない「消費者」の多数化は戦後の新しい現象だった。基幹産業の第2次・第3次産業への構造転換とともに都市住民が増加し、食糧生産に従事しない人口が劇的に増大したことが背景にある。同時に家制度から女性の自由領域・裁量の広い近代家族への移行が始まり、都市へ流入した女性たちは、家族形成の際には就労を離れ専業主婦として「男性稼ぎ手モデル」内の生活を司る。御船美智子は女性たちの自由に形成できる生活領域として、育児・料理など家事労働、家計・家族の健康管理を挙げている［御船、2001］。都市人口とは逆に、農業人口は2％未満まで低下した（2017年概算で15歳以上の農業就業者は181.6万人）。消費領域の顕在化は農村社会・経済が縮小し

---

(2) 全国生協組合員意識調査報告書　2015年より。ランダムサンプリングで回収率7割近い調査で、消費者調査では最も精度の高いものの一つとなっている。
(3) 出典は(2)同様。回答は「生協の利用の仕方」から選択した傾向をまとめたもの。「買い物するところで活動に興味ない」人46％。
(4) 厚生労働省　http://www.mhlw.go.jp/stf/seisakunitsuite/bunya/hukushi_kaigo/seikatsuhogo/seikyou/index.html　2017年12月閲覧
(5) 詳細分析がある［近本、2015］。取り上げた資料には生協の職場ですら「女は家庭に帰れ」という男性たちの宣言の記録がある。アメリカ労働史では米国内中で喧伝されたことが知られるが、日本でも同じ動きが存在していることは意外に知られていない。

ていく社会変動の一つの側面でもある。当時の消費者運動の二つの大きな社会的効果として以下の2点が重要である。

①消費者運動は食品生産の技術面での進化を促した

不良品や粗悪品をつくるような生産者が、当時はあとをたたなかった。主婦連が不良マッチ撲滅に立ち上がったように、いのちを支える主婦たちは1950年代は「10円牛乳運動」という、ナマの牛乳を安く飲むための産直運動を起こし、広がった。冷蔵庫も普及していない時代に、誰がビンに詰めた牛乳をどのように産地から運び、組合員消費者の住居まで届け、ナマ牛乳を手に入れたのかは、各地の生協創立期の証言に残されている。牛乳だけではなく、組合員からの要望で、「良くないモノ」の使われている商品は改められてきた。大正期に成立し活動実践を積み重ねていた灘生協（現 コープこうべ）では、1960年代に、うどん・そばの殺菌剤（過酸化水素）の使用を中止し、加熱殺菌法を採用し、子どもたちの口に入るもので怪しいものを排除した[6]。また、1973年には豆腐への保存料（AF2）の使用を禁止、翌年には「AF2」を使用するすべての食品の取り扱いを中止するという方針に変化した。もちろん、殺菌剤や保存料は、食べ物のない人々や、生産地から遠い人々に、労力少なく（すなわち価格を抑えて）商品を腐敗という非安全な状態を回避させながら流通させる重要なものでもあった。腐りやすい食肉加工品が、僻地や農村地帯にも普及することを助ける科学技術ではあったのだ。生協では、代替案として添加物不使用のモノを提供できる技術と冷蔵システムを構築したのである。

②強大な生産者に対する消費者主権の確立

技術面で生産者の視点を変えるだけではなく、強大なメーカーにいかに消費者が対抗するか、という動きもあった。たとえば、全国の生協が協同・連帯して日本生協連を結成し、生産や消費までの情報を流通させ、「コープ商品」という消費者の立場にたったより良い商品をつくる動きが1960年代から活発化する。開発商品の第一号が「生協バター」である（1960年）。物価の急上昇に乗じた巨大メーカーと牛乳生産者が価格を一方的に吊り上げるという価格決定構造と闘い、価格を下げることに成功した商品である。当時の小売価格で3分の2まで下げて品質を劣化させずにつくったもので、組合員から支持された。このように、事業をともなう消費者運動、また背後に実在する大量の

第4章　食の安全・共同の子育てを求める生協女性ネットワーク

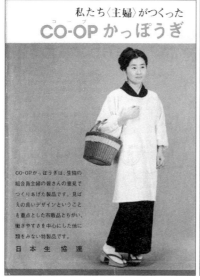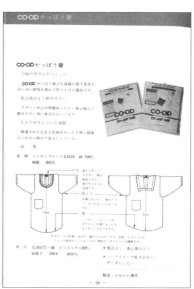

1964年刊行の生協商品リーフレット。女性は「主婦」であることを誇らしく宣言しつつ、自らの手で家事労働の象徴である「かっぽうぎ」を考案した。このリーフレット内には仕様が細かく記載されている。丸襟と角襟を選べる。普段着は着物である主婦も多く和装のモデル主婦が登場していることも興味深い（出所：「CO-OPかっぽうぎリーフレット」日本生協連資料室所蔵より）

消費者がメーカーなどの強大な生産者に対抗できる力となった。政策として1968年に「消費者保護基本法」が制定され、少しずつ消費者の地位が向上する。

(3) 生協運動と食品購買事業・食の安全の進展

　運動と事業を両輪とする生協運動が、1970年代〜1980年代に急成長する。この運動は、先に触れたように主婦自身の運動とはまたルーツが異なる。生協運動の特色は、世界的にみても共通するが、運動だけではなく、理想の商品・サービスに近づこうとする事業をともなうことである。「こんな商品が安くほしい」「おいしくて安全で安い食品がほしい」「地域にケア提供者がほしい」というニーズは現代も継続してみられるが、1970年代はもっと強いものだったであろう。事業があることが消費者運動として国内に巨大なネットワーク

---

(6)「コープこうべについて」年表　http://www.kobe.coop.or.jp/about/organization/history.php
　　2017年12月閲覧

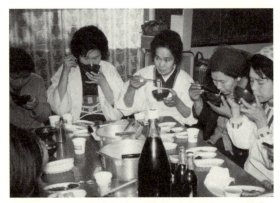

1968年、静岡生協（当時）で醤油の商品開発のため試食する組合員たち。状況から生協施設ではなく家庭での会合である（出所：日本生協連機関誌『生協運動』1968年4月号掲載分、日本生協連資料室所蔵）

をもつ組織に発展した主要因であると考えられる。事業を支える男性たちも、運動を地域で展開する女性たちも、全国組織に集いネットワークを形成した。

ただし、消費生活組合法は非常に事業への規制が強く、たとえば同じ協同組合であっても農協法には規制のない金融業の禁止（農協は金融業で安定した経営を形成している）、300人という巨大集団を設立母体としなければならない、など多数の条件下で事業を図る法制度である。また、消費者の支持を得た運動としての生協の拡大は、中小企業組合から生協法反対運動が対抗勢力として出てきた時代もある。

この法制度のもとで運営組織や事業組織が組み立てられていった。概要のみになるが、1980年代までは、ネットワークというよりは、ツリー型の組合員の組織を形成し、班・エリア・ブロック・理事会という縦型に統合する仕組みをもっていた。その後、生協運動は、当時の形態を残しつつも、地域ではゆるいグループ形成、事業では連合会を形成して機能を統一しながら事業を採算ベースにのせて動いている。生協運動は、組合員にはコストがかかりすぎる「強制的輪番制度」ととらえられ、やらされ感が蔓延し、縦型組織が成り立たなくなった時点で、消費者運動の側面は「組合員活動」という形になり、自主的に多様な道筋を描くことになった。現代では、生協運動という言葉を使用する生協関係者は激減している。くらしの課題解決に専門性が必要になっていること、政策実現のチャンスが地域活動で与えられやすくなっていることが背景にある（福祉レジームに関する自治体決定領域の増加がある）。

日々の食品を供給する事業が発展し、生協事業は食品シェアで7％を占めるほどになる。あらゆる食品を販売できるようになり、スーパーマーケットやコ

ンビニエンスストアと競合できる流通・販売力をもつようになった。大学生協などを含む生活協同組合全体で3兆円以上の総事業高となり、2016年には3兆4794億円に達している[7]。買い物困難者のための移動販売、高齢者のための夕食宅配など、「買い物ツール」としての事業が現在伸びている。

2 買い物によって安全・安心の食制度を確立する消費者

(1) 1990年代以降、産直や安全性への注視は環境・福祉へ

　1985年に『新「階層消費」の時代』[小沢、1985]が出版され、消費動向をみている研究者たちは日本の生活現状が階層化へ向かっているとの認識を深めた。もはや一億総中流社会ではないのだということがはっきりと示された。中間層の消費を担う主婦の参加する生協でも「生協組合員、特にリーダー層は学歴も年収も高い」ことが現場の職員にはいわれていた。1994年[8]からは、組合員の正確な調査もあり、この実感は実証された。

　家族の食生活を管理する女性たちは、生協への加入によって「食の安全を細かく気にしなくてよい」情報縮減機能を得て、ふだんの買い物で商品を一つずつ安全かどうかを意識しないで買い物をするようになる。そしてバブルの崩壊とともに1人当たり（家族当たり）の購買金額は減少を始める。階層消費（若年層を中心に実所得が低下し、価格志向が強まること）が次第に顕在化し、かつ高齢社会の到来を告げる変化でもあった。

　毎年150万人の子どもが生まれていた1990年代は70万人の新規組合員が加入していたが、彼女たちは「コープ商品」は安全・安心を追求した運動の結果であるとイメージでとらえる。少数の生協では現在も独自の開発商品を追求しているところがあるが、実態は、大手メーカーがほぼラベルを変え、価格を抑えたコープ商品が多数となっていた。現在でもコープ商品には製造

---

(7) 日本生協連『2016年経営統計』より。日本生協連加盟生協・大学生協・医療福祉生協の合計値。
(8) 日本生協連主宰、生協総合研究所受託実査（設計は筆者）による全国組合員意識調査がスタートし組合員の3分の2の実態が把握される。

者欄のない表示のものが多い。また、開発コストも上昇し、日本生協連にコープ商品開発機能が徐々に集中していく。

　1980年代までは日本政府の決める食品添加物摂取基準値を信用できず、発がん性や疾病要因として危ないと疑義の出る添加物を削除している商品のみ販売した。これらの運動の蓄積のうえで「安全・安心」イメージが成立してきた。

　生鮮食品については、現代は「産直」の定義ができず原則のみになっている[9]。当初は生産者と消費者の対面取引であることが、さまざまな研究で実証されている。たとえば京都生協は近県酪農家組合、生活クラブ生協は全酪連などと直接取引を開始している。生産者にとっても安定した販路が見出せるつながりである。上野育子は「生協と取引を始めた生産者の多くは、自らの農畜産物に価値を見出し、市場流通に不満を持ち、独自の販売、つまり、消費者と直結した販売を行っている人たちであった。生協が求める素性の確かな農畜産物は、生産地・生産者が明確で、農畜産物の栽培・肥育方法が確認でき、生産者と共に農畜産物の情報を共有し、話し合い、お互いが納得行く形で直接取引を交わすことのできるものであった」［上野、2008］と概括している。

　高度経済成長期当時の公害汚染や農薬問題は、マスメディアでも連日のように報道され、健康被害も続出していたため、一般消費者にも明示的であり、今日の放射性物質問題のように複雑でかつ長期にわたる実証が必要ではなかった。ある意味で理解しやすかったといえる。しかし、大気や水質汚染対策の基準ができ、組合員が急増した1990年代から、産直運動も大きく変質する。小規模生産地は増加した組合員のニーズをまかなえず、組合員の議論を経ながら市場品にスイッチしていく。

　そのなかで、現代の産直運動の可能性につながる興味深い流れは現在のパルシステム生協群（パルシステム事業連合会に参加する生協で組合員宅への個別配送システムを大規模に導入した最初の生協群）による1999年スタートの「公開確認」会である。それまでのように単に生産者の顔がみえ、消費者と年に数回交流や農業支援する関係にとどまらず、履歴のわかる生産物という、これまでイメージで把握していた産直を、組合員側から科学的に検証して減農薬（青果によって無農薬）や有機栽培状況を確認しようという活動である。

消費者も栽培方法や作物の育成について勉強して産地に行き、生産方法や生産現場の見学をして、どのように生産されているのかを確認する会で、最初は農家の人々の栽培記録もあまりなく、生産方法も記憶で語られていたようだ。「第三者機関による認証」よりも「生産者と消費者の二者による相互の認証」をしたい、という組合員の要望によって実施が始まった。以降は信頼関係も増し、生産農家側と消費者相互の検証プロセスのレベルアップ、課題の解決にもつながっている。

　農家の人々は生産者と消費者の交流会で2004年には「パソコンも使えなかったが、組合員の要望に応えて農薬散布の履歴、生育方法を記録するようになった。それは大変な作業だったが慣れてきた」と感想を述べていた。2017年もパルシステム事業連合会で扱う米はすべて産直（四つの原則に添う契約締結地から直接購入する）品であり、かつ市場を通さない供給取り組みで成果を上げている。確認会はバナナの生産地のフィリピンまで広がっている。

(2)「生活者」の登場と生協活動

　1990年代は「女性消費者」が日本社会の過半数以上を占めて一般化し、就業構造がさらに第3次産業へシフトした。地球環境問題の浮上により消費プロセスが大問題となる。もちろん生産現場での環境破壊も問題視されるが、それまではあまり注視されなかった廃棄までの消費プロセスを環境配慮型・リサイクル型にしようという運動が立ち現れてきた。女性リーダーたちは、消費プロセスに関与することが「良き消費者」であると考え、牛乳パック回収運動、容器回収リサイクルが隆盛となる。同時に「私たちは単なる消費者ではなく、生活を生産者や社会との連携や顔の見える関係を作りながらしていく『生活者』である」という生活者認識が共有されるようになる[10]。環境

---

(9) 産直は方法論の原則のみが定義され、市場で買っても「産直」といわれることが可能になっている。法的には定義のない取引である。2017年に日本協同組合学会のエクスカーションで筆者が調査したケースでは、徳島のサツマイモを栽培する農協が、消費者の京都生協（組合員60万人）の購入組合員がおいしく食していることを冊子で紹介していたが、市場を通して特定の生産地の産品を購入しているということであった。生協側では産直商品と明示しなくなっている。
(10) 天野正子は、生協組合員が起業するワーカーズ・コレクティブなどを分析しながら複数の著書で「生活者」の定義を試みている（『「生活者」とはだれか—自律的市民像の系譜』中公新書、1996年など）。しかしマスメディアはあまり明瞭な定義なく使用している。

配慮の廃棄・リサイクルまでを射程に入れ、生産から最終消費までを考える人、ということで、「生活者」という電通の造語をうまく生協が取り上げて、社会的に広まった。女性たちの育児・家事という行動が単に消費行動ではないのだという主張も含まれている。生活クラブ生協、生活者ネット（地域政治団体）などが社会運動の前面に出てくる一方で、組合員の生産物や商品への検証の視線は弱くなった。生協職員組織が薬物や細菌に対する商品検査センターを常設し、チェルノブイリ原発事故の際には精度の高い高額なガイガーカウンターで検査をするなど背面での取り組みが整備されたことも大きい。草の根ボランタリー活動としての消費者運動は別のテーマ（環境問題や福祉リソースづくり）に移る。つまり一般の多くの消費者にとって、運動しなくても科学的に安全性の高い食品がストレスなく購入できる水準で生活できるようになったと考えられる。

　生協活動や関連する地域活動に実際に参加している組合員は、1994年調査開始以来、全体の3％前後だが、この数は組合員数からみて60万人と推計される[11]。さらにそのなかでの活動リーダー層は、活動現場から互選で生まれていく。先輩から後輩へバトンが受け継がれるという形である。理事会という最高機関まで到達する組合員理事は、組合員数の多い組合で1万人以上の組合員に1人の抽出率となり、常勤職員あがりの理事（若い頃から生協職員としてキャリアを積み、有能であると目される職員）たちと対等に議論できるように生協の学習や課題についての勉強をする。組合員理事たちは「主婦ひとり」ではできないことが、皆で議論し共有することで常に発見や気づきを得て「より良いくらし」の実現に近づくことを実感できると、活動のおもしろさについて異口同音に記述[12]している。

(3) リーダー層に根づく「買い物で社会を変える」気概

　2017年6月にパルシステム神奈川ゆめコープの専務理事は総代会において「買い物は投票です。良い商品を私たちは選んで生活をつくっていくことが大事なこと」と述べた。79頁の写真にもある「買い物カゴ」は消費の象徴。かつて生活協同組合コープこうべで長らく理事をしていた[13]湯浅夏子は、著書［湯浅、1999］で次のように回顧している。

第4章　食の安全・共同の子育てを求める生協女性ネットワーク

　19世紀のイギリスで活動していた婦人ギルド（組合）を参照しながら、婦人ギルドの象徴である「女性が買い物カゴを手に、工場街を見晴るかす絵柄」が栞となって配られたのに触発され「彼女たちが抱えている買い物カゴは、社会を改革する『革命の武器』だと宣言したのです」。イギリスの穏健派消費者運動でもある婦人ギルドの女性たちは、政治の表舞台には出られないが、現代日本でも同様に「おだやかな陽ざしでも社会に参画できる婦人活動」として協同組合の活動に受け継がれていることを湯浅は見出している。

　このような「買うことによる社会変革」について、まさに、日常の買い物によって社会を変える、という草の根の市民活動が定着しつつある日本の状況を示している。先代の消費者運動が、産直を広げるなどニーズを社会に示し、安全基準が改善され（もちろん新しい科学物質の登場に追いつかないという面もあるが）、世界で最も長寿を誇る国民、すなわち安全でおいしいものを食べ、十分な医療がある社会であることを達成してきたのである。

3　子育て支援活動の隆盛と親のネットワークづくり

(1) 1980年代まで母親の地域ネットワーク形成に資した生協活動

　生協の提案した共同購入システム（週1回の商品購入を近所のグループでまとめて注文・荷受する仕組み）は、コストを抑えて安全な食品を提供する仕組みとして消費者に受け入れられ、高度経済成長期後も組合員が増加した。ただし、この仕組みは生協職員（女性正規職員は増加中だが10％台である）が考案したシステムで、消費者からの提案ではない。グラスルーツ（組合員）の仕組みであると勘違いする人々も多いが、仕事効率化の一端としてできあがった仕組みである。組合員消費者も、地域の購買ベースを契機に班活動を楽しみ、分け

---

(11) 全国組合員意識調査2015年より。「組合員活動への参加希望」形態から算出。
(12) くらしと協同の研究所主宰「生協組合員理事トップセミナー資料」2017年より。現代の理事たちの率直な意見が集まる。
(13) 前身の灘神戸生活協同組合から理事をつとめ、1973～2000年日本生協連理事も兼任した。

合いのコストを負担してより良い商品をより安価に入手した。この共同購入の普及期（1970〜1980年代）は、班での会話で「子育ての悩みはほとんど解決した」という活動リーダーの記録や、コミュニティづくりがうまくいく話など、たくさんの地域関係づくりの成功体験が語られている。また、生協のリーダー層が市の「消費者委員会」の委員でもあるなど、生協の活動層は地域社会でのネットワークづくりにも貢献していたといえよう。

　高度経済成長期から主流となる「夫婦と子どもからなる家族」は、1980年の国勢調査では社会保障政策の算定基準となる「標準家族」として7割弱を占めていた。これら近代家族の特徴や分析は多くの研究があるが［落合、2004］、重要なのは家族内性別役割が明確で、男性は稼ぎ手、女性は無償のケア労働（自分を含む家族メンバーの世話）で子育てが成り立っていることであった。この家族形態のなかで組合員消費者の活動は、班の共同作業を含めて子育て期の苦労の若干の分かち合い、女性の活躍・学びの場であったことも確かであろう。女性の社会的なエンパワメントである。形骸化が危ぶまれるものの、総代が総代会で投票をするという健全な民主的ガバナンスは、生協においてはほぼ保たれている。近年は総代のなり手が不足するなかで、生協職員組織が総代会を成立させているのも実態である。

　出生数の減少によって、子育て世代の社会ニーズが国・自治体政策に反映されにくくなっている。団塊世代の1948年がピークで年280万人生まれていた子どもは、2016年には100万人弱と減少し続けている。今後半世紀、海外からの移住など大きな人口変動が生じないかぎりこの数が増加することは予測されていない。1990年代のバブル崩壊以降、子育て開始時期の母親にとって、友だちになり得る人が近所にいない、近所の世代が分散している、自分の親は遠方にいる、などの状況が多くみられるようになった。虐待や育児不安など、親自身の経験不足や周囲の支援の少なさ、自己責任論の普及から生じる孤立によって、子育ての困難が表面化してきた。大規模調査をした原田正文によると、子どもに直接触れたことのない女性が半数を占め、身近な体験のないまま出産し、育児に突入するという経験値の低い状況が一般化している［原田、2006］。親になるのは「自然」なことではないことが明らかになり、育児手法も年々変わり、伝承がまったく通用しない状況である。生協利用で

もかつて子育て相互扶助がみられた共同購入は人気が低下し、個人配送か店舗利用、あるいは両方併用が7割である（2015年調査[14]）。

(2) NPOや生協の「子育てひろば」（親の居場所づくり）形成と新制度

　孤立した育児を解決して楽しく育児期を過ごそうとする活動が全国的に自発的に形成され、かつて食の安全に関心を寄せて集まった母親たちのように、相互扶助のネットワークができあがった。各地で生まれたのが「子育てグループ」と「子育てひろば」である。これらの人々は、当時は先端的なツールであったインターネットメールを通じてつながりをもち、2000年代に活動が顕著になる。全国組織を形成し、子ども・子育て支援新制度（2015年）の発足を促す当事者組織として機能した。新しい母親ネットワークとその支援者（一世代先輩の母親たちが中心）は、「安全で楽しい子育て」の構築を模索していった。もはや食生活部分はオプションであり、カップラーメンを離乳食とする工夫がメールで広まるなど、団塊世代とはまったく異なる動きであった。事業としての生協にも動きがみられ、コープやまぐちの「赤ちゃんサポートクラブ」[15]などの子育て支援は生協事業のなかでもウエイトを占めるようになる。子ども家庭を担う女性組合員は、食の安全・安心ニーズが高い消費者であり、全体人口のなかでの人口比率が縮小しているので、競合企業との消費者の取り合いに負けるわけにはいかない側面、組織の新陳代謝を図る側面が大きい。

　しかし生協の活動面では当事者主体の子育て支援活動はさほど広がらなかった。生協が事業と活動を融合させて子育てひろば事業に参画している代表事例は福井県民生協で、各店舗には必ず常設子育てひろばと一時保育があり、子ども弁当などを販売し、行政との連携で運営費を捻出し、若年層にも住みやすい地域づくりに積極的である。また2017年の日本生協連調べでは、保育所運営にも着手した生協が全国に5組合ほどあり、子育てのしにくさを解決する動きが始まっている。

---

(14) 出所は(11)と同様。
(15) 毎週、牛乳、卵、紙オムツなどの商品から一つが支援として無料で選べて配送されるという仕組み。多くの生協では、子育て支援として、個人配送手数料を無料にするか割引している。

4 今後重要になるくらしの課題

(1) 人口減少のなかでの「ケア」と「貧困」

　日本は急速に人口が減少しているので、家庭内ケア労働に従事していた女性労働力が家庭外で必須となってきている。日本型福祉といわれる女性がすべてケア労働を家族内で行う福祉レジーム（制度体制）は、介護保険制度で高齢者領域が、子ども・子育て支援新制度で子育て領域が、家族外にケア労働を移行する初期制度の役割を果たしている。女性も男性もライフステージに合わせて働き方を選択できることを実現するためには労働編成と福祉レジームの変更が必要である。

　女性の経済的なエンパワメントも重要であることが、近年の女性のフルタイム就労率の激増からもうかがえる。それにともなって、仕事にまつわる女性ネットワークや、ケアについての解決策を考える、あるいは支援するネットワークも重要となってくる。支援ネットワークがあれば、子どもの発達を社会で見守ることが可能で、高齢者の地域包括ケア同様に、子どもの地域包括ケアのネットワークが、行政的にも自助的にもできてくるであろう。現代では、支援側も誰かが丸抱えするのではなく、専門性を活かしたケアネットワークが有効であるとわかってきているからである。高齢男性単身者の増加も顕著で、かつ、2016年全国消費実態調査では、若年単身層の男性の素材食品購入金額が増加し、食での男女の垣根がじわじわと低くなっている。ロボット化なども現場では進んできた。

　もう一つの地域課題は格差社会にメゾレベル[16]ではどう向き合うのか、貧困層をどのように地域に包摂するか、ということである。日本はイギリスとの比較ではっきりとわかるが、子ども家庭の相対的貧困率が30年間増大し続け（2015年はようやく減少に転じた）、シングル親（9割が母子家族）の相対的貧困率は6割に達しつつあるにもかかわらず、半世紀間放置され続けている。格差が目にみえるようになり、子ども食堂活動や学習支援活動など、国政の所得再分配の仕組み改善だけではなく、地域ネットワークもきめ細かい支援・

切れ目のない支援を目指していこうと活動者が増加している。NPOや社会福祉協議会と連携してフードバンク・フードドライブと一体型で食品ロスを減らそうという生協の動きもみられる。豪華な旅行よりもグリーン・ツーリズムや、農地見学、農業応援などは年代を超えて参加者が増加している。安価でかつ生産体験できるという領域は今後必要である。

(2) 再生可能エネルギーの追求と生活者主権

　2011年の、震災後発生した福島第一原子力発電所の事故は、小さな子どもをもち放射性物質を忌避する家族にとって多大なストレスとなった。避難地域以外でも他県などに引越しをし、生活を大きく転換せざるを得なかった家族（分断家族）が全国に5万世帯以上帰還せずに取り残されている。この事象について、三つの側面から未来への課題をみることができるだろう。

　一つは、チェルノブイリ事故以降に蓄積された、放射性物質についての科学的研究には長期的結論がなく、それを学習する消費者が、自分の選択した知見によって安全かどうかを判断し、福島に「帰還」したり、福島県産品を消費したり、あるいは逆であったりという動きが出てくること。二つ目は、生協を含む非営利組織が電力の売買を始めているように、まだシェアは少ないが再生可能エネルギーへのシフトが促される可能性があることである。これまで政策的に企業独占であった状況が変わり、くらしに必要な電力を、どのような発電から得たいのかを使用電力の選択によって投票するに等しい仕組みが出来上がりつつある。消費者主権のエネルギー構築の時代への可能性が萌芽しつつある。地球温暖化のもとで差し迫った課題となっており、巨大利権をもつ電力業界に消費者が何を言っていくべきなのか、言えるような政策が大きな課題ともいえよう。三つ目として、自主避難した人々のネットワーク化と、訴訟支援が構築され始め、愛知県に避難した女性たちを支援するコープあいちの取り組みなど、いのちを守る女性たちを基盤とする運動がより認知されて活発化する可能性があることである。

---

(16) 大沢真理など社会保障・生活保障の研究者らは、くらしのセーフティーネット分析について、マクロ（国家とその政策）制度とミクロ（個人・自己）の間に、地域＝メゾレベルでの相互扶助の重要性を指摘している［大沢, 2007］。

(3) 子どもを産み育てやすい社会の形成
―― ワーク・ライフ・バランスの重要性

　北欧のように地域活動や社会参画にも時間を割くことが可能な水準まで、日本でも長時間労働から解放されたいという要求は強まってくるだろう。24時間をワーク8、ライフ8、睡眠8、にできるような男女均等化が実現して、男女で家族生活や子育てを楽しめる時代がすぐ近くにきていると考えている。これまでのいのちを守る運動・活動に男性も参画し始めている。くらしに参画できる男性の増加は、ニーズ表出には効果があるだろう。

　子育ては、乳児期から地域の保育所や子育て支援センターの利用が増加しており、女性の就労はより増加するであろう。2000年の保育所入所率は1歳児で1割未満であったが、2016年には全国でも東京都でも3割を超えた。5割以上になるのに10年かからないのではないかと考えられる。子どもの食については、保育所や子ども園、小学校の給食が重要である。質や量は現在のところ認可保育園ではたいへん高い水準で行われており、無認可施設や専業の母親を凌駕している。小学校においては給食無償化が課題になる。給食は子どもの栄養源と文化伝承の要であり、親たちの手でこの高水準を守る必要があるだろう。実際「給食廃止」を親たちが阻止した事例も多い。

　子どもの朝食も「家で食べさせるべき」という'べき論'はあるが、イギリスにおける貧困・多忙家族向けに市民発で始まった朝食サービスが検討されるようになるかもしれない。しかし経済成長期以前のように日本社会全体が経済的に逼迫すると、おそらくファストフード化や食材の偏りの問題になっていきそうである。夕食は共同食堂（子ども食堂など）が地域にどのくらいの頻度で開催されるかが、子ども自身の良き発達に地域がかかわり、家族をオープンにしながら支援するカギになってくると考えられる。貧困層当事者の手による子ども食堂も出現してきている［野中、2017］。野中は、地域からの応援で子連れで大学進学をして資格を得、地域でのナット（ネットワークの結び目）の役を果たしつつある。

　生協の購買用カタログの変遷をみると「グルメ大国」に変貌していく日本の歴史がみえる。消費者運動や消費者ネットワークの側面から、「おいしい食

べ物」の基盤となる「食の安全」を追求する運動について、制度形成がほぼ終わり維持とリスク管理に移行した。人口減少社会となった現代の新しい課題は、子育てを楽しくできる男女平等化とケア労働の家族外での構築とそのための新しい地域や制度構築であることが示されているといえよう。

(ちかもと さとこ　公益財団法人 生協総合研究所研究員。法政大学大学院・立教大学兼任講師)

[引用・参考文献]

上野育子 「生協の「産直」は生産者とともに歩んできているか」『協う』2008年10月号、くらしと協同の研究所、2008年

上野千鶴子 『ケアの社会学―当事者主権の福祉社会へ』太田出版、2011年

大沢真理 編著 『生活の協同―排除を超えてともに生きる社会へ』日本評論社、2007年

小沢雅子 『新「階層消費」の時代―消費市場をとらえるニューコンセプト』日本経済新聞社、1985年

落合恵美子 『21世紀家族へ―家族の戦後体制の見かた・超えかた』有斐閣、2004年

現代生協論編集委員会 編 『現代生協論の探究 現状分析編』コープ出版、2005年

佐藤慶幸・天野正子・那須壽編著 『女性たちの生活者運動―生活クラブを支える人びと』マルジュ社、1995年

近本聡子 「東日本大震災を経てくらしの変化をみる」『生活協同組合研究』441号、生協総合研究所、2012年

近本聡子 「生活協同組合の組織優位性は労働現場にあるのか―まだまだ働きにくい女性側の視点から」『協同組合研究』34巻2号、日本協同組合学会、2015年

近本聡子 「日本の人口変動と組合員のくらし 中流階層崩壊時代の生活基盤に注視」『生活協同組合研究』483号、生協総合研究所、2016年

中村陽一・21世紀コープ研究センター編著 『21世紀型生協論―生協インフラの社会的活用とその未来』社会評論社、2004年

日本生協連 『全国生協組合員意識調査報告書』1994年～2015年 (刊行開始から3年おき)

野中玲子 「まつやま子ども食堂―貧困から立ち上がり地域の助け合いへ―」『生活協同組合研究』501号、生協総合研究所、2017年

原田正文 『子育ての変貌と次世代育成支援―兵庫レポートにみる子育て現場と子ども虐待予防』名古屋大学出版会、2006年

御船美智子 「「生活創造」時代における生活研究のフロンティア」『生活協同組合研究』304号、生協総合研究所、2001年

湯浅夏子 『くらしをつくる』神戸新聞総合出版センター、1999年

Part Ⅱ
現代日本の食といのちを守る女性たちの取り組み
―実践と課題―

PartⅡでは、現代の女性たちの取り組みとして、原発事故による放射能汚染、地域の食を支える協同労働、学校給食における地産地消と食育、子どもの貧困問題に向き合う子ども食堂の実践を取り上げる。暮らしといのちの継承に欠かせない毎日の食を通じて、問題の存在を感じとり、その問題を大きな状況のなかで位置づけ、そして解決への想いをもっている人々をつなげる。女性たちの行動は、常に「いま」「ここ」から始まり、夢を語ることによって、地域へ、未来へと広がっていく。

　現代の食といのちを守る取り組みは、短期間で容易に解決できるようなものではないが、足元から社会を変えていく女性たちの歩み、その持続性と未来志向は、後に続くものに勇気を与えてくれる。

第5章

福島原発の足元で
食の安全を築く女性たち

岩崎　由美子

1　食の安全と「風評被害」

　2011年の東日本大震災にともなう東京電力福島第一原子力発電所事故は、消費者そして農業生産者に「食の安全」と「営農継続」に対する多大な不安をもたらした。事故を受けて福島県では、米の全量全袋検査、モニタリングやスクリーニングなどの検査体制が整備され、放射性物質の農作物への移行を低減させる吸収抑制対策に取り組んできた。現在では米や野菜から基準値を超えて放射性物質が検出されることはなくなり、検出限界値を超えて放射性物質が検出されることもほぼなくなってきた。しかし、原発事故により先祖代々受け継いできた農地を汚染され、大量の生産物を廃棄せざるを得なかった福島の農業者の苦悩は計り知れず、また、事故直後の営農再開をめぐる諸施策は、食べ物生産者としての尊厳を著しく傷つけるものであった。

　福島県須賀川市で農業を営む樽川和也さんと母の美津代さんは、2016年2月に公開された映画『大地を受け継ぐ』（井上淳一監督）のなかで、3.11後に直面した苦しみを学生たちに語る。米と野菜の専業農家である和也さんは、大学の機械工学科を卒業し、いわき市のプラントで働いた後、自身で8代目となる農家の跡継ぎとして2006年に実家に戻って就農した。父の久志さんは、土づくりと農作物の安全性にこだわり、「俺は、自分が食っても安全でうまいと思えるものじゃないと、ほかの人に食わせられない」と常々話していたと

いう。

　2011年3月12日、福島第一原発の爆発映像をテレビで見た父は、「もう福島の百姓は終わりだぞ」と言う。3月下旬、農作物の出荷停止がFAXで告げられ、栽培していた8000本のキャベツとブロッコリーの廃棄が決まった日の夜、父は、「おめえのこと、まちがった道に進めた」という言葉を息子に残し、翌朝キャベツ畑を一望する屋敷地の木にロープをかけ、首をつって亡くなっていた。

　一家の経営主を突如として失った和也さんは、父が命がけで取り組んできた農業をあきらめるわけにはいかないと、母とともに営農を続ける決意をする。震災の年に自家の畑で収穫したキャベツをモニタリング検査したところ、70ベクレル/kgのセシウムが検出された。基準値（当時は500ベクレル/kg）を下回っているので出荷はできたが、自家のキャベツを「自分は食べたくはなかったし、食べませんでした」。自分が食べたいとは思わないものを、生計をたてるためとはいえ出荷せざるを得なかったことについて、和也さんは、「生産者として罪を犯している気持ちがずっとあった。原発が爆発した1年はどこの農家も活気がなかった。食べ物を生産している人は皆そういう気持ちだったと思います」と涙を流す。それは、父の死については言葉に詰まりながらも冷静に話していた彼が初めて涙を見せた場面だった。そして、「風評被害というのは、根も葉もないことが噂になって、あそこのはだめだというのが風評だからね。風評じゃないんだ、現実なんだ。『風評』という言葉がおかしい。根も葉もあるだろうって」と憤る。

　原発事故直後の2011年3月17日、食品の放射能汚染に関して厚生労働省が設定した「暫定基準値」(放射性セシウム対象)は、主食500ベクレル、野菜500ベクレル、飲料水200ベクレル（それぞれkg当たり）というものであった[(1)]。しかし、チェルノブイリ原発事故を経験したウクライナの基準値が、それぞれ20ベクレル、40ベクレル、2ベクレルであるのと比較するとそれらの基準は極めてゆるく、消費者の不安は高まった。農業者グループや流通業、スーパー外食産業のなかには、国の基準値よりも低い値の自主基準を設けて検査を行い、自主基準を超えた食品は店頭に置かないという動きも現れた。これを受け農水省は、2012年4月、食品産業団体の長宛てに、「過剰な規制と消費段

階での混乱を避けるために自主検査においても法の定める基準値に基づいて判断するよう」通知した[2]。民間団体が法の定める基準よりも厳しい基準を設けて自主規制を行うことを、国家が制限することに批判の声が上がったが、農水省は、「生産者の利益および風評被害を考慮しての対応」と説明している〔東京電力福島原子力発電所事故調査委員会、2012、422頁〕。

「風評被害」という言葉は、2011年の流行語大賞トップテンに選出されるほど身近なフレーズとなった。農産物に関する「風評被害」とは、その農産物が実際には安全であるにもかかわらず、安全ではないという噂を信じた消費者が不買行動をとることによって、農業者に不利益をもたらすことを意味する〔小山・小松、2013、28―41頁〕。しかし、放射能被害ではどの程度の放射線量までなら安全なのかが科学的に明らかにされていない以上[3]、国の基準値を下回るから安全だと言い切ることはできず〔内山、2011、57―58頁〕、特に若い世代、子育て世代は汚染に敏感にならざるを得ない。放射能汚染の現状把握も検査体制も情報公開も不十分ななかで、できるだけ放射性物質の摂取量を減らそうとする消費行動を「風評被害」と呼び、消費者を加害者扱いすることは果たして妥当だっただろうか。東京電力と国が責任を負うべき放射能汚染により生産者がこうむった被害を、「風評被害」という言葉を使うことで消費者に責任転嫁し、消費者と生産者の間で加害者役と被害者役を押しつけ合うことにつながりかねない。

他方で、福島大学が実施した消費者意識調査結果によれば、食品放射能検査の実施主体に関して、「政府」(国)への信頼度は最も低く(「信頼している」と「やや信頼している」の計36.2%に対し、「あまり信頼していない」と「信頼していない」の計63.8%)、「学者」(同49.7%、46.4%)への信頼度も相対的に低いのに対し、信頼度が最も高いのは「農業者」(62.2%、37.8%)であり、次いで「市町村」(57.3%、42.7%)であるという〔超学際的研究機構、2015、114頁・128頁〕。国や専門家に

---

(1) 現行の基準値は、それぞれkg当たり一般食品100ベクレル、乳児用食品50ベクレル、牛乳50ベクレル、飲料水10ベクレル。
(2) 2012年4月20日付「食品中の放射性物質に係る自主検査における信頼できる分析等について」24食産第445号。
(3) 放射線による人体への有害な影響については、たとえ被曝量が少なくとも発病の確率が低くなるだけで放射線の害はゼロにはならないとする「直線しきい値なし仮説」に対し、しきい値の存在を認める見解が対立している。

対する不信感がいまだに根強い一方で、現場により近い当事者からの発信に信頼を寄せる消費者が多い点は興味深い。

　震災後の福島では、「風評被害」や「食べて応援」のレトリックに逃げ込まず、食と農の安全を再生しようとする農業者や農業団体が少なからず存在した。彼らは、チェルノブイリ事故に直面したベラルーシやウクライナでの取り組みを参考に、農地や農作物の汚染を自主的に測定してその結果を公開し、独自の食品基準値を設定するなど、消費者との信頼関係の再構築に努めてきた。福島の農業者にとっても、土壌と生産物を継続的に測定することは、生産物のみならず自らの身体的安全を守るためにも不可欠の取り組みであり、「測定して現実を知る」ことが原発災害からの地域復興の起点だったのである。

　以下では、まず福島県東部の丘陵地帯に広がる阿武隈地域の女性農業者たちによる取り組みを取り上げる。この地域は、震災前から地産地消やスローフード運動、有機農業による提携・産直運動など、食と農を基軸とした地域づくりに長く取り組んできていた。里山の丘陵地帯のため大規模農業に向かず、原発や工業団地などの都市的開発からも取り残され、いわば「地域振興のはざま」に置かれていた阿武隈地域の農業者にとって、有機農業や産直により消費者と直接結びつき、顔と顔の見える信頼関係のなかで農産物を提供する経営スタイルは、中山間地域農業の維持・存続を図るうえで欠かせない取り組みであった。

　震災後、農業者自らが放射能測定と情報公開の仕組みを構築することで食の安全を確保しようとする動きは、遠く離れた都市消費者とも結びつき、さらにはその志に共感した若者たちの移住にもつながっている。本章の後半では、震災後阿武隈地域での暮らしを選択した若い移住女性たちに焦点を当て、放射能への不安から福島を出て行く人たちが多いなかであえてなぜ福島への移住を選んだのか、彼女たち自身の語りを通してその思いを明らかにしていきたい。

2 避難女性農業者たちによる食と農の再建の模索

(1) つくり手と食べ手の気持ちが一致した
　　──かーちゃんの力・プロジェクト

　震災前の阿武隈地域は、首都圏から比較的近く高速道路網や新幹線が整備されているという立地条件もあって、都市から農村への移住者や二地域居住者が増加傾向にあった。また、中山間地域総合整備事業等の導入により交流施設（活性化センター）が各地で建設され、その管理主体として設立された住民組織が、農産物直売所の運営、特産品加工事業、都市農村交流事業などを積極的に展開していた。

　これら地域づくりの中心的担い手は女性農業者であった。たとえば、「までいな村づくり」で知られる飯舘村では、村内の宿泊施設に隣接してオープンした直売所「まごころ」のほか、どぶろく特区による農家レストランや女性農業委員の経営する農家民宿などが地域活性化に大きく貢献していたし、近隣の葛尾村や浪江町、川内村でも、営利法人や企業組合として法人化を果たした女性起業グループが活躍し県内外から高く評価されていた。

　原発事故により彼女たちは地域外への避難を余儀なくされ、これまでの経験や生活技術を発揮する場を奪われてしまった。そこで2011年10月、女性農業者と福島大学小規模自治体研究所との協働により「かーちゃんの力・プロジェクト」（以下、「かープロ」と略記）が発足し、地域づくりの蓄積を今後の復興支援に生かそうと活動を開始した。

　活動の立ち上げにあたってはまず、散り散りになった仲間を集めなければならない。飯舘村から避難していた女性農業者の渡邊とみ子さん（63歳）が、知り合いの女性の避難先を訪問して聞き取りをしたところ、「いまのままじゃだめだと思っている」、「もう、もらうだけの支援ではなくて動き出すための支援がほしい」、「ひとりではどうにもならないけれど、つながれば動き出せる」などの前向きな声が得られた。そこで、福島市内にあった農産加工施設「あぶくま茶屋」を借り上げ、漬け物加工や菓子、健康弁当の製造、阿武隈地域

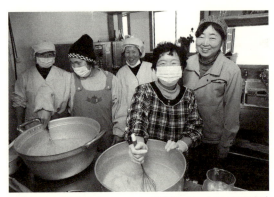

千葉県柏市から届いたコンニャクイモを使って、「あぶくま茶屋」でこんにゃくづくりに挑戦する。右端は渡邊とみ子さん
(撮影:高木あつ子)

の伝統食の継承などの事業をスタートさせた。プロジェクトには、福島市や二本松市、三春町の民間借り上げ住宅や応急仮設住宅で避難生活を送っていた女性農業者が参加し、行政からの補助金や全国に広がったサポーターからの寄付金などを活用して活動を行ってきた。

　渡邊とみ子さんとともに初期の「かープロ」を支えた五十嵐裕子さん(43歳)は、震災前に女性農業者たちが地元で使っていた加工所と比べると、あぶくま茶屋は調理設備もそろっておらず狭く使いづらかったが、いざ仲間とともに作業を始めたとたん彼女らの表情がみるみるうちに笑顔に変わっていったことを忘れられないという。

「皆口々に、『集まれて楽しい時間がもてた。こういうのがいいんだよなあ』と言ってくれて。ああそうか、原発事故はそういうものを奪ったのだ。本当に些細な楽しみさえ奪ったんだなと思いました。」

「かープロ」の発足時に大きな課題となったのは、消費者に提供する「食の安全」をどう確保するか、という点だった。これまでの加工活動においても「身体にいいもの、安全・安心な食べ物を消費者に提供したい」というこだわりをもって活動していたメンバーからは、「加害者にはなりたくない」という切実な声が上がった。そこで、チェルノブイリ支援を行ってきたNPOのアドバイスを参考に、プロジェクトで提供する食品の原材料や農産加工品はすべて放射性物質測定検査を実施し、検査結果は消費者に公開すること、また、ウクライナの食品基準値を参考にして独自基準(20ベクレル/kg)を設定し、それをクリアした商品のみにロゴシールを貼りつけすることを取り決めた。その当時の話し合いの様子を、小さな子どもをもつ母親でもあった五十嵐さん

は次のように話す。

「その時は、(国の暫定基準値が)500ベクレルと高かったんですよね。いくら大丈夫と言われてもやっぱり怖かったですね。『本当に子どもに食べさせて大丈夫なのか』という戸惑いや苛立ちのなかで何ヵ月も暮らしていたので、せめて『かープロ』では、

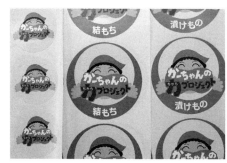

かーちゃんの力・プロジェクトのロゴシール
(撮影：高木あつ子)

自分たちで指標をつくって、ちゃんと食べ物を測って、その結果を伝えていけばお客さんも安心だよね、という話になって。そこだけは譲れないよねと、つくり手と食べ手の気持ちが一致したんです。」

「かープロ」のメンバーが参考にしたのは、行政の体制整備に先駆けて生産者自身がベクレルモニターで農産物を測定して公表していたNPO法人ゆうきの里東和ふるさとづくり協議会（二本松市東和地域）の取り組みだった（3（1）で後述）。「かープロ」でも、ベクレルモニターの寄贈を受けて「あぶくま放射線測定所」を開設し、福島市南部地域の住民団体と共同利用する体制を整えた。2012年5月、福島市内で行った「かープロ」のイベントで、子ども連れの若い母親から「このお店のように、きちんと測定してあるものは安心して子どもに食べさせることができる」と感謝されたとき、とみ子さんは「震災後、助けてもらってばかりだったけど、こうして人の助けに少しでもなった。やってよかったね」とうれしそうに語った。これまでは「支援される側」として受動的な対象であった避難者が、食の安全・安心へのこだわりという信念に基づき力を発揮することで、「支援する側」へと反転したのである。こうした被災当事者による被災者支援の取り組みは、被災者と地域社会・他地域の住民とのつながりを豊かに育みながら、地域性と人間性に根ざした等身大の復興への歩みを進めてきた。

2017年3月、「かープロ」は、拠点のあぶくま茶屋を閉鎖して事実上解散した。解散の直接的な契機となったのは、同月末に行われた避難指示区域指定の解除である[(4)]。避難指示解除を受け、故郷に帰還する人、帰還せずに避難

先で営農再開する人などの各自の選択をふまえると、これまでのような活動の継続は困難になるという判断にたつものであった。

　この5年半を振り返ると、協議会の運営は必ずしも順風満帆ではなかった。特に人件費補助の終了にともなう運営体制の見直しや事業の重点化など、経営上の課題が彼女たちの前に大きく立ちはだかった。協議会の構成員のなかにも、経済的自立を志向してビジネス色を強めるメンバーと、むしろ非営利性や社会性の追求を第一義的な目標とするメンバーとの間で意見の食い違いが生じ、主要なメンバーが中途離脱する動きもあった。しかし、活動方針をめぐって意見衝突する場までも原発事故で奪われてしまった女性農業者にとって、「かーぷろ」での経験が各自の復興への足がかりとなったことは間違いないだろう。

(2) 浪江での暮らしを取り戻したいだけ──石井絹江さん（福島県浪江町）

　「かーぷろ」のメンバーだった浪江町津島地区の石井絹江さん（65歳）は、プロジェクトの終了後、避難先の福島市内に農地と加工所を確保して加工活動を開始している。特に力を入れているのは、じゅうねん（エゴマ）の栽培と加工品づくりである。じゅうねんは、石井さんが浪江町職員だったときに町農業の活性化と耕作放棄地解消のために振興していた作目であった。石井さんは、高齢者にじゅうねんの種を提供し、空いている土地に植えてもらう「一人一畝歩運動」に1990年代後半より取り組み、津島地区住民の出資による「つしま活性化企業組合」（2005年）の設立を支援するなど加工所と直売所の経営にかかわってきた。いま、石井さんは、故郷の浪江町で再びじゅうねんの作付けに取り組もうとしている。

　浪江町は2017年3月末日に帰還困難区域を除き避難指示が解除されたが、2017年7月末現在で町に帰還した人は152人で（2011年3月11日現在の住民登録人口2万1434人）、大半の住民は福島市や郡山市、いわき市といった避難先での生活を続けている。県外居住者も6318人にのぼり、広域避難の状況は変わっていない。被災者の多くはすでに避難先に生活の拠点を移しており、避難指示が解除されたとしてもすぐに故郷に戻れるわけではなく、また、除染やインフラ整備も不十分なままでの帰還政策に対し不安をもつ住民は数多い。

帰還意向調査[5]によれば、「すぐに・いずれ戻りたい」と回答した住民（全体の17.5％）は中高年世代が中心で、30歳代以下の住民の7割は「戻らないと決めている」と回答している。また、将来「浪江町で農業を営みたい」と回答した農業者は10.3％にとどまり、「浪江町でもう農業はしない」（42.7％）、「判断がつかない」（42.4％）が多くを占めている。除染後の農地については、行政区単位で組織された復興組合が草刈りなどの保全管理活動を実施しているが、帰還困難区域への立ち入り禁止のバリケードが

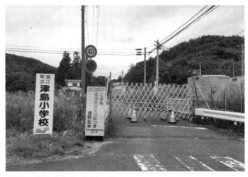

帰還困難区域のバリケード
（浪江町津島地区、2017年9月）

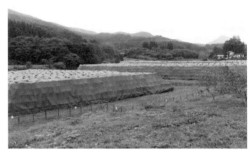

農地に積み上げられた除染廃棄物（葛尾村、2017年9月）

建ち並び、除染で剥ぎ取った表土入りのフレコンバッグがかつての優良農地に山積みされた状況をみると、被災地での本格的な営農再開までにはまだ相当の時間を要すると言わざるを得ない。

このようななか、石井さんは、2016年に浪江町内の除染済みの農地を20a借り入れ、じゅうねん栽培を開始した。2017年度はさらに50aを借入し、企業組合の仲間らとともに避難先から浪江町に通って作業をしている。かつて

---

(4) 2015年6月に閣議決定された「原子力災害からの福島復興の加速に向けて（福島復興指針）」において、政府は、居住制限区域と避難指示解除準備区域に指定されたすべての地域の避難指示を遅くとも2017年3月までに解除する目標を掲げた。2016年6月、川内村の避難指示解除準備区域、葛尾村・南相馬市の居住制限区域・避難指示解除準備区域で避難指示が解除されたのに続き、2017年3月末、飯舘村・浪江町の帰還困難区域を除く区域、および川俣町で避難指示が解除され、2017年4月1日には富岡町で帰還困難区域を除き避難指示が解除された。
(5) 「平成28年度浪江町住民意向調査（復興庁・福島県・浪江町共催）結果」（浪江町ホームページ）。

「一人一畝歩運動」に取り組んでいたとき、最も積極的にかかわり、じゅうねんをきれいにつくってくれたのは老人クラブのお年寄りだった。そしていま、避難指示が解除されても地元に戻るのが高齢者だけならば、かつてのように高齢者が元気にかかわれるじゅうねん栽培に再び取り組みたいという思いからである。
　石井さんは、避難先で浪江町民と会うと「もう浪江の話はしたくない」と言われることがあるという。「あのときの恐怖がよみがえるから思い出したくないんでしょうね。後になって、放射能がとても高かったことがテレビや新聞でわかり、自分たちは見捨てられた、あれは何だったんだ、という恐怖と怒り」が、いまでも住民に根強く存在している。だからこそ石井さんは、バラバラになった浪江町民を「食」を通してつなぐ取り組みをしていきたいという。
　「最初からあきらめてしまうのではなく、何を食べたいか、何を家族に食べさせたいか、ってところからまず考えようって、皆と話をしているのよ。自分がやりたいことは、浪江での暮らしを取り戻したいだけ。お店に行って産地がどこかわからないもの、放射能検査しているのかもわからないようなものを買うのではなくて、毎日汗水流して、旬のものを自分でつくっておいしく食べたい。何よりも、浪江のお年寄りに身体にいいものを食べてもらって健康になってほしいから。」
　浪江町農業委員でもある石井さんは、原発事故により失ってしまった地域の伝統食を次世代につなごうと、「浪江町の郷土料理を愛する会」を仲間とともに立ち上げ、浪江の農家が「こじはん」(おやつ)として食べていた「かぼちゃまんじゅう」の調理講習を中学校で行うほか、「浪江まち物語伝え隊」を結成し、3.11後体験した被災地の現実を紙芝居で伝えようと全国を歩いている。
　このような活動へと彼女を突き動かしているのは、「福島のいまを発信したい」という強い思いである。避難指示の解除は賠償および避難者支援の打ち切りを意味するが、帰還後の高齢者の生活サポートや長期化する避難生活の支援など取り組むべき課題はいま以上に拡大していく。まるで大震災も原発事故もなかったかのように原発の再稼働が進められるなかで、それでも「なかったことにはしたくない」という彼女たちの声は、あれだけの大事故を

経験しても性懲りもなく以前と同じ道を突き進もうとする日本社会へのメッセージでもある。

そして、こうした女性たちからのメッセージに呼応するように、実際に福島を訪れ、福島の復興にかかわり、ひいては福島での定住を目指す女性移住者の姿もあちこちらにみられるようになった。有機農業や特産品づくり、古民家再生、観光ツアーなどさまざまな地域おこしにかかわる彼女たちに共通するのは、食とエネルギーへの強い問題意識である。3.11後、なぜ彼女たちは、仕事や暮らしの場として福島をあえて選んだのか、3名の事例を以下で紹介したい。

3　福島を選ぶU・Iターン女性たち

(1) 農家の後継者として──菅野瑞穂さん（二本松市東和地域）

二本松市東和地域で有機農業に取り組む菅野瑞穂さん（29歳）は、専業農家の長女として生まれた。子どもの頃から農業は身近な存在で、「学校から帰って畑にまっすぐ行くと、そこに親がいるというのが当たり前の生活」だった。地元の高校を卒業した後、「教員になろうかな」とぼんやり考え東京の大学に進学する。当時は家の農業を継ぐことはまったく考えておらず、どちらかといえば、「早く地元を出たいと思っていた人間」だった。

しかし、4年間の東京暮らしでくっきりと見えてきたのは、ふるさと東和の姿だった。実家から届く新鮮な野菜を大学の友人たちはうらやまし

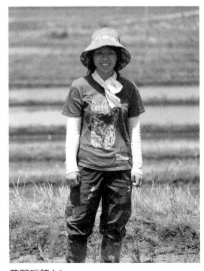

菅野瑞穂さん

がり、里山に囲まれた実家の写真を見せると行ってみたいと言う。離れてみて初めて地元のよさに気づき、農業という職業に夢と可能性を感じるようになった。「野菜や米をつくって終わりではなく、いまの社会のニーズに合わせた農業、そんな農業の魅力を発信していくような仕事をしてみたい」。そのフィールドはほかでもない、ふるさと東和だった。

　故郷に戻って就農し1年が経とうというときに原発事故に遭遇した。東和地域は避難指示区域の指定は受けなかったものの、「果たしてここで農業を続けていいのか」葛藤する毎日だった。種をまいても、それが食べられるか食べられないか、売れるか売れないかわからず、「仕事に思いを込められなかった」時期が続いた。

　彼女の営農継続を支えたのは、地元のNPO法人「ゆうきの里東和ふるさとづくり協議会」(以下、「NPOゆうきの里東和」と略記) が行った放射能測定の取り組みだった。

　NPOゆうきの里東和は、二本松市との合併 (安達町・岩代町とともに) が決まり、危機感を抱いた東和町内の各団体が2005年に設立した協議会である。「ゆうきの里」の名には、「有機農業による地域づくり、有機的な人との関係をつくり、勇気をもって挑戦する」という意味が込められている。道の駅での直売所の経営、特産品加工、スーパーのインショップへの出店、食材産直、堆肥センターや営農支援、交流定住促進、生きがいや健康づくりなどさまざまな事業に取り組んできた。2009年4月からは、「里山再生プロジェクト」として桑園の耕作放棄地の解消に力を入れ、桑の加工による特産品開発に取り組んでいた。その途上で原発事故が起きた。

　原発事故直後、直売所の会員農家から営農を継続することに不安の声が相次いだことから、NPOゆうきの里東和は、「里山再生・災害復興プログラム」を策定し、専門家の支援を受けながら農地、山林、河川の放射能汚染の実態調査に取り組んだ。GIS (地理情報システム) により細かいメッシュで圃場ごとの汚染マップを作成し、田畑の表面放射線量、水源山林の放射線調査を実施するとともに、ベクレルモニターを導入して、出荷品目の測定結果を店頭やホームページで公開した。さらに、放射性セシウム50ベクレル/kgという独自の基準値を設け、基準値以下のものにのみ「東和げんき野菜」の認証シー

ルをつけて販売することとした。

　NPOゆうきの里東和が行った詳細な放射能測定結果によれば、セシウムは有機物や粘土鉱物に付着しやすく、思っていたよりも農産物に移行しないことが明らかになった。福島の有機農業者が必死の思いで取り組んでいる現実の姿を、都会で暮らす多くの消費者に知ってほしい。「現場に来てもらって地元の人の話を聞いたり、野菜や米づくりに携わってもらったりするのが一番の理解につながるのでは」と思った瑞穂さんは、2013年に「きぼうのたねカンパニー株式会社」を設立して代表取締役に就任、大手旅行会社と提携して「人と自然をつなぐ農作業体験プログラム」を事業化している。

　瑞穂さんのツアーでは、空間線量と農産物の放射能測定を参加者に共に体験してもらう。長く屋外で作業する農業者にとっては外部被曝にも注意が必要であり、瑞穂さん自身も積算線量計を身につけ記録をとりながら農作業をしている。福島では、農作物に放射性物質を移行させないようさまざまな施策が行われているが、それらはすべて消費者の食の安全を確保するための対策であり、屋外で長時間労働する農家の健康問題について語られることはほとんどない。何をするにも「測定」がつきまとい、かつてのように自然のなかでのびのびと仕事をすることができなくなってしまった農業者の葛藤も、訪れる人々にありのまま伝えたいと考えている。

　震災から6年が経ち、早くも福島の原発事故が忘れ去られようとしていることに、瑞穂さんは強い危機感を抱いている。2016年3月にインドを訪問した際、巨大な原発事故を起こした日本が今度は技術提供をして途上国に原発を輸出していること、それに反対するインドの反原発運動にかかわる人々の生の声を聞いたとき、「あれだけの大事故を起こしながら、普通に日常に戻っていて何も変わらない福島の現状に向き合うと、居場所がないように思えてしまって。孤独を感じる時期が続きました」という。

　そのようなときに支えになったのは、地域の仲間だった。2017年3月11日、瑞穂さんは、自分と同様に阿武隈地域にとどまり営農や地域活動を続けてきた若者たちを取材したフリーペーパー『みんなのきもち』を発行し、彼らとともにトークイベント「あぶくま地域発　若者たちの声」を二本松市内で開催した。「地域でがんばっている仲間とつながり、ひとりじゃないと思えるよう

な関係性をしっかりつくっておくことで、ここにいていいんだなと思えることの大切さを、いますごく実感している」という。

　このトークイベントには、地元生まれの後継者ばかりではなく、地域外からの移住者も何人か登壇した。NPOゆうきの里東和では移住者の受け入れにも積極的であり、いまでは40名近くの移住者がおり、新規就農や農産加工、農家民宿の経営などに取り組んでいる。以下で紹介する高木史織さん（30歳）もまた、東和地域の取り組みに共感して東京から移住した若者のひとりである。

(2) 地域おこし協力隊として──高木史織さん（二本松市東和地域）

　近年、農村を目指す若者たちが各地で増加している。かつての地方移住は、「田舎暮らし」や故郷へのUターンを求める中高年層が中心であったが、最近は、新規就農や農業法人への就職のほか、地域おこし協力隊の制度を活用して地域に入る若者も数多い。地域おこし協力隊員数は、2009年の制度発足以来毎年増加しており、総務省の調査によれば、2016年度は318自治体で3978名の協力隊員が活躍している。20〜30歳代が79％を占め、全体の35％が女性である。

　福島県においても、2012年度は20名だった隊員数（受け入れ自治体数4）は、2017年度（7月1日現在）は93名（受け入れ自治体数30）に増加している。全国的な傾向と同様、福島県でも20〜30歳代が全体の8割を占めているが、特に福島県では20歳代が52.7％を占め、全国（35.5％）と比べると若年層の割合が高い。女性の比率は福島県では41％で、全国（37.9％）をやや上回っている。任期終了後の定住状況をみると、全国的には約6割の隊員が活動市町村と同一あるいは近隣市町村に住んでおり、福島県でも同様の傾向を示している。

　高木史織さんは、2014年より二本

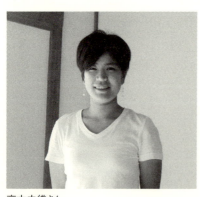

高木史織さん

松市の地域おこし協力隊として東和地域の支援業務に従事し、2017年5月に任期を終えた。任期終了後も同じ東和地域に住み続け、二本松市内の農業支援団体と福島市内の編集デザイン会社に勤務しながら、引き続き東和の地域づくりにかかわっている。

栃木県宇都宮市に生まれた史織さんは、地元の高校を卒業後、公認会計士を目指して東京の大学に進学する。専門学校とのダブルスクールで会計士試験の勉強をする日々を送るが、ある夏、趣味だったロックフェスの会場で環境NPOと出会ったことがきっかけで環境問題に関心をもつようになる。学生ボランティアとしてNPOの活動に参加するようになり、大学卒業後は大学院に進学して会計学を学びながら、有給スタッフとしてNPOの運営に本格的にかかわり始めた。

震災そして原発事故が起きたのは、彼女が23歳の時であった。震災後すぐ宮城県石巻市にボランティアとして駆けつけたが、「福島は避けていた」という。

「とにかく怖くて仕方がなかった。石巻へ行くときの高速道路では、ガイガーカウンターを持って福島はノンストップで走り抜けていました。福島の物を食べるのも避けていた。テレビでは原発の爆発した映像がずっと流れていて、東京と地続きのところで起きていると思うと、避けることでしか自分を守る方法がわからなかった。」

しかし、次第に高木さんのなかで「悶々とした気持ち」がわきあがるようになる。

「福島を避けることだけで、この巨大な事故の何の解決になるのかなと。以前NPOで、玄海、泊、大飯や各地の原発を見に行ったことがあるんです。これだけ日本に原発があるのに、震災で浮き彫りになったエネルギーや社会の問題に向き合わなくていいのかなと思い始めた。」

そんなときに、二本松市の東和地域で行っていた放射能測定の取り組みを知り、2012年の夏に初めてひとりで福島を訪れた。

「やっぱり東京に住んでいるかぎりは福島原発のエネルギーを使っていたわけだし、罪悪感もありました。福島に全部押しつけていたのに、いざ事故が起きたらそこを避けて暮らすことに違和感があって。嫌なものを全部押しつ

けておきながら、それも見ないで『怖い』とか言っている自分が格好悪く思えたし、それでいて東京で環境NPOの活動をしていることに矛盾を感じてしまって。」

　おそるおそる東和に来てみて驚いたのは、「淡々と、ふだんの仕事を当たり前にやっている農家の姿」だった。

「東京にいるときは、福島はもう行けない場所だと思っていたので、きちんとふだんの暮らしが成り立っていることにまず驚いたし、よくわからない情報に振り回されていた自分が情けなかったし、なんでもっと早く来なかったのかなって後悔した。来てよかったなっていうのは、いまでもよく覚えています。」

　菅野瑞穂さんや地域の若者たちと出会うなかで、史織さんは次第に東和への移住を考えるようになる。それは、避難区域と隣り合うぎりぎりの場所でも、心豊かな人間らしい暮らしを実現させたいという東和の若者たちの思いに共感したことと、困難から逃げずに地域と向き合おうとする「カッコいい大人たち」と出会ったことが大きかったという。

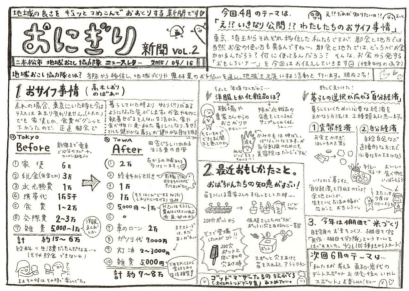

二本松市地域おこし協力隊ニューズレター「おにぎり新聞」第2号（2015年4月16日）

「NPOゆうきの里東和が放射能測定をしていたことで、土も食べ物も測ればいいんだという希望がみえたのは大きいと思います。次世代のために測る責任がいまの自分たちにはあると、そこまで言ってくれる大人ってなかなかいない。いままで見たことのない人が東和には多かったんですよね。『カッコいい生き方をしている大人だな』と思って。」

　もう一つ、彼女が農村移住を決めた理由には、「地方の暮らしは生活コストが小さくて済む」という現実的な側面もあった。史織さんが協力隊員の頃、活動のPRのために発行していたニューズレター『おにぎり新聞』第2号に、東京での生活費と東和でのそれを比較した「おサイフ事情」という記事が掲載されている。新宿まで電車で10分のアパートに住んでいた頃は、家賃や光熱費、食費などで15万～16万円が必要で、「給料イコール生活費」の暮らしだった。一方、東和での田舎暮らしにかかる生活費は、おおよそ7万～8万円と半減し、「家賃とか食費がグンと下がったので、正直都会で暮らしていたときよりもゆとりがあるようになった気がします」と書かれている。そして、日々の暮らしをまかなうには、「『貨幣経済』のほかに、自給や互酬など直接的な方法で必要なものをまかなう『自分経済』というジャンル」があることに気づき、「いなかで暮らすと『自分経済』をつくることができ、生きていく方法の幅が広がっておもしろい」という。

　今後、高木さんは、仲間と自給的な農業も楽しみつつ、住まいを「田舎シェアハウス」として開放して、誰もが気軽に集まれるフリースペースにしていきたいという。

「私、東京では本当に貯金なかったんですけど、ここでは普通に貯蓄できて経済的にも精神的にも安定した。食べていくだけのお金を稼ぐのってそんなに難しくないし、『社会のレール』からはみ出しても楽しく生きられる方法があるんだよ、というのは、学校では教えてくれなかった。ここは、若い人たちが自分の働き方や人とのつながりをデザインできる場所にしていきたいと思っています。そういう新しい試みができるのが農山村だと思う。」

(3) 新規参入者として——稲福由梨さん（田村市滝根町）

　福島県阿武隈地域の中央に位置する田村市滝根町の中山間地域に、「福福

堂」という小さな加工所がある。経営しているのは、東京から移住した稲福由梨さん（31歳）。稲福の「福」と福島の「福」から名づけられた加工所で、夫の和之さんとともに生産した黒米の甘酒やうどん、ブルーベリーやエゴマなどのさまざまな加工品を製造し、インターネットや東京のアンテナショップなどで販売している。

　両親も東京生まれの由梨さんは、子どもの頃から農村との接点はなかったが、食べ物に関心があったため栄養専門学校に進学し、管理栄養士として都内の小学校に勤務していた。同じ給食の献立でも食材によって味が異なることに気づき、次第に農業に関心をもつようになる。各地の農業体験イベントや援農ボランティアに参加するうちに、「食べ物をつくっている人は高齢で跡継ぎがいない」ことを知り、「当たり前のように飽食時代を生きている」ことに少しずつ危機感をもつようになった。2009年、田植えボランティアで訪れた田村市滝根町で、「緑のふるさと協力隊」として同町に派遣され有機農業に取り組んでいた和之さんと出会う。由梨さんは和之さんと結婚して福島に移住することを決め、田村市内の介護施設での就職内定も得て結婚の準備を進めていた。

　結婚式は東日本大震災の翌日2011年3月12日だった。果たして福島で暮らしていけるのか先がみえず、田村市の介護施設の内定も取り消しになったことで、由梨さんは東京の実家で別居生活を送る。滝根町に残った和之さんは、すべての農作物の出荷をストップし、土壌の放射能や空間線量の測定を続けた。その結果、土壌の汚

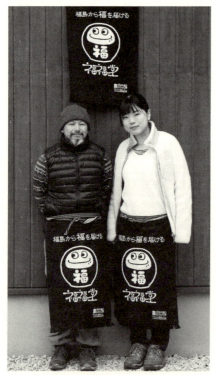

稲福由梨さんと夫の和之さん

染度はそれほど高くなく、作物からも放射性物質がほとんど検出されなかったことから、「やむをえず農業をあきらめてしまった仲間の分もやっていこう」と営農継続を決意する。翌2012年に由梨さんも滝根町に移住し、現在は田90aと畑10a、樹園地50aを経営している。

2013年、由梨さんは、自己資金と被災地向けの起業支援事業の補助金を元手に、自宅の敷地内に「福福堂」を建設した。町の給食センターの閉鎖で厨房機器を破格の安値で譲ってもらうこともできた。管理栄養士の資格はもっているものの加工事業は初めてのチャレンジであり試行錯誤の連続だったが、彼女が起業に踏み切ったのは、「『震災直後のこんなときに地域に来てくれた』と喜んでくれた、地元の人たちのために何かしたい」という思いであったという。

「農業のつながりで地域の人とかかわっていくうちに、福島の農業が衰退して、元気がなくなっていくのが私のなかですごく辛くなって。自分で何かできることがないかと思うようになりました。」

地元には特産品のブルーベリーの普及を目的とした組織があり、和之さんもその一員であった。収穫したブルーベリーの実を加工したいというメンバーの思いを受け止め、由梨さんがまず取り組んだのはブルーベリージャムの商品開発であった。それが契機となり、地域の農家からの委託加工も引き受けるようになる。いわゆる「6次化戦略」の優良事例のような大規模な加工施設でなくとも、「福福堂」のような小さな加工所が地域にあれば、農家からの少量の委託加工でも引き受けることができ、加工品が消費者に喜ばれ販路が広がれば、農家は「もう少し農業をがんばってみよう」と営農意欲をもち続けることができる。

「農家さんが果物や野菜を持ってきて、規格外品で売れなかったトマトがジャムになって売れたりするのを見ると、加工所が地域のために少しでも役立っていることにやりがいを感じるし、もっと自分にできることはないかなと思います。」

稲福さん夫妻はまた、地域に元からあった経営基盤を引き継ぎ、移住者の視点で地域資源の再活性化を目指す「継業」の担い手ともなっている。2016年より地域の農家から樹園地を借り入れ、ヤマブドウの生産に取り組み始

た。30年ほど前、旧滝根町の振興作物として導入されたヤマブドウは、いまでは生産農家は3軒のみとなり、全員80歳代の高齢者である。「いまやらなければ途絶えてしまう」という思いで生産を引き継ぎ、ヤマブドウの新たな加工品開発にも取り組んでいる。

由梨さんは長らく農家民宿の開業を夢見てきた。加工事業が軌道にのれば、いよいよ農家民宿にも踏み出せる。「自分のように農業や農村のことを全然知らない都会の人に、農作物のおいしさを伝える拠点にしたい。そして、地域で農地や山を守る農家がいてこそ、里山の美しさが守られていることを知ってほしい」と願っている。

「私は東京でずっと育ってきましたが、東京の夜景をつくっていた電力は福島の原子力発電所でつくられていたというのを知らない人間でした。日本には海沿いにいっぱい原発があることも原発事故が起きるまで知りませんでした。知らないって罪だな、とすごく思いました。福島には、震災の前以上にがんばっていろいろ取り組んでいる人たちがいるということも事実ですし、まだまだ苦しんでいる人がたくさんいることも事実です。そういう福島のいまをこれからも発信していきたいと思っています。」

4　「生産する生活者」からの発信

東日本大震災から6年が経過し、国の復興政策のフェーズは2015年度までの「集中復興期間」から2016～2020年度の「復興・創生期間」に移行した。2016年3月11日に閣議決定された「『復興・創生期間』における東日本大震災からの復興の基本方針」では、「産業・生業の再生も着実に進展しており、10年間の復興期間の『総仕上げ』に向け、復興は新たなステージを迎えつつある」とされ、その節目となる2020年東京オリンピックでは「東日本大震災の被災地が復興した姿を世界に発信する」とうたわれている。同方針のもとになった「福島12市町村の将来像に関する有識者検討会」提言（復興庁、2015年）では、「世界が注目する最先端の産業・研究拠点である『イノベーション・コースト構想』」に基づき、高付加価値化、高効率化による産業競争力を強化する

とし、農林水産業に関しても、「先端技術を取り入れた日本農林水産業のフロンティア」として、「大規模化と機械化による徹底した省力化・低コスト化」、「環境制御型施設園芸（固形培地利用、水耕栽培等）や植物工場など新たな生産体制の構築」等、大規模なインフラ整備を中心とした「大文字の復興」プランが並んでいる。かつての「先端技術」の花形であった原子力発電所が過酷事故を起こした後、その復興ビジョンにおいてまたもや「先端技術」の文字が多出することに違和感を抱いているのは筆者だけだろうか。

避難者の多くが望んでいるのは、以前のように居住し平穏に生活できる故郷への帰還である。しかし、「早期の帰還政策」により避難指示が解除されても、原発事故の収束や放射能汚染による健康被害に不安をもつ人は少なくなく、また、居住を可能とするインフラ整備や公共施設、農林漁業等の生業の再生など、地域生活を支える基盤が復旧しないことには、帰還を決断することは容易ではない。

それに加えて福島の問題を複雑にしているのは、避難者間、避難者と非避難者間、あるいは避難者と自治体間といった被災当事者の間での「困難の共有」の難しさである。原発事故後策定された政策・制度は、被災当事者の間に苛烈な分断を引き起こした。家族、親族、近隣の人々が空間的に分離を強制されただけでなく、国の避難指示等と連動した指針や賠償基準は区域間の賠償格差をもたらし、今後の帰還をめぐっても「帰る／帰らない」の選択が強要され、その過程で生じたさまざまな対立は、人間関係の分断や地域コミュニティの解体につながっている。

本章で紹介した福島の女性農業者たちの取り組みは、こうした厳しい状況のなかで分断された人々を「食」と「農」でつなぎ直し、地域でかつて当たり前に営まれてきた暮らしを取り戻そうとする「小文字の復興」の取り組みであるといえるだろう。避難者と避難者、避難者と非避難者をつなぎ、被災地の生産者と支援者の消費者をつなぎ、現在世代と将来世代とをつなぐ「食」と「農」のもつ大きな力に、女性農業者たちは希望を抱き、被災住民の尊厳を取り戻すためにそれぞれの場で活動を展開している。多様な他者との間に、互いの承認と支援の関係を築きながら取り組まれるこの「小文字の復興」は、避難者・被災者という枠を超えて、被災地から遠く離れた人々をも巻き込み

ながら広がり続けている。

　被災地にかぎらず、生産者と消費者の距離があまりにも広がってしまった現代社会においては、農の現場に近い当事者からの発信は、両者の距離を縮め、相互に顔の見える新たな関係が取り結ばれることを可能にする。都市消費者が農村地域の食文化や環境保全に直接的かつ具体的なかたちでかかわることで、「食の安全」が単に個人の健康問題にとどまらず、環境や地域と深いかかわりをもつことが広く共有されれば、わが国における農業・農村の位置づけも少しずつ変わってくるのではないか。生産と消費をつなぐ媒介役として「生産する生活者」である女性農業者は力を発揮しており、彼女たちの声を地域づくりに活かしていくことは、今後の農村地域の持続可能性を高めるうえでも不可欠であるといえよう。

　一方で政府もまた「女性の活躍促進」を最重要課題の一つと位置づけ、「女性活躍推進法」(2015年)の制定をはじめとしてさまざまな施策を講じているが、その基本的なスタンスは、少子高齢化の進行による労働力の逼迫を乗り切るため、「我が国最大の潜在力」である女性を「活用」しようとするものである。昨今の農政施策においても、貿易自由化を既定路線とし、競争力のある農業経営体の創出に向けた担い手の選別政策を強め、その方策の一環として女性農業者の地位の明確化を政策的に位置づけようとしている。女性を労働市場や公的分野から排除するのではなく、動員する対象へと転換するネオリベラリズム的ジェンダー政策は、市場主義と親和性をもち、労働と生活を生産性、効率性、利益の拡大に結びつける。このような働き方が、女性を本当に輝かせることになるのだろうか。

　冒頭に紹介した映画『大地を受け継ぐ』で、樽川和也さんの母・美津代さんは、かけがえのない家族を失い、何度も絶望のふちに立たされながらも何とか踏みとどまって農業を続けている理由を次のように話す。

　「周りの人皆、農業やめないでやっているの。仲間がいるの。それでずいぶん救われている。米は安くなるし、身体も動かなくなっているけど、友だちもがんばってやっているから。ひとりではやっていけない。皆もがんばってやっているんだと思うからできるのね。それは大きな力だよ。」

　真の「女性の活躍」は、こうしたつながり・関係に支えられることで初め

て可能になるのではないだろうか。

　このたびの大震災と原発事故が露わにしたものの一つは、食とエネルギーの大消費地である都市と、生産地である地方との歪んだ関係だった。3.11後の福島をはじめとした真の地域再生を構想するためには、農山漁村に生きる人々と都市住民との間の確かな共感・信頼関係のうえに立つ、都市―農村関係の構築がいまこそ求められている。田園移住、半農半Xを選ぶ人々が増加し、環境、自然、食、地域などへの社会的関心も高まりつつあるなか、大地に根を張った女性農業者のもつ問題意識と行動力、そして連帯のネットワークのいっそうの拡大に期待したい。

　　　　　　　　　　　　　　　　　　（いわさき　ゆみこ　福島大学教授）

［引用・参考文献］
　井上淳一監督　映画『大地を受け継ぐ』2016年全国公開
　内山 節『文明の災禍』新潮新書、2011年
　小山良太・小松知未編著『農の再生と食の安全―原発事故と福島の２年』新日本出版社、2013年
　塩谷弘康・岩崎由美子『食と農でつなぐ―福島から』岩波書店、2014年
　東京電力福島原子力発電所事故調査委員会『国会事故調 報告書』徳間書店、2012年
　NPO超学際的研究機構『郡山市に係る地域課題調査研究―原子力災害による風評被害の現状と払拭の取組み』調査報告書（平成26年度福島県委託事業）、2015年
　野中昌法『農と言える日本人―福島発・農業の復興へ』コモンズ、2014年
　行友 弥「岐路に立つ福島県の農業―風評被害克服と営農再開へ向けた課題」『農林金融』69巻３号、2016年
　除本理史・渡辺淑彦編著『原発災害はなぜ不均等な復興をもたらすのか―福島事故から「人間の復興」、地域再生へ』ミネルヴァ書房、2015年

第6章

地域の「食」を協同労働で支える
—— ワーカーズ・コレクティブと高齢者生協の事例から

田中　夏子

1　食へのアクセス、二極化する社会のなかで

　食ビジネスが加速的に展開している。「宅配食材を自宅の調理家電に入れるだけで『有名店』の味を楽しめるサービス」［朝日新聞、2017年9月27日］や、国際ブランド牛のアジア富裕層への輸出拡大［朝日新聞、2017年6月24日］、生鮮含む高級食材の深夜配達［朝日新聞、2017年4月21日］など、メディアには「有名」「ブランド」「高級」の活字が並ぶ。

　他方でフードバンク設立が活発化し、子ども食堂や地域食堂の動きも各地で生まれている。日常的な食へのアクセスがままならない層は従来も存在していたが、貧困や買い物弱者・交通弱者の増加、在宅医療推進による配食ニーズの増大など、「食」へのアクセスをどう保障するか、大きな課題だ。すでに各地でさまざまな実践がなされてきた。社会福祉協議会が声をかけ調理と配達のボランティアを募り、高齢者世帯に手づくり弁当を届けるサービスも各所に存在する。しかし、週1回など利用制限付きが多く、大半はボランティア頼みだ。最近では中学校給食実施率の低さが問題とされ、その対応として自治体が、民間配食事業者による昼食提供の制度を設置するも、価格、質、あるいは困窮者家庭への配慮などで大きな課題を抱えていることが指摘されている［朝日新聞2017年6月19日「子どもと貧困　中学校の給食」］。

　まっとうな「食」へのアクセスが、世代や地域を問わず、狭められるなか、

本章では、地域の「食」を支える、民間・非営利の配食事業に着目し、こうした事業がどのような豊かさを地域に生み出しているのか、またこうした取り組みを拡充する条件とは何か、検討したい。

　考察にあたり、二つの事例に依拠する。一つは首都圏で食事業を展開するワーカーズ・コレクティブ「ミズ・キャロット」(神奈川県横浜市)。ワーカーズ・コレクティブ（以下、タイトルおよび固有名詞につくとき以外は「W.Co」と略記）とは生活クラブ生協を母体とし、働く者が出資、運営、管理を担う協同組合で、全国に約400団体あり、暮らしのニーズに対応する事業領域で1万人近くが働いている。もう一つは首都圏含め、全国地方都市で展開する高齢者生活協同組合。こちらはワーカーズコープ運動を母体とし、1995年三重県での設立を皮切りに全国35都道府県で設立。市民の自主的な活動、仕事起こし、福祉の拡充を軸に、介護、食、公共施設管理、生活支援、文化活動などを事業領域としている。本章で取り上げるのはいずれも小規模な事業組織だが、狭まる「食へのアクセス」を、市民の側から切り拓く取り組みといえる。本章では、その意義、担い手の想いや事業の仕組みを現場の視点から構成していくこととする。

2　ワーカーズ・コレクティブによる食事業の概要

(1) ワーカーズ・コレクティブとは──組織概要

　W.Coは、1982年に第1号である「にんじん」発足以来、全国各地で取り組まれ、2015年時点でワーカーズ・コレクティブ・ネットワークジャパン（WNJ）が行った調査に基づけば395団体、またそこに集うメンバー（出資をし、日常的な管理運営も担う人々）数は9877人にのぼる[1]。

　事業領域は、①食の提供、②高齢者・障害者支援、③子育て支援、④市民文化、⑤環境事業（リサイクルなど）ほか、多領域に及び、そのうち、食に取り組むW.Coは、配食・食事づくり・パン製造など96団体、全体の24.3％を占め、家事支援・介護（111団体28.1％）に次ぐ多さとなっている。なお、分類上は食領域でなく

とも、「家事支援・通所介護」では食事づくりをともなうケースが多く、さらに、「生活文化」でも、健康指導や漢方にかかわるW.Coでは薬膳料理講習を実施しているケースもある。また「生協委託」に分類される個別配送業務もW.Coのメンバーには、組合員の食と暮らしを支えているとの意識が強い。つまり領域にかかわらず、W.Coには「食」との接点が幅広く存在することを確認したうえで、本章では「食」を主業務とするW.Coを対象として議論する。

(2) ワーカーズ・コレクティブのバックグラウンドとしての生活クラブ生協の食をめぐる思想・実践

次にW.Coの母体である生活クラブ生協の「食」に対する理念と実践の経過をみたい。それぞれのW.Coは相互に独立した組織であり、設立の経過、趣意、運営方法も多様である。しかしその理念や実践の背景として、生活クラブ生協の組合員として培った「食」に対する考え方から大きく影響を受けている点は共通している。生活クラブ生協の食をめぐる方針や取り組みについて、下記のとおり要点のみ確認しよう。

生活クラブ生協は、1965年に東京での女性たちの牛乳の共同購入に端を発する。一般市場では脱脂乳や加工乳などが主だった当時、品質の高い牛乳を適正な価格で入手する目的で、1979年、酪農家との共同出資のもと、直営の牛乳工場を設立し、飼料、飼育環境から流通、価格決定など、全工程を明確化することで、「安全性の高いものづくりの仕組み」ができ、この「想いと仕組み」が同生協の「考え方の基盤」を形成したという[2]。

とりわけ、提携先となる生産者の開拓や生産者との関係の維持・発展にあたっては、多くの組合員が関与してきた。組合員らは材の開発段階から参画し、生産者との話し合いや生産現場（産地・工場）の見学を経て、材を共同でつくり出し[3]、生活者としての知見を広げていくことで、「消費材」に対する強い信頼や普及意欲が醸成されてきた（加藤、2007）。

---

(1) WNJに加盟するW.Coの総事業高は約138億9000万円とされる（ワーカーズ・コレクティブ・ネットワークジャパン、2016）。
(2) 「生活クラブの仕組み」http://www.seikatsuclub.coop/about/shikumi.html
(3) 生活クラブ生協の産消連携では「消費者の要望に応じて確立した品質の米を生産者が栽培に努める一方で、消費者はその米を、生産原価保障方式に基づく高めの価格で購入し、栽培の努力を買い支え」る（辻村、2013、190頁）。

さらに同生協では、消費材共同開発や交流にとどまらず、提携関係先の生産現場に対し、組合員が自主監査（添加物の削減や放射能対策を目指す監査基準は生産者との話し合いで設定）を実施し、自分たちが扱う材について検証、改善の仕組みもそなえてきた。したがって組合員が「いい消費材」と言うとき、材の品質やおいしさはもとより、生産者に対する共感・理解、さらには自主監査などを通じて材とそれを取り巻く社会関係を更新する仕組みなど、重層的な意味合いを含む。こうした消費材へのこだわりは、W.Coの食の事業においても重視され、価格や効率面で妥協しない構えを形成していると考えられる。
　以上、食領域のW.Coに言及する前提として、生活クラブ生協組合員の、「材」に寄せる信頼の高さをみてきた。

(3) 食のワーカーズ・コレクティブをめぐる実践者側の危機意識

　こうした生協の組合員活動に由来する学習の積み重ねによって、食のW.Coの活動方針の屋台骨も形成されている。食のW.Coメンバー7割が同生協の組合員であり、生活クラブ生協の食の思想の影響力は強いといえよう。しかし事業として運営するとなると、困難が大きい。信頼できる「材」を用いて、組合員のみならず、地域で「食」へのアクセスに困難を抱える市民のニーズに応えていこうとすれば、経営的な苦戦は宿命でもある。筆者がかかわった「ワーカーズ・コレクティブのガバナンス・協治」（運営構造調査）においても、とりわけ「仕出し弁当」や「移動サービス」などでは、事業組織の規模、地域を問わず、仕事の対価[4]（分配金）の確保に苦心してきた。たとえ働く者が合意のうえで対価を抑えたとしても、事業の持続可能性の点でリスクを抱えざるを得ない。

3　食のW.Co ミズ・キャロット
　──地域で、質の高い食を提供し続ける

　本節では前述のような生協運動という歴史的経緯を背負い、また経営的な困難を抱えつつも、地域の食を支える現場での担い手の意識、活動をたどり

ながら、あらためて食のW.Coの社会的機能をみていくこととする。

(1) ミズ・キャロットの設立経過、事業概要、運営の特徴、活動理念

　食のW.Co「企業組合ワーカーズ・コレクティブ ミズ・キャロット」(神奈川県横浜市) は2018年で設立24年目を迎える。1982年、日本初のW.Coとして誕生した「にんじん」(人人) の組織規模が大きくなったことを受け、1995年4月、「より民主的運営をめざす」ことを目的として独立したのが同W.Coである。

　設立趣意書には「安全な食材を用い、栄養とバランスを考慮した健康志向の弁当・惣菜をつくり続け、事業を通して地域福祉に貢献すること、ワーカーズ・コレクティブとして自分自身で判断・決定・実行し、その結果を引き受けつつ、人と人の関係のあり方、人間としての自律を学ぶこと」と記されている。

　メンバー数は59名 (2016年末)。その6割が60歳以上、また4割が15年以上ここで働き続けている一方で、3年未満のメンバーも3割強いる。週35時間以上の働き手が3割を、また「年収103万円」を超えるメンバーが半数以上を占め、W.Co＝「短時間ワーク」のイメージとは異なる。

　同W.Coは横浜市内に五つのブランチを構え、仕出し弁当、惣菜、行事・パーティー料理のほか、地域サービス (作業所、デイサービス、学童保育所弁当、中学校生徒用弁当)、配食サービス (地域のひとり暮らしのお年寄りや、産前・産後の母親の食事づくり) に対応、日曜、祝日以外すべて営業する。一つのブランチのメンバー数は7〜22名。事業計画、分配金の金額などは、それぞれのブランチが決定し、全体の理事会で承認。その他、組合としての事業方針、人手が足りない際の応援体制、レシピ会議、メニュー開発、学習、人材募集なども組織全体で対応する。

　同W.Coの活動理念[5]は、「食を通しての地域社会への貢献」と、「質の高い食」の提供を通じて地域とのつながりを深めると同時に「地域の働く場」

---

(4) W.Coでは、出資して働くメンバーについては労基法に規定される労働者ではないとし、対価を「賃金」ではなく「分配金」と規定。ただし地域別最低賃金を目安として分配金を設定している団体が半数以上 (ワーカーズ・コレクティブ協会・市民セクター機構、2015、28—29頁)。

(5) 活動理念などはミズ・キャロットのウェブサイト　http：//www.mscarrot.com/menu4.html 参照。

づくりを推進することにある。当初は女性の働く場所づくりとして始動したが、現在は「若者や就労困難者の就労支援の受け入れも行い、誰もが働ける職場づくりを進め」る。

　ところでここでいう「質の高さ」とは具体的にどのようなことか。たとえば同W.Coのブランチの一つ、六角橋のウェブサイト[6]では、味付け、食材、健康、環境の四つの角度から「質」を説明する。第一に「素材を活かした味付け（完成度高いレシピ、出汁の使い方）」、第二に「食材……減農薬、抗生物質不使用、非遺伝子組み換え飼料、調味料の厳選」、第三に「一食当たりの品目数……コンビニ、スーパーとの比較（W.Co野菜10品目に対しコンビニ弁当は2品目など）、加工品の不使用など」、第四に「石けん、間伐材、リユース弁当箱の使用」。

　都市部なので一般のお弁当屋さんでも配食事業者でも選択肢は潤沢に存在する。しかし上記の「質」を探求しつつ、しかもそれを「食べ続けられる」価格で提供するとなると選択肢は大幅に限定される。そのニーズに応えるのがミズ・キャロットだ。

(2) ミズ・キャロット——すすき野ブランチを訪ねて

　五つのブランチで最も多くのメンバーを擁するのがすすき野ブランチ。ここで24名が働き、年間約5600万円の事業をこなす。毎日入るメンバーは全体の2割、あとは各メンバーの生活事情に応じて出勤日を定める。朝7時前から始業、17時過ぎまで、休憩をのぞいて動きっぱなしの現場だ。まずは現場の様子を紹介したい。

　8月末、同ブランチにて2日間、活動に参加させていただいた。私鉄沿線駅からバスで5分ほどの住宅街。生活クラブ生協の店舗、すすき野デポーに隣接して活動しているのがすすき野ブランチだ。作業スペースには調理場が二つそなえられており、手前が惣菜チームのスペース、奥が仕出し弁当・配食事業チームのスペースで、14名のメンバーが二手に分かれて目まぐるしく動いている。

　この日は通常の仕出し弁当のほか、「スペシャルランチ」と称する人気メニューのタイカレーが加わり、繁忙日だ。注文数、店頭の利用者ともふだん

第6章　地域の「食」を協同労働で支える

より多い。付け合わせのサラダ、ゆで卵のセッティングが終了し、カレーを円筒形の専用容器に充填した後、野菜をトッピングしていく。蓋がきつくなりすぎないよう留意しつつ配達用の箱に収め終わったのが午前10時半。通常の仕出し弁当とスペシャルランチ合わせて120食の準備が整った。

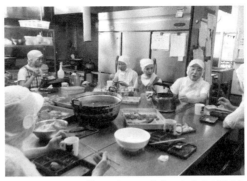

ミズ・キャロット　昼休みはその日の惣菜、お弁当の試食と意見交換に加え、さまざまな話題でにぎやか。いつもあっという間に時間が過ぎてしまうので、アラームをセットしておく

そのうち店頭販売分を残して配達用100食を調理場から車に詰め込み、出発。配達先は企業、学校、学童保育、工事現場、個人宅とさまざまだ。この日、配達（集金含む）担当の安達さんは常に小走り、1時間半で配り終えたが時間との勝負だった。同行する運転担当の雨宮さんのハンドルさばきも軽快。聞けば北海道出身で運転は得意という。

　配達後はブランチに戻って昼食。メンバーにとっては自宅でも食べている食材ばかりだから、余った弁当や惣菜を分け合って講評を兼ねたランチとなる。ポテトサラダの中毒がニュースになっていたことを受け、「当分ポテトサラダはメニューからはずしたほうがいいのではないか」とか、「今日のサラダに使った酢の味がややきつめではないか」、あるいは「（配食事業の利用者の）○さんがご飯の量をまた変更してほしいとのことだけど変更が頻繁だね」、「頻繁な変更を言ってくるのは、私たちとのコミュニケーションを求めているんじゃないかしら」など、おのずと仕事関係の話が中心となる。「こうして話しているとつい時間を忘れちゃうので、アラームをセットしておく」とのこと。

　午後からは夕方の配食弁当と翌日の仕出し弁当、惣菜の仕込みが始まる。仕出し弁当と並んですすき野ブランチのもう一つの主力事業が「惣菜」「配食」だ。

（6）企業組合ワーカーズ・コレクティブ ミズ・キャロット六角橋ブランチ
　　http://mc－rokkakubashi.sakura.ne.jp/aji.html

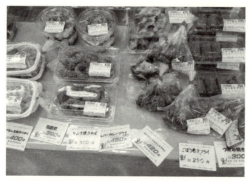

ミズ・キャロット　生協のデポー（店舗）に並ぶ生協組合員向けの惣菜。味や材の素性に厳しい組合員が安心して利用できるものを提供する

「惣菜」は隣接する生活クラブ生協のデポー（同生協の消費材を販売する店舗）向けにつくられる。筆者の訪問日の品揃えは、揚げだし豆腐ぱりぱり、信田煮、キムチ焼きそば、スパイシーイカリング、串揚げ、てんぷらセット、ナスと鶏こくうま、胡麻豆腐、レバーのカレーフライ、ごぼう巻きフライ、おはぎなど。スタンダードなおかずに加え、手の込んだ惣菜が多い。食材も調味料もすべて生活クラブ生協が取り扱う消費材で構成され、月曜から土曜日まで、日替わりで12種類前後が並ぶ。生活クラブの熱心な組合員が買い求めるデポーのため、食材も味も要求水準が高く、つくる側も緊張するが、その期待に応える惣菜ばかりで、毎日早々に完売するという。

「配食」は、主として地域の高齢者（生協組合員ではない者も含む）が利用するが、あわせて働く母親の家事労働の支援としても機能している。高齢者のなかにはこれを命綱としている利用者も存在する。「配食」は夕方に配達するため、働くメンバーの負担が大きいことなど、事業に参入するに際してはブランチ内で議論もあったが、地域の食を支える観点で挑戦することにしたという。事業高にするとすすき野ブランチ全体の1割弱だが、その社会的意義は大きい。

その他「地域サービス」という事業領域を設け、横浜市の指定事業として中学生弁当も500円で提供、複数の学童保育からも注文が入る。中学生弁当については、以前、別の業者がこれを受けていたものの、注文が少なく採算が取れないため撤退。その後、ミズ・キャロットが入ると注文数が拡大し、採算は改善に向かったという。

(3) 地域の食を支える――その手ごたえと継続の課題

業務後にうかがった、現役員、歴代役員４名の方の話から、以下３点（①～③）の課題がみえてくる。

①地域の食を支える手ごたえと緊張

毎日の仕出し弁当、惣菜づくりとその配達事業のなかで、地域の食を支えている実感とはどのようなものか。安達さんは「私は食品化学を学んだ後、牛や豚の飼料にかかわる仕事をしていました。ですから生活クラブを知って、ここのものは一般の市場に出ているものとは全然違うと、強く実感しています」。その言葉には素性が確かで信頼できる食材を使用している自負心がこもる。

酒井さんは「食べ物の効果はなかなか確認できない。お店に来た利用者さんから『やっと体調がよくなってきた』と聞くと、あぁよかったと」。田中さんも「ひとり暮らしでここの配食をもう20年ぐらい利用している方がいます。配食を始めた当初のご体調を思い起こすと、その後20年、元気に暮らしていらして、それをみると私たちがお届けするお弁当が間違いではなかったんだなぁと実感します。口が重い方で、あまり会話がないけれど、『（お弁当を）待っていてくれる』と感じています」。２人とも、事業の意義を、長いタイムスパンのなかから浮上するものととらえ、だからこそ事業の継続を重視する。

また奥本さんは「最近、女子児童が重体になったO157のニュースに接して、私たちも食を通じて人のいのちにかかわっているんだと、少し怖くなりました」と食に携わることへの緊張感を指摘した。

②事業の持続性をどう高めるか

話のなかに頻繁に持続性、継続性といった言葉が登場する。この点について語り手の認識は一様に厳しい。同W.Coでは60歳代以上が６割。「40代で一番バリバリ働ける人がおらず、空白になっていることが課題」と安達さん。田中さんは「ギリギリのメンバー人数ではなく、２割程度余裕がないと、私たちも高齢化しており、負担が大きいです」と話す。創設期や拡大期を経てきたベテランメンバーも多いが、その当時のフル回転の働き方からシフトチェンジをしなければ、事業も自分の身体ももたない。

酒井さんは「自分たちの当面の労働時間を減らしても、将来的に事業を維持するためにもっと人を入れて育てていこうという考えが、いままで（私たちのなかに）はなかった」と指摘する。奥本さんは「自分の出られる時間帯にフルに出たい、という傾向……でも、私たちはそれがW.Coのよさ、という言い方をしてきました」と振り返る。介護、子育て、さらに孫育てと両立する働き方は重視する必要があるものの、今後は、メンバーが「事業全体を把握できるように」情報を共有することで、「この日、この時間帯が大変そうだから自分がここに入るようにしよう」といった発想が求められるという。

③経済的対価（分配金）をめぐる厳しい議論

経済的対価の問題も持続性を強化するうえで不可避の課題だが、同W.Coにかぎらず、厳しい議論がつきものだ。食事業（特に仕出し弁当）は全般的に市場環境が厳しいが、市場環境に翻弄されるだけでなく、これにどう対処するかW.Coでは議論がくり返されてきた。ミズ・キャロットの場合、ブランチによって分配金単価に高低があり、採算性において不利な「地域サービス」にも、「地域の食を支えよう」との想いからあえて参入しているすすき野ブランチの分配金単価は相対的に低めだ。現状で分配金の額を上げようとするなら、目標の食数を増やし、時間当たりの生産性を上げることとなる。時間に追い立てられ手間を圧縮して高密度の働き方をするか、ゆとりのある食数を維持するのか、たびたび職場で話し合いをもってきたという。

他方、ここで経済的な自立を探求することが難しいとして去ったメンバーもいるという。田中さんは「私はここである程度（経済的に）自立して働きたかったんです。（しかしここでは）分配金を高く設定するのは難しかったので、ほかのワーカーズ関連の仕事（「くわんね」[7]の事務局やワーカーズ・コレクティブ協会[8]）もかけもちすることでやりくりしています。しかしこれから働く人たちのためには分配金の問題をちゃんとしていかないと……」と指摘する。

＊

以上、食を通じて、高齢者はもとより、働く世代やその子どもたちの暮らしの「質」を高めていこうというミズ・キャロットの取り組みを追ってきた。食は、人々の暮らしにとって根幹的なものだ。だからこそ食材、調理技術、味にこだわり、価格も買い手の負担に配慮したギリギリの設定だ。しかもそ

の事業が継続してこそ、地域の暮らしの質が充実したものとなる。同時にそうした事業は、働くメンバーにとって、持続可能な働き場でなければ成り立たない。これまで事業を牽引してきたメンバーが、自らの働き方を人生の後半期に向けて切り変えながら、新しい仲間の、「一緒にやりたい」という気持ちをどう育てていくか、経営的にも運動的にも大きく問われる課題だ。

4 高齢者生協による地方都市での配食事業

本節では、地方の農山村で協同組合が展開する配食事業をみていく。2000年代半ばに広がった「平成の市町村大合併」を経て、郡部の町や村は市の一部となったが、そうした周辺部においては、公共交通が不便になり、学校が統廃合され、生活資源へのアクセスの困難化や地域拠点の縮小、廃止が進む。他方で国は「地域共生社会」を打ち出し、小中学校区を単位とした地域再編を促して、地域ぐるみで在宅福祉を支える体制づくりを提唱している。だが財源保障がないなか、地方都市における暮らしのサステナビリティをどう形成し得るのか。特に何らかの不自由を抱えながら在宅療養する人々にとって、食へのアクセス確保は切実だ。こうした切実なニーズに応えるのが、以下で紹介する長野県高齢者生活協同組合の配食事業「米ちゃん弁当」だ。

(1) 長野県高齢者生活協同組合「かがやき」の概要

「米ちゃん弁当」の紹介に先立ち、長野県高齢者生活協同組合「かがやき」(以下、「高齢協かがやき」と略記)の概要を簡単に紹介しておきたい。高齢者生協は、地域福祉の充実と高齢期の人々が生きがいをもって社会参加することを目的として、全国各地で展開する。働く者の協同組合と、福祉サービスを利用したり社会活動に参加するいわゆる利用者の協同組合とが合体した組織構成だ。

もともと労働者協同組合のメンバーが仕事の第一線から退いても、孤立せ

---

(7) 食に携わるW.Co支援を目的として2008年に設立。安全性の高い食の生産を目指し、共同仕入れからメニュー開発などをサポート。
(8) W.Co運動への理解と共感を広げ、活動普及と制度提言活動を目的として2004年に発足したNPO法人。

ずに地域活動に参加したり小規模な仕事に取り組む場が必要だとの思いで生み出された。組合員総数は全国で5万1000人、事業高は78億円（2016年度）。強力な全国組織が主導するのではなく、それぞれの地域で独自の設立経過があり、地域ごとの社会的ネットワークと課題意識に依拠して活動が行われている。

　長野県では、県内のさまざまな非営利組織（生協、労協、厚生連、労働組合など）が10年間交流を重ねてきた末に1996年、「より豊かな長寿社会を築き、長生きしてよかったと実感できる輝く人生を全うしよう」との呼びかけのもと、初代理事長に若月俊一氏（佐久総合病院元院長）を迎えて高齢協が設立された。1999年に生協法人を取得、2000年から介護保険制度に基づく介護サービスを開始、長野市、松本市を中心に訪問介護、デイサービス、福祉相談センター、宅老所など地域福祉事業が次々と立ち上げられていった。働く仲間を増やすために国の「緊急人材育成・就職支援基金職業訓練」の講座も全県7ヵ所で実施した。現在、組合員数3750名、事業高約6億8000万円。働くメンバーはフルタイム、パートタイム合わせて160名となっている。県内に四つのセンターを設置し、日常的には各センターを拠点に組合員活動や事業、運営会議や地域社会との関係づくりが行われている。

　上記の地域福祉サービスや公共施設の管理・運営と並んで、同協同組合では早期から「地域の支え合い」の一環として食の重要性を掲げてきた。2000年に長野市で配食事業「つくしの里」をスタートさせ、2008年には2号店を開設。現在（2017年8月時点）2店舗合わせて月当たり約9000食の配食を行っており、事業高は年間6000万円を超える。「昼食、夕食ごとに調理した温かい日替わりの手づくり弁当」「お年寄り、障害を持った方、食事づくりに困難を抱えている方へのバランスのとれた食事提供」「希望者には見守りサービス」などを特徴として17年間、365日の配食に取り組んできた。

(2) 切実な食へのニーズに365日、応え続けることの重たさ
　　――高齢協かがやきの配食事業「米ちゃん弁当」を通して

　佐久地域を中心とする東信センターでは、組合員によるサークル活動や平和学習は活発だったものの、事業活動の基盤づくりには時間を要した。そう

したなか、2010年に全県で展開した職業訓練講座（ヘルパー養成講座）の修了生が中心となって、2011年2月、配食事業「佐久味工房 米ちゃん弁当」が立ち上げられた。最初は修了生3名による20食からのスタートだった。

「米ちゃん弁当」責任者、尾花隆さんも本事業の立ち上げからかかわったひとりだ。以前は老舗の製薬会社の営業職で全国を飛び回っていた尾花さんは「自分の住んでいる地域に役立つ仕事をやっていく、それがいい」との思いがあり、地元に戻ったという。事業開始から7年を経て、現在、尾花さんほか調理担当8名、配達担当12名が1日平均300食、配達先1日240軒の事業を支える。

当初は、「スタッフの確保や人間関係の調整に心を砕いた」と尾花さん。また同協同組合が提起する「協同労働」という考え方の共有はいまもって難しいという。しかし「『いいお弁当をつくろう』という点ではみんなが同じ方向を向いてやってくることができた」［長野県高齢者生活協同組合、2016、58—59頁］。

ところで「いいお弁当」とは何か。尾花さんらが作成した事業計画書には「地産地消の旬」「手づくり・地元の味わい方・郷土食の取り入れ」「（食材調達に際しては）地元農家の協力[9]」「一般食のほか、各人の要望、健康度により糖質、塩分、脂質、カロリーに配慮」「刻みやとろみに対応」「配達時の声かけ、安否確認、困りごと相談」などの方針が記されている。

1日当たりの食数が当初の20食から15倍、約300食となったいま、忙しい配達体制のもと、時間通りの配達と落ち着いた声かけとをどう両立させるのか、あるいは極力手づくりするものの、高齢者が購入しやすい価格を維持するために冷凍食品も一部利用するなどメニューをどう工夫するか、といった葛藤はある。しかし、上記の「最初の思い」の共有を何よりも重視しているという。

尾花さんは当初、「果たしてそんなに注文がくるのか」という不安があったとするが、地元食材の利用や、切り方や塩分調整といった細かいリクエストも断らないで対応するなど、上記の「いいお弁当」に向けた試行錯誤によっ

---

(9) 同協同組合の東信センターでは、組合と地域住民を結ぶ仕組みとして「ひろば運営委員会」を設置（地元区長、民生委員、老人会長、協同組合の組合員、理事、職員などで構成）。このなかに「生産者の会」が位置づけられ、現在は3名の地元農業者が食材提供に協力している。

て注文数は順調に伸び、経営状況も安定しつつある。

　だが、土日や年末年始も休まず365日、昼・夜と2回分の配食を、責任をもって担うのは容易ではない。利用者の大半は、退院後で療養中だったり、介護サービスの利用者だったりと、弁当が配達されなければ、たちまち食べることが立ち行かなくなってしまう人が多い。都市部と異なり、中山間地域で食を支えるとはどういうことなのか、現場の視点からみていこう。

(3) 調理の現場から——煩雑な特別食にも手間をかけて対応

　始業は8時だが、7時30分にはリーダーの土屋さんと笹平さんとがすでに厨房に入り「特別食」(後述)の準備に取りかかっている。ほかのメンバーも15分前には休憩室に集合し、食材在庫のチェックや清掃などに着手。ふだんは1日当たり約300食のお弁当づくりを4名から5名で対応するが、この日は月1回の職場全員会議のため、ふだんは顔を合わせないメンバーも参集して7名体制、いっそうにぎやかだ。厨房を担うメンバーは総勢8名、50代から70代までの女性たちだ。

　1食540円でおかずが5品、ご飯がつくと600円。届け先は、ケアマネジャーからの紹介が9割を占めるため、刻み食、とろみ食、減塩、肉抜き、漬け物抜きなどの「特別食」も少なくない。たとえばこの日の午前中は140食中、40食が「特別食」。一つひとつのお弁当箱には、利用者の氏名とともに「揚げ物禁」「減塩」「たまご、ごぼう(禁)、一口大、軟飯」といった留意点が書かれた旗が立てられており、リーダーがその留意点に違わないよう、何度も確認して注意深く盛り付けていく。特別食でも超過料金は加算せず、一般食と同じ価格だ。ご飯も普通・柔らかめ・おかゆの3種類、量も3種類を盛り分ける。厳密なアレルギー対応については断る場合もあるものの、基本的には利用者本人や家族、ケアマネジャーと相談をしながら極力要望には応えるという。

　午前9時半には「特別食」を含む昼食がすべてできあがって配達メンバーに引き渡し終えて小休憩。「特別食」の多さに圧倒された筆者が、「手間ひまが容易じゃないですね」と、その日のリーダー(リーダーは毎日交代する)にたずねると、「(特別食が)面倒とは思いません。この人はこういうものが召し上がれないんだって思いながら(つくっています)」「(特別食が)どんなに増えても、

困ったね、ではなく、増えたねぇと。(とろみ食のための)ミキサー増やしたり、作業スペースや位置も考え直さないとね」。今後も増えるであろう「特別食」を受け入れる構えだ。

小休止の後は、夕方の配食の下準備に取りかかる。午後もほぼ同数の「特別食」を準備しつつ、一般食は午前中を上回る170のお弁当数。14時半、すべてセットし終えるとほどなく配達メンバーが受け持ちのボックスを取りにくる。「あれ、この人、ご飯大盛りのはずだけどそのラベルがないね。ちょっと確認してくれるかな」など、配達メンバーの目でも、配達すべきもの

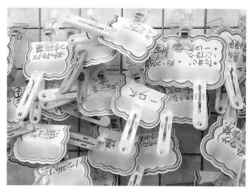

米ちゃん弁当の「特別食」の名札。利用者の氏名の下には赤字で注意事項(食べられないものなど)が細かく書き込まれ、壁一面に逆さにクリップ留めされている

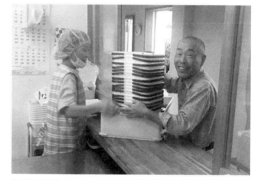

午前の配達メンバーが調理責任者からお弁当を受けとる

に相違がないか、チェックが行われる。配達メンバーにお弁当を引き渡した後は、翌日の準備に加え、回収した弁当箱の洗浄と念入りな室内清掃。業務の終了は通常だと3時半から4時だ。

(4) 配達で届けるものはお弁当だけではない
　　——地域の暮らしを支えるインフラとしての機能

ところで「米ちゃん弁当」は配食のみならずその際に安否確認をすることもサービスの一つとしているため、調理と同様、配達の重要度も高い。この配達を担っているのが12名の配達メンバーだ。調理は全員女性だが、配達は

現在、全員男性。若手ひとりを含んで、あとは60歳代から70歳代が従事する。午前と午後とも、各自20軒ぐらいずつ、約2時間かけてまわる。

筆者も配達に同行した。幹線道路から山側に上っていったところにある集落の一軒家。療養中の女性が利用者だ。玄関先で声をかけた後、部屋の中に入りベッドサイドに弁当を置く。玄関先まで取りにこられないお年寄りの場合には、家にあがっての引き渡しとなる。別のお宅では、呼びかけると声はするものの、なかなか姿がみえない。「ごめんなさいね。足が悪くて、家の中の移動も時間がかかってしまって……」と言いながら、ベランダのガラス戸が開いた。お弁当を手渡すと、配達メンバーが車に乗り込むまでいつまでも見送っていてくださる。町場のアパートでは退院したばかりでまだ日常生活には不自由があるという壮年の男性がお弁当を待っていた。

留守宅には指定されたクーラーボックスにおさめてくる。昼夜、1日に2度、届ける先も多い。夕方の便では事務所から10km以上離れたダム近くまで配達に行く。遠方1軒だけの配達で効率はよくないが、「米ちゃん」が配達を断れば、代替がないのではないかとの思いで引き受けたという。

配達の過程で、利用者側にいつもと違う様子を認めた場合は、担当のケアマネジャーや家族に連絡をする、これが米ちゃん弁当の「安否確認」の仕組みだ。配達メンバーの気づきで成り立つ事業で、「食」はもとより暮らし全体を支える地域のインフラとして機能しているともいえよう。2016年には、配達時に利用者が部屋で倒れていたためすぐに救急の手配、病院搬送となったケースも2件、発生した。

地方都市とはいえ市街地に出ればコンビニや格安のお弁当屋さんもある。しかしこれらは幹線沿いに位置し、車がないとアクセスが難しいうえ、特別食への対応を行う事業者はまれだ。手頃な価格での配食事業は経営が難しく、同地域では撤退する社会福祉法人も出現し、その分米ちゃん弁当への期待も大きい。近年の食数の伸び[10]がその期待の具体的表れといえるが、現状の規模では、その期待のすべてに応えられない。尾花さんたちは、施設・事業規模の拡充か、あるいは、地域ごとに「米ちゃん弁当」のような事業創造を支援できないか、検討中であるという。

(5) お弁当事業への想い
——配食の仕事を通じて、仲間とともに地域を支えることに手ごたえ

　昼の休憩時間、土屋さんが家で栽培している中玉トマトを出すと、そのおいしさに話が盛り上がる。だがテレビから食中毒事件がニュースとして流れるとみんな画面を食い入るように見つめ、衛生面をどう徹底するか、意見がとびかう。「食」を担うことの責任の重さ、日々時間との勝負で、複雑な特別食を含む「いいお弁当」を300以上つくり続けることについて、調理メンバーはどう考えているのか。

　最年長の柳沢さん（75歳）に聞いた。「私は、ご近所の方たちからいろいろと相談される機会があって、できるかぎり力になって差し上げたいのだけど、どこまでやっていいものか。遠慮もあってもやもやしていました。ここで調理の仕事があると知ったとき、ここでなら、食事に不便している方に対して、存分に堂々とお役に立てると思って……」。柳沢さんには「目標にしているご近所の90歳の女性」がいるという。体調を崩して入院することもあるが、退院すると庭先でせっせと野菜づくりに励んでいて、そうした張り合いを自らつくりだす暮らしぶりに惹かれるという。その話を聞いていた荻原さん（55歳）、すかさず「私にしてみれば、柳沢さんがここで一緒に働いてくれる姿が目標だよ」。かくいう荻原さんは小学校の給食事業に長年携わってきた、食事業のベテランだ。「米ちゃん弁当」ではメニューづくりも担当し、最近では在庫ロスを最小化することで、コストを抑え同事業の経営改善を図ってきた。歯切れのいい荻原さんの言葉に、ほかのメンバーも「そう、そう」と頷く。

　配達と調理は別分担だが、利用者のことがしきりに気にかかるという。「よく、お弁当について意見を言ってくれていた人が、最近は言ってこないとなると、『どうしたかなぁ、体調崩したかなぁ』と気になります」「毎朝、新聞でお悔やみ欄を見て、（特別食などで）見覚えのあるお名前が書かれていたりすると、亡くなったんだなぁとしみじみとした気持ちに（なります）」など、言葉が尽きない。

---

(10) 2015年10月から2016年10月の食数伸び率は20％、2017年度も前年比で約10％の伸び率。

上記のやりとりからは、利用者の暮らしにとって、重大な意味をもつ食の提供、そのプレッシャーと、しかしそれに対して仲間とともに応え続けている自負心が垣間見えた。

　この日は職場清掃の後、月1回の調理メンバーによる全員参加の会議。経営状況を確認し今月実績や来月計画（食数、増減やその理由）、事業高、原価率や剰余の確認などを経て、日々の業務を振り返る。筆者が意外だったのは、基本動作の見直しと申し合わせの入念さだ。たとえば揚げ物の油切りの際の新聞とキッチンペーパーの組み合わせ方、その際、家から持ち寄る新聞は外面ではなく（汚れの少ない）内面とすること、あるいは消毒剤への布巾の浸水時間、柔らかご飯の見栄えのよい盛り付け方、「大盛りご飯」のグラム数など、ちょっとした基本作業でも、疑問があれば積極的に出し合う。「いまさら聞けない」と思うタブーなしで、作業上の不安や迷いが順次払拭されていく様子から、チームワークの固さがうかがえた。しかし尾花さんによれば、このチームワークの形成も時間をかけてのものだったという。

＊

　一般に在宅福祉の推進で配食事業のニーズは今後も極めて高いとされる。農村を抱える地方ではなおさらであろう。「米ちゃん弁当」が展開する地域でも、中堅の事業者が配食から撤退するなど、ニーズは増えるものの、採算性とは必ずしも折り合わない。農村地帯では、国民年金や農業者年金で暮らす市民が少なくない。良心的な値段であっても毎日2食のお弁当を取れば月当たりの食事代は4万円弱。なかには、一つのお弁当を2回に分けて食する利用者も少なくないという。あるいは経済的事情から、毎日は無理なので1日置きの注文に切り替えた利用者もいる。こうした慎ましい暮らしのなかで「米ちゃん弁当」を待つ人たちの期待を察しながら仕事を重ねていることが、本事業の大きな特徴といえよう。

5 協同して働くなかから生み出された配食事業
──地域にもたらす豊かさとは何か

　狭まる「食へのアクセス」を、市民がどうつくり直そうとしているか、本章で見た二つの事例からは次の3点が確認できよう。
　一つ目は、食べる人の状況（食べにくさも含め）の把握と配慮に優れ、切実な食ニーズを深く受け止めた事業であること。
　二つ目は、その結果、採算性からすると手間と時間がかかるものの、だからといってそれを合理化するとの発想には立たないこと。前半事例では、生協運動で培った食に対する明確な姿勢を土台に、生協組合員のニーズに応える事業に加え、福祉領域の配食や学校弁当などにも参入し、幅広く地域の食を支えてきた。後半事例では、「特別食」でも加算料金を取らず、遠方への配達や時間に追われつつも「見守り」機能を重視する。
　三つ目は、地域にとって代替不可能な事業だからこそ、その継続のために、働く側が働き続けられる条件整備が必要な時期が差し迫っていること（それを働く当事者が強く意識していること）である。
　本章の課題意識に立ち返れば、非営利・協同の食の事業は、地域で安寧に暮らすための資源たる「食へのアクセス」を生み出してきたことが確認できる。こうした「食へのアクセス」を拡充するには、それに挑む事業活動が持続可能となるよう、利用者のみならず地域社会として支える段階にきているといえよう。前半事例に即していえば、食のW.Co側からは2000年代後半から事業の持続可能性の危機が頻繁に指摘され、コスト圧縮の目的で共同仕入れの体制を整備するなどしてきた。食のW.Coを対象とした経営実態調査も実施され、その分析にあたった白井和宏は、食W.Coの経営特質を指摘し、「このままいくと食のワーカーズがなくなるのではという不安」を表明している［ワーカーズ・コレクティブ・ネットワークジャパン、2010、20頁］。発言当時の食W.Co数は103団体、2015年には96団体なので微減にとどまるものの、それは経営的な体質や市場環境が変わったからではなく、ひとえにW.Coの「忍耐力」によるものといえる。しかし担い手の忍耐力のみに依存する経営的な土台が脆

弱なのは明らかだ。事業者・利用者のみならず、地域全体で協同事業を支えるコミュニティ協同組合のような発想の必要に言及し、本章を閉じたい。

(たなか なつこ　協同総合研究所理事・農園 風と土園主)

[引用・参考文献]
　加藤好一　「生活クラブにおける産直提携の現状と課題」『季刊at』 10号、 2007年
　辻村英之　『農業を買い支える仕組み―フェア・トレードと産消連携』 太田出版、 2013年
　長野県高齢者生活協同組合 『長野県高齢者生活協同組合20年誌』、 2016年
　ワーカーズ・コレクティブ協会・市民セクター機構編 『ワーカーズ・コレクティブのガバナンス・協治』(W.Co運営構造調査)、 2015年
　ワーカーズ・コレクティブ・ネットワークジャパン 『第9回ワーカーズ・コレクティブ全国会議in埼玉』、 2010年
　ワーカーズ・コレクティブ・ネットワークジャパン 『第12回ワーカーズ・コレクティブ全国会議in東京 報告集』、 2016年

第7章

地域と連携する学校給食と食育

山田　浩子

　本章では、まず学校給食制度化の経緯と目的の変化、食育基本法制定による学校給食への地場食材供給の変化について概説する。

　学校給食へ地場食材を供給する生産者組織、学校で食育を行う栄養教諭などの職員、現場で調理を行う調理員、これらすべてその主役は女性である。そこで、これら三者の食育のためのさまざまな工夫や新たな知恵を生む取り組みが、組織的連携・調整・協力関係によって成立していることを、食育基本法制定以前から学校給食に地場食材供給を開始している岐阜県中津川市の事例から詳しくみていく。

1　学校給食制度化の経緯と目的の変化

(1) 学校給食制度化の経緯

　我が国での学校給食のはじまりは、1889（明治22）年、山形県鶴岡町（現鶴岡市）の私立忠愛小学校で貧困家庭の児童を対象に昼食を無償で提供したものであるといわれている。その後、明治時代には広島県、岩手県、静岡県、岡山県などの一部で給食が行われたが、この時代は救済事業あるいは慈善事業として実施されたといえる。大正から昭和時代には、小学生の栄養改善の

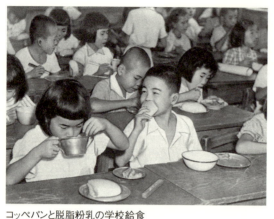

コッペパンと脱脂粉乳の学校給食
（1950年9月撮影、提供：毎日新聞社）

ために文部省が学校給食を奨励するようになり、その対象は貧困児童から栄養不良児・身体虚弱児に広がり、内容の充実が図られた。

戦後、食糧不足の時代にアメリカ合衆国産小麦、脱脂粉乳などの食料援助によって再開される。1951年4月には全国すべての小学校で、完全給食を実施。しかし同年のサンフランシスコ講和条約の調印により、給食用物資の財源であったガリオア資金（アメリカ合衆国の占領地域救済政府資金）が打ち切られる。財源が断たれたことで、学校給食費は値上がりし、学校給食は中止の危機にさらされた。そのため国庫補助による学校給食の継続を要望する運動が全国的に展開され、1954年に学校給食法が成立・公付され、学校給食の実施体制が法的に整った。

その後、低価格で調理しやすい輸入食材や冷凍食品の利用や調理員の削減など、調理過程の合理化や公的助成の縮小が進み、学校給食の現場では大量仕入れ、大量調理の仕組みが一般化している。

その一方でこの間、国内産の牛乳や米を取り入れることにより給食内容の充実が図られ、加えて最近では食の安全・安心と食育が注目されるようになり、食に関する指導を行う栄養教諭制度（2005年4月）が開始された。食育基本法（2005年6月公布）に基づき、2006年に制定された食育推進基本計画では、学校給食における都道府県単位での地場食材の品目数での使用比率を30％に高めることが目標として掲げられた［日本スポーツ振興センター、2006］。こうした流れのなかで、学校給食法が2008年に改正されたのである。

(2) 学校給食の目的の変化——学校給食法 2008 年の改正から

　この時点で、学校給食法が1954年に国会で成立し公布されてから50年以上が経過していたが、学校給食法の根本的に大きな枠組みは変更されずにきていた。1954年の状況と比較すると公衆衛生の充実と医療の進歩とともに、栄養改善などの食生活が充実し国民の生活水準は向上している。しかし、その一方で不規則な食事や偏った食事内容による栄養のアンバランスがみられるようになり、食生活を質的に改善する必要が指摘されるようになってきた［日本スポーツ振興センター、2006］。

　さらに輸送距離の長い外国産の多様な食材が食卓に並び、24時間好きな食べ物が購入できるコンビニエンスストアがあるなど、豊かな食の時代となり「食」に関する子どもたちを取り巻く状況が大きく変化した。こうしたなか、「学校給食」に関しても、食に関する適切な判断力を得られるようにする「食育」が求められるようになった。そのため学校給食法の2008年の改正では学校給食の目的について書かれた第1条、目標について書かれた第2条という学校給食法の一番根本的な骨格の部分が改められた。

　具体的には第1条の「学校給食の目的」の部分に、改正後は「学校給食の普及充実及び学校における食育の推進を図ることを目的とする」と食育の推進が加わった。また第2条の「学校給食の目標」についても、食育という観点が加わり、4項目から7項目に増えた。さらにこの改正では、第10条に栄養教諭の役割について書かれ、栄養教諭が食に関する指導を行う際には、「学校が所在する地域の産物を学校給食に活用すること」と明記された［井上、2008］。

2　学校給食と食育基本法

(1) 学校給食への地場食材供給の利点

　地域で収穫された農産物を地域で消費する場合、農産物の移動距離と時間が少ないため、消費者は農産物をより新鮮においしく食することができる可

能性が高い。また生産者の顔がみえる農産物は、消費者にとってより強い安全・安心感を与えるものである。

　こうした地場農産物を学校給食に取り入れることができれば、子どもたちは自分たちの地域でどのような農産物がいつ収穫できるかを、調理法とあわせて知り、食を通してその地域の風土をより深く理解できるようになる。さらに地場食材を供給している生産者を講師として学校に招き、「畑の先生」となってもらうことで食育活動の充実を図ることができる。学校給食に地域の農地で生産された食材が利用されることで、子どもたちに地域の農地を大切に思う心が育まれる。農地は代々受け継がれてきた、重要な文化財としての価値もある。

　一方、生産者にとって学校給食に食材を供給することは、地域の将来を担う子どもたちの心身の成長に貢献できることになり、「やりがい」「生きがい」につながる。学校給食で利用される野菜などの食材は年間を通して多種多様であり、その地域や土地条件にあったさまざまな野菜などの作付けが適切に行われれば、地域の農地が有効に利用される。

(2) 学校給食への地場食材供給導入時の課題

　学校給食への地場食材供給導入にはどのような課題があり、それが食育基本法制定の前後でどう変わったのだろうか。

　食育基本法制定以前から学校給食への地場食材供給に取り組んでいる東京都日野市では、1980年頃登下校の際に児童が畑に立ち入り、農産物を収穫できない状態にすることがあり、近隣の農家から苦情がきていた。さらに学校給食での児童の野菜の食べ残しが多くなっていた。

　そこで日野市内の学校給食調理場（自校調理方式）に勤務していた栄養士のSさんは、地場産農産物の利用を市に相談に行った。1983年から学校栄養士と地域の生産者が連携して、市内の学校給食への野菜を中心とした地場食材供給を開始した。しかし、この頃は食育基本法制定の20年以上前で、まだ「地産地消」という言葉も一般的になっておらず、関係者の理解を得ることはなかなか難しかった。たとえば地場食材を利用することで、納入量が低下してしまう既存の野菜納入業者から、現場の調理員が嫌がらせを受けることがた

びたびあった。そのため調理員が「地場食材を利用したくない」と栄養士に言ってくることもあったという［斉藤、2000］。

　地場食材導入から30年以上が経過し、現在日野市では登下校の際に児童が生産者に挨拶をする光景が頻繁に見かけられるようになった。また日野市内の学校調理場の栄養教諭によると「地場食材がほしくて注文しても、手に入らないことがある」という。地場食材の需要が供給を上回る状態となっているのである。

　一方、食育基本法制定以前から地元の米を学校給食へ供給していた福島県旧熱塩加納村（現　喜多方市熱塩加納町）ではどうだったか。旧熱塩加納村では1988年、小学校の保護者から「地元で生産したより安全・安心な米、さゆり米（有機低農薬栽培のブランド米）を学校給食で子どもたちに食べさせたい」という強い要望が、教育委員会や農協に出されるようになった。当時、食糧管理法のもとで米穀の売買にはさまざまな制約があった。しかし旧熱塩加納村の学校給食関係者は、多くの制度上の困難を克服し、1989年5月から地元産さゆり米の学校給食を開始した。その後すぐに地元の野菜の供給も開始され、継続されている［学校給食を考える集会実行委員会、2009］。

　このように地場食材利用の先進地が、地場食材導入時にさまざまな困難に直面したのに対して、食育基本法制定以後は、学校給食関係者の理解が進んだ。教育委員会のなかに学校給食に地場食材を取り入れるための専任の職員を配置する市や、JA直売所内に学校給食への地場食材供給のための専任のコーディネーター（市企業公社所属）を雇用する市などがみられるようになり、数年間で学校給食での地場食材利用量を増大させている。

　また、秋田県五城目町、五城目第一中学校の学校給食調理場のように、栄養教諭が積極的に地場食材の収穫時期に合わせた献立を作成し、さらに地場食材を利用した一次加工品（冷凍ホウレンソウ、冷凍オニオンキャラメリゼなど）を製造し、通年利用することで地場食材利用率を短期間で上昇させているところもある［『季刊地域』編集部、2015］。

3 岐阜県中津川市の学校給食への地場食材供給

前項でみたように、食育基本法制定以前は、関係者の理解が進んでいないため、東京都日野市のように、地場食材の利用に対して学校給食関係者の厳しい対応がしばしばみられたし、福島県旧熱塩加納村のように、食糧管理法のもとでの制度上の困難もあった。このような状況のなかで、需要側の学校の要望ではなく、供給側の生産者組織が新たな業者の一つとして学校給食に地場食材供給を開始しようとする場合には、さらに多くの困難があったことが予測される。2001年に学校給食に地場食材を供給し始めた岐阜県中津川市のアグリウーマン中津川学校給食部会がその例である。

(1) アグリウーマン中津川学校給食部会の活動の展開

中津川市は岐阜県の東南端に位置し、かつては養蚕業が盛んで木材の「東濃桧（とうのうひのき）」で知られた典型的な中山間農業地域である。平成の大合併で2005年に、長野県の村を含め八つの市町村が合併し、広域的な市となった。市の総面積6万7638haのうち、森林が約80％を占め、農用地は約7％と少ない［岐阜県中津川市、2006］。市内の過半の地域は過疎地域や振興山村地域に指定されている。中山間地域にもかかわらず水稲単作農家が多く、かつ農家1戸当たりの平均経営耕地面積は約50aと零細な経営規模の農家が多い［恵那農林事務所、2007］。

アグリウーマン中津川の前身は旧中津川市内の農家女性グループが集まってできた団体で、1974年に中津川市農業婦人クラブ連絡協議会として設立された。1993年にアグリウーマン中津川と名称を変更して新たな活動を開始、構成する二つのグループが加工品を製造するようになった。JAなかちゃん加工部と湯舟沢レディースである。

JAなかちゃん加工部の前身は、1986年頃に組織されたJA女性部である。野菜に付加価値をつけるために、1992年頃JAの敷地内にあった倉庫をJAの援助と会員の出資で加工場に改造し、こんにゃく、からすみ（中津川市の伝統的なお菓子）、大福、漬け物などの製造を開始した（現在は、アグリウーマン中津

川から独立)。一方、湯舟沢レディースの前身は、1995年に組織された市内の地区農村婦人クラブである。1999年に中山間地域農村生活活性化総合整備事業でつくられた湯舟の館(中津川地域活性化センター)で、農産加工の製造と地場食材の直売活動を始めた。農産加工品の内容はリンゴゼリー、からすみ、ずいき漬、栗おこわ、ほう葉寿司などで、もともとこの地区の各農家がつくり食べていたものである。

　アグリウーマン中津川では農産物直売活動も開始する。1996年に農産物直売の朝市アグリマーケットを開始し、直売活動が軌道にのり、2000年には常設直売所アグリハウス菜っちゃんをJR中津川駅のそばに開店した(現在アグリハウス菜っちゃんはほかの会社に吸収されている)。農産物直売活動が軌道にのり、アグリウーマン中津川の会員も農産物直売に自信がもてるようになってきた。

　アグリウーマン中津川の組織的な展開方向を下図に示す。まず、地域的な女性生産者グループ(第1次産業部門)がまとまり、加工(第2次産業部門)を行う部会が立ち上げられ、直売(第3次産業部門)を行う部会が形成される、というように、重層的な組織構造になっていることがわかる。女性生産者は地域的なグループに所属し、さらに加工部門、直売部門と三つのグループに所属している会員も少なくない。各部門の拡大が総合的に行われ、全体として供給量が拡大した。しかし現在では会員の高齢化により、生産量の減少が課題となっている。

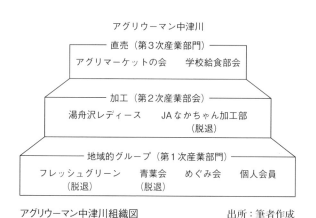

アグリウーマン中津川組織図　　　　　出所：筆者作成

(2) 東濃地域農業改良普及センターによる地域連携システムの構築

　東濃地域農業改良普及センターでは、地域の女性生産者が外に働きに出ないで自分の畑を耕し農産物を生産することで、パート収入程度を得られる方法が検討されていた。だが山間部の農産物直売所では、きれいにビニール袋に詰められた農産物が大量に売れ残るということも起きていた。そこで、2000年に東濃地域農業改良普及センターの呼びかけで学校給食への食材供給可能性をさぐる会議が地元のJA、直売・加工組織、市町村、普及センターの四者で開催された。「畑と学校給食を結ぶ連携会議」を立ち上げ、アンケート調査を実施し、学校の栄養士と直売農家をつなぐための問題が検討された。その結果、学校給食関係者からは「地場食材を利用したいが規格に不安がある」「入手のシステム、精算方法、責任の所在がわからない」「いつどんなもの（農産物）があるのかわからない」などの回答があった。また直売・生産者組織からは、「地域の子どもたちに地元の農産物を食べてもらいたいが、大量の年間供給に対応できない」「生産が零細かつ多様なため規格がそろわない」「折衝や受注の仕方、供給量の振り分けが難しい」などの課題が出された。

　話し合いが進むなかで、給食に供給を希望する市内の生産者団体を募ったところ、すでに朝市での農産物直売の実績がある女性生産者団体アグリウーマン中津川が手を挙げた。アグリウーマン中津川は会員から学校給食世話役4名を選出し、「学校給食供給申し合わせ事項」を取り決め、試験的にサツマイモ833kgとサトイモ430.5kgを供給した。2001年にアグリウーマン中津川の組織のなかに学校給食部会が設立され、規約と出荷基準が作成された。規格が定められた後も学校栄養職員と学校給食部会の話し合いによって、地場食材を利用した新たな献立が工夫され、そのたびに新しい品目を加え、規格の変更が随時行われている。2003年東濃地域農業改良普及センターでは季節別の地場食材生産カレンダー『畑と学校給食を結ぶカレンダー』を作成して、学校側に地場食材を受け入れられやすくする工夫をした。

　学校給食部会が供給する生鮮野菜の規格は、岐阜県青果物標準出荷規格によるM、L、LLサイズや規格外でも調理に不都合がないかぎり供給可能である。上限の規格が明記されているのは果菜類のキュウリとナスであるが、こ

れは大きさというより完熟して種が大きくなると食味が落ちるためである。一方、トマト、トウモロコシなどは、完熟したものを供給することにしており、大きさの上限は特に定められていない。

　献立によって規格を変えているものもある。たとえばサツマイモは、岐阜県は産地でないため基準となる卸売市場出荷規格はなく、基本的に虫害による穴がないことと、200〜300g程度という重量の基準だけ定めたうえで、ふかしや天ぷら用には比較的細くてそろったものを、大学芋用には少々曲がっていたり、洗ったときにキズがついていてもよいから、大きくて太いものを出荷することにしている［東濃地域農業改良普及センター、2003］。

　総じて卸売市場流通のための青果物の規格は、段ボール箱に何個収まるといった輸送上の都合や、店頭での見かけを基準に決められているのに対して、学校給食の規格は、需要側と供給側が1対1の相対（あいたい）で定めているため、需要側である学校調理場の実質的なニーズを重視しつつ、柔軟に定められているといえる。

(3) 生鮮野菜などの地場食材供給の仕組み

　アグリウーマン中津川学校給食部会は、中津川市の給食食材納入業者として、ほかの業者と同様に登録されている。登録しているのは契約や代金精算のためだけでなく、納入に対して責任のある対応をするためでもある。学校給食部会には、生鮮野菜などを供給している三つのグループ（中津1、中津2、めぐみ会）と加工部会の湯舟沢レディースがある。生鮮野菜などを供給している三つのグループの会員数の合計は16名（2017年度）である。

　地場食材供給の仕組みは次頁の図のとおりである。まず、栄養教諭から学校給食部会あてに1ヵ月前に翌月分の学校調理場で必要な品目、量、日付の書かれた購入計画表が届けられる。会長は理事会を開き、三つのグループごとの供給分担を決める。各グループの代表者である理事は、後日各グループで出荷できる野菜などを検討して会員個人の分担を決める。農産物は出荷を請け負った会員自身が、調理場まで届けることが原則となっている。しかし自動車を運転できない会員のためには、三つのグループの代表者が会員の食材を集めて、朝7時半から8時の間に各学校の調理場に届けている。

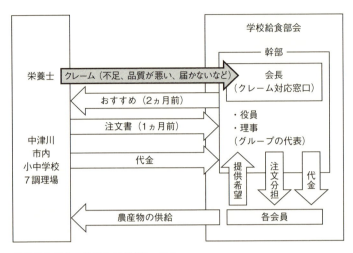

学校給食部会の地場食材供給システム
出所：筆者作成

　中津川市内の児童・生徒数は、小学生4162名、中学生2271名の合計6433名（2016年度）で、小学校19校、中学校12校がある。学校給食調理場は自校調理方式または小規模共同調理場（小学校と中学校が一緒の親子調理方式など）で合計20ヵ所ある。大型の学校給食センターは存在しない。学校給食部会は旧中津川市内の7ヵ所の学校給食調理場（小中学校10校を対象）に供給している（2017年3月現在）。

　苦情処理については会長が、学校給食部会として責任をもって状況を把握し対応し、その後各会員に徹底するようにしている。供給を開始した当初は、会員に業者としての自覚をもたせることが大変だったという。学校給食部会として学校給食に供給する前に品質・規格などを自主的にチェックし、品質の悪いものは会員に出荷を控えるように伝えることもあった。また、はじめの頃は学校に食材を届けるのを忘れてしまった会員もみられたが、学校給食では届け忘れは絶対にあってはならないことの一つである。こうしたことから、学校給食への供給当初は大変なことばかりのように感じ、供給をやめてしまった会員もみられた。しかし学校給食部会が正式に立ち上がってからは、（亡くなられた方1名以外）やめた会員はいない。

　学校給食部会の学校給食への地場食材供給品目数は生鮮野菜、イモ類、豆

類、もち米、トウモロコシなど36品目、年間供給量約16t、加工品は4品目となっている（2016年度）。現在の主要な品目はタマネギ、ネギ、ハクサイ、ダイコン、サツマイモ、サトイモ、ジャガイモ、キャベツなどである。

4　アグリウーマン中津川学校給食部会の生産者の女性たち

（1）安全な食材を安定供給する責任を持ち続ける
　　　――嶋﨑好子さん（学校給食部会会長）

　嶋﨑好子さん（1948年生）は、学校給食部会が立ち上げられてから現在まで継続して会長を務めている。農業高等学園（現在の農業大学校）の栄養士として勤務した経験があり、学校給食部会会員が生産した地場食材と学校給食を結びつける拠点の最高責任者としての仕事をほぼ毎日続けている。学校給食では食材の欠品、異物混入などは絶対に許されない。その仕事は毎日が緊張の連続である。

　会長として、学校給食への供給がある日の午前中7時から12時の間は、必ず学校給食調理場からの連絡を受けられるようにしている。欠品が起きた場合や学校からの苦情にもすぐに対応できるようにしているのである。また、学校給食調理場に提出する書類に間違いがあると、学校給食部会の農産物が調理場に届かないという事態となる。書類などの作成は、たいへん気を使う作業で、胃腸の調子を悪くしてしまったこともある。しかし会長として学校給食に食材の供給を継続している理由は「中津川市の未来を担う子どもたちが、自分たちが供給した食材を利用した給食を食べてくれる喜びがあります。それが会員の生きがいにつながり、

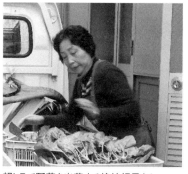
軽トラで野菜を出荷する嶋﨑好子さん

会員が健康でいられると思います」と言う。

　学校給食への地場食材供給を開始するときに大変だと感じたことは、食材の品目ごとの規格を守ることであった。朝市での直売と学校給食への供給とは違うこと、また学校給食への供給では絶対に異物混入が許されないことをしっかりと学校給食部会会員全員が認識しなければならなかったことである。学校給食への地場食材供給を16年以上継続していて大変だと感じていることは、中津川市が中山間地域で獣害が多いため、予定していた量が供給できなくなってしまうことである。

　農薬の使用に関しては学校給食部会として、できるだけ安全な農薬（品目ごとに定められた）の使用と減農薬を心がけている。より安全・安心な農産物を地域の子どもたちに提供するようにしている。嶋﨑さんは「毎日食事の支度をしている女性が学校給食へ供給していることで、調理員（女性）の立場がわかります。手作業の大変さを女性なので理解しています。良い農産物しか供給できないと考えています」と話してくれた。そして卸売市場に出荷される形のそろう品種より、食べておいしい品種を学校給食部会として栽培するように心がけている。地場食材の品目ごとの単価も、年度、月ごとにあまり変動させないようにしている。

　学校給食部会では会員の畑に、地場食材を供給している小学校の児童の見学をできるだけ受け入れている。

　学校給食への地場食材の供給で特に学校給食部会の会長として意識をしているのが、中津川市の特産品を供給することである。春はタケノコ、秋はクリである。学校給食調理場では会員が生産したタケノコをタケノコご飯や汁物、煮物、和え物として子どもたちに提供している。また中津川市はクリの産地として全国的に有名である。中津川市内の和菓子店が製造するくりきんとん（クリを蒸し、砂糖と練った和菓子）は、秋になると東京都内のデパートでも販売されている。学校給食へは、会員が生産したクリの皮をむいて供給している。

　学校給食部会では、会員によって野菜の生産量がちがうので誰もが継続できるような工夫をしている。会員の高齢化にともない全体の生産量が少なくなってきているため、嶋﨑さんは比較的若い新しい会員（専業的農家）を勧誘し、

いままでの会員が供給できなかった分を供給してもらっている。その際、大規模な専業農家が会員として加入したことで、いままで供給していた高齢な生産規模の小さい会員が供給できなくなることがないように、後から会員となった大規模な専業農家には旧会員が出せない部分を補ってもらうような形をとっている。会員の農産物生産の状況を把握し、収穫量の少ない会員でも無理なく出荷でき、さらに学校給食向けに生産した農産物が余らないように、会長の嶋﨑さんをはじめ学校給食部会役員が配慮をしている。このような配慮は、女性会長、女性組織であるからできることの一つと考えられる。

(2) 伝統野菜やとれたて野菜のおいしさを届ける
　　——石田裕美さん（学校給食部会会員）

　石田裕美さん（1956年生）は約4ha（うち、米約70a）の農地を夫と2人で経営している専業的農家である。学校給食に供給している野菜は、ダイコン、タマネギ、ネギ、ハクサイ、キュウリ、ナス、キャベツ、ホウレンソウ、ブロッコリー、エダマメ、ズッキーニ（栄養教諭の要望で2009年から供給を開始）、チンゲンサイ、コマツナ、キクゴボウ、トウモロコシなどである。毎年7月、10月、11月、12月は生産した野菜をほぼ毎日給食に供給している。野菜の総生産量のうち、学校給食に供給しているのは約3割であり、残りのうち約6割は中津川市内の大手スーパーに直接出荷し、残りの約1割は卸売市場に出荷している。卸売市場では規格外となる大きなハクサイやキャベツも、学校給食に供給している。これに関して「規格外のものは市場では値が安くなってしまいますが、学校給食では規格外の大きな農産物でも供給可能で、かつ1kg単位で値段がつくためたいへん魅力的な供給先です。しかし学校給食は1ヵ月前に畑にある状態で予約になるので、生育状況を読むことがたいへん難しいです」と語る。

　地域の子どもたちが給食で食べる野菜を供給しているため、農薬散布は必要最低限にするよう心がけている。たとえば害虫が出始める時期に農薬をかけることで、使用回数を減らしている。この方法で通常の4分の1ぐらいの農薬使用で済ますことができる。また肥

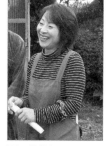

石田裕美さん

料は、なるべくミネラル分を欠かさないようにしている。

「畑の作業をしているとき、ランドセルを背負った子どもたちが畑の横の道を歩いて通っていく姿をよく見かけます。その姿を見ると、この子どもたちのおなかの中に入るのだから、きちんとしたものを供給しなければならないと本当に思います」と話してくれた。

またキクゴボウはこの地方の伝統野菜であるが、連作できないため生産者が減少している。このキクゴボウを学校給食に供給している。その理由について「この辺の伝統野菜です。子どもたちに知ってもらいたいからつくっています」と言う。

毎年トウモロコシを1500〜2000本植えている。しかし台風で倒されると半分実がつかないため、多めに植えているという。トウモロコシは、学校給食に供給する当日の朝5時に収穫を開始する（トウモロコシは収穫してから時間が経過するとともに甘さがなくなるので、学校給食で利用される当日の朝収穫するようにしている）。収穫を終えると学校給食部会会員の作業場に運び、当日都合のついた会員約5名とトウモロコシの皮をむいてカットする。午前8時半頃までに作業を終了し、調理場に運ぶ。

「学校給食にはゆでるだけの状態で納品しています。学校からトウモロコシをカットする大きさ（3〜7cm）が指定されます。トウモロコシに関しては、加工してから供給するため、カットする前のトウモロコシ1本の大きさがそろっていなくても供給することができるのが、メリットです」と語ってくれた。

(3) 地域の食文化を菓子で伝える
──洞田梅子さん（加工部会　湯舟沢レディース会長）

湯舟沢レディースはアグリウーマン中津川のなかの加工部会で、学校給食指定納入業者として登録しており、学校給食部会をとおして、学校給食に地場食材と加工品を供給している。学校給食に供給している加工品は、中津川市内産のリンゴを使用して製造しているリンゴゼリー、からすみである。リンゴゼリーは学校調理場栄養教諭の要望で、砂糖の量を少なくしたことがあり、ゼリーの量も、学校給食用90mℓ、市販用は120mℓとなっている。ゼリーは長期間保存可能であるが、学校給食用は前日、または前々日に製造してい

る。からすみは、4月3日（旧暦の雛祭り）に学校から注文がくる。からすみは米粉と砂糖を練って蒸している。ういろうに似ているが、断面は富士山の形をしている。子どもが富士山のように日本一になってほしい、との願いが込められている。

湯舟沢レディースの会長洞田梅子さん（1948年生）は、この地方の伝統的なお菓子からすみを、行事の時に学校給食に供給することで「子どもたちに食文化を伝える手段となっています」と言う。からすみの原料の米粉は、湯舟沢レディースの会員が生産した米を購入し粉末にしたものである。学校給食へ供給する利点は「学校給食は返品がないのがいいです。手間はかかりますが赤字ではないです」と話してくれた。また洞田さんは加工品を製造するときは「絶対に素手で触ってはいけない」と、作業をする会員に徹底して指導している。

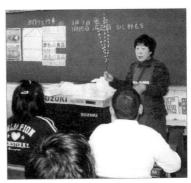

「花餅」について説明する洞田梅子さん

＊

学校給食部会は食育基本法制定以前の2001年から学校給食に供給を開始している。これは供給を継続している会員の女性生産者たちの声を取り上げたものである。学校給食では欠品、異物混入が絶対許されないなど厳しい。そのようななか、新鮮でより安全・安心な農産物とその加工品を地域の子どもたちのために供給している。

次に需要側の学校給食調理場では、学校給食部会から供給された地場食材とその加工品をどのように受け止めているのかをみてみよう。

5 中津川市内学校給食調理場の栄養教諭と調理員の女性たち

(1) 旬の食材に合わせて献立を工夫する——山本弥生さん（栄養教諭）

　山本弥生さん（1957年生）は、学校栄養職員（栄養教諭）として2017年3月まで約40年間、岐阜県内の小中学校に勤務していた。岐阜県恵那市内の小中学校に11年間、中津川市内の小中学校に29年間である。アグリウーマン中津川学校給食部会が学校給食に、地場食材の供給を開始したときから購入を継続してきた。在職中にお話をうかがった。

　アグリウーマン中津川学校給食部会の生産した地場食材の受け入れを開始する際、学校栄養職員にとっては地場食材を利用したいという気持ちはあったが、一方で特に規格が不安だった。しかし受け入れが開始されると、毎回期待を裏切らない新鮮でおいしい食材が届き、不安はすぐに解消された。そして学校給食部会に直してほしい点をお願いすると、次回から必ず改善してもらえたため、学校給食調理場と学校給食部会の信頼関係が構築された。「学校給食部会とは、悪いことでも良いことでも何でも言い合える関係です」。中津川市では、規模が大きな学校給食調理場でも1日約900食となっている。「小規模な調理場では、自由度が高くなります。学校給食部会は学校側がほしいものを生産してくれ、ほしいものを探し集めてくれました。たとえば芋茎という食べ物があることを子どもたちに知ってもらいたくて学校給食部会に依頼したところ、生産している会員を見つけてくれ、給食に提供することができました」。

　子どもたちへの食育のために、校内放送で学校給食部会の生産者

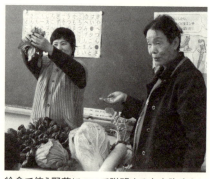

給食で使う野菜について説明する山本弥生さん（左）と学校給食部会員

が提供してくれた野菜であることを知らせ、給食だよりに生産者の顔写真をのせ、児童・生徒に知らせている。また学校給食部会会員の畑へ見学に行った際、会員から直接もらい受けた成長途中の根と土のついた野菜の実物や畑の状況の写真を、校内で掲示して食育に役立てている。そして新たに学校給食で利用したい野

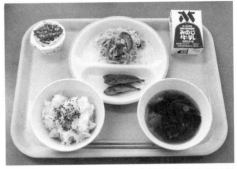

学校給食部会が供給した地場食材を利用した学校給食。献立は、栗ご飯・稚アユ唐揚げ・切干大根のあえもの・すまし汁。栗ご飯のクリは学校給食部会が供給した　　　　　　（撮影：栄養教諭　山本弥生さん）

菜を畑で直接会員に依頼することで、学校給食部会が供給する食材の品目が増加している。給食の献立は、畑の状況に合わせている。地元の旬の野菜を多く取り入れた給食を、児童・生徒に提供できるよう工夫している。たとえば、サツマイモが収穫される時期にはサツマイモのメニューを多くしている。特にトウモロコシについては、収穫日に献立を合わせている。学校給食部会会員が生産したトウモロコシを給食に提供したときは、市販の冷凍トウモロコシの場合と比較し、残菜が確実に少なくなった。

　学校給食の食材について「次世代の子どもたちのために、品質の良いものを購入して、おいしい給食を出したい。おいしい給食、心豊かに、心のつながりのある、温かい学校給食を出したい。おいしい給食をつくるために、品質の良いものがほしい。学校給食部会が供給してくれる地場食材は、旬のものなので、やはり新鮮で質が良い。学校給食部会の生産者がただ単に、量をつくればいい生産者だったら続かなかったはずです」と学校給食部会の地場食材の良さを評価している。

(2) 中津川市内Ａ小学校調理場調理員の声

　学校給食部会が供給している地場食材と加工品に対する意見と感想を、中津川市内Ａ小学校調理場調理員（全5名、女性）にうかがった。
　地場食材の品質と鮮度については「学校給食部会が供給している地場食材

は鮮度が高く、質が良いと思う」。地場食材の形や大きさについて質問すると「地場食材が供給され始めた当初は規格が大きすぎたり、小さすぎたりするとどのように切ったらよいか迷うときがありましたが、現在では品目ごとの規格の差があまりないように改善されたため、迷うことはありません」。また地場食材の納品形態については「地場食材はプラスチック製コンテナに入れて供給されるため、ビニールテープ、ビニール袋などを除去する手間がかかりません」「地場食材は段ボールを開けて取り出す手間がかからず、段ボールについている留金が食材に混入する恐れがありません」。学校給食部会が供給している加工品について質問したところ「加工品はクラスの人数分に分けた状態で持ってきてくれるので、数を数える手間が減りました」と語ってくれた。

栄養教諭は調理員とともに、アグリウーマン中津川が供給している食材を新鮮で質が良いと評価している。地場食材の収穫時期に合わせた献立を作成し、食育に役立てている。

6 学校給食への地場食材供給による食育効果

岐阜県中津川市立坂本小学校では、平成18（2006）年度文部科学省委託事業「地域に根ざした学校給食推進事業」を行った。坂本小学校に地場食材を供給する生産者組織は、アグリウーマン中津川、坂本地域生産者（JA）である。この事業では、「地域との連携」「指導の工夫」「単独調理場の教育的効果」「家庭との連携」の四つを柱としている。「地域との連携」では生産者グループに対して県の農業改良普及センターなどの指導員が指導・助言を行い、学校の栄養職員が生産者の畑に行き、生産者に畑の状況に応じて献立を変更することが可能であることを伝え、生産者が出荷しやすい体制をつくるよう努力した。「指導の工夫」では、地場産物にかかわる学習を生活科と特別活動の授業、食育に直接かかわる内容を保健と家庭科の授業、食育に間接的にかかわる内容を国語と社会科の授業に取り入れた。具体例の一つとして、アグリウーマン中津川の会員のホウレンソウの畑を5年生の社会科の授業で児童が見学し、会員生産者を講師として話を聞いた。「単独調理場の教育的効果」では、調理

員が教室で講師として給食の献立、調理方法、調理員の思いや願いを話した。「家庭との連携」では保護者を対象として、伝統食、郷土食の料理教室を開催した。

　坂本小学校の学校給食の残量を、取り組みが開始された直後の2006年6月と、事業が進んだ11月とを比較したところ、給食残量が約半分に減少するという結果が得られた。坂本小学校の児童に、学校給食に関するアンケート調査を行ったところ「4月に比べて給食を残す量が減りましたか」という質問に対して、「残す量が少なくなった」と回答した児童は93％と高くなっていた。またその理由として「食材の生産者の方々や調理員たちが自分たちのために、苦労をして給食をつくってくれていることがよく理解できたため、嫌いな食材でも簡単に残すことができない」という思いが挙げられていた。

　学校給食への地場食材供給を中心として、地域と連携した学校給食は、食育に効果があることが明らかとなっている［岐阜県中津川市坂本地域食育推進協議会、2007］。

＊

　岐阜県中津川市では、地域の子どもたちのために、供給側のアグリウーマン中津川学校給食部会の女性生産者と需要側の学校給食調理場の栄養教諭、調理員の女性たちが、連携・調整・協力を重ね、食育効果のある新鮮で質の良い地場食材を利用した、おいしくて心温まる学校給食を実現している。

　外国産農産物の輸入増加と国内農業の大量生産・大規模化、遠隔地広域流通化のもとで地域の小規模農業生産が衰退の一途をたどるなか、地域の生産者と地域住民が連携し、農産物の地産地消活動が発展してきた。それがさらに地域の学校における地場食材の供給を通じて、食育活動と結びついて発展している。このような活動を創造的に計画・推進し、そして日常的な活動を担っているのも地域の女性たちである。

　この女性たちの細やかな工夫で創られてきた学校給食への地場食材供給の仕組みを継続・拡大させるためには、今後、高齢化が進む生産者組織に対する配送作業などの流通支援と生産量の確保が重要となると考えられる。

（やまだ　ひろこ　愛知県立大学客員共同研究員）

[引用・参考文献]

井上惠嗣 「学校給食法の精神は変わらず」『月刊 食育フォーラム』 2008年10月号、健学社

恵那農林事務所 『恵那の農業』、 2007年

学校給食を考える集会実行委員会 「熱塩加納型学校給食・20年の足跡」、 2009年

『季刊地域』 編集部 『人口減少に立ち向かう市町村』 (シリーズ田園回帰2)、 農山漁村文化協会、 2015年

岐阜県中津川市 『中津川市 市勢要覧』、 2006年

岐阜県中津川市坂本地域食育推進協議会 「地域に根ざした学校給食推進事業 実践資料」、 2007年

斉藤好江 「『畑にあるものを使う』『無理をしない』 で続いた学校給食17年」『現代農業』 2000年9月号、 農山漁村文化協会

東濃地域農業改良普及センター 『畑と学校給食を結ぶカレンダー』、 2003年

日本スポーツ振興センター 『学校給食要覧 平成17年度版』、 2006年

第8章

食を通して暮らしをつくり守る
「こども食堂」

岩松　真紀

1　「こども食堂」誕生の背景と全体の動向

(1)「こども食堂」の誕生

　厚生労働省2016年国民生活基礎調査によると、2015年の貧困線は122万円となっており、「相対的貧困率」は15.6％で、「子どもの貧困率」(17歳以下)は13.9％となっている。前年の16.3％より減っているとはいえ、17歳以下の子どものうち7～8人に1人が相対的貧困の状態にあることを指している[1]。
　「こども食堂」[2]という絶妙なネーミングとボランティアでできる子どもが無料もしくは安価で食事をとることができる場所という概念と方法が、子どもの貧困対策や孤食をなくす取り組みとしてひろく社会に認知され、急速に広がりをみせた。朝日新聞によれば、2016年5月末319ヵ所（東京50、滋賀29、神奈川・京都・大阪22、沖縄17、各都道府県に最低1）。2013年まで21ヵ所だったものが、2014年に13ヵ所増、2015年に100ヵ所増、2016年5月までで185ヵ所増［朝日新聞取材班、2016］と増え方は急で、その後も種々の新聞報道

---

(1) 厚生労働省「平成28年国民生活基礎調査の概況」より。「貧困線」とは等価可処分所得の中央値の半分であり、「相対的貧困率」とは貧困線に満たない世帯員の割合を指す。いずれも2016年4月に発生した熊本地震の影響を考慮し、熊本県を除いている。
(2) 本章では、名づけ親である「気まぐれ八百屋だんだん」近藤博子さんの「こども食堂」の表記を原則として使用する。

をみればわかるように新たにどこかでつくられ続けている。たとえば、西日本新聞によると、2016年11月時点の九州7県で計117ヵ所あり、1年で10倍以上に増えている[3]。また、先と同じ朝日新聞の調査によれば、月に1回というケースが多く、料金は無料・有料が半々くらいである[4]。

　学習支援をともなって開催されているところ、子どもにかぎらない居場所となっているところ、逆に困窮者を確実に支援するために公開にせず対象者を制限するところなど、多様な形とアプローチが存在しており、「こども食堂」のもつ多面的な機能や可能性に期待が集まっている。数年前の"知っている人は知っている"という状況から、現在では"「こども食堂」に行くような子ども"というレッテルが貼られるから行きづらい、というような声も聞かれるようになるくらい、状況は刻々と変化している。

(2)「こども食堂」をめぐる大きな動き

　実際に始めるためのノウハウ本の役割のものも出版されており[5]、「こども食堂のつくり方講座」も「こども食堂ネットワーク」により不定期に開催され、ホームページ[6]からノーカットで動画をいつでも見ることができる。そのホームページは、食べたい人、手伝いたい人、つくりたい人、という目的ごとのわかりやすい言葉と簡単な操作性で使いやすい。また、NPO法人「豊島子どもWAKUWAKUネットワーク」は、経験の共有のために「子ども食堂サミット」をこれまでに2015年から年に1度、計3回開催している。2016年9月から始まった「広がれ、こども食堂の輪！」全国ツアー[7]は、「子どもの貧困対策推進議員連盟」「内閣府（講師派遣事業について）、厚生労働省、文部科学省、農林水産省」「社会福祉法人　全国社会福祉協議会」「全国民生委員児童委員連合会」「一般社団法人　共同通信社」を後援につけ、「こども食堂の理念やあり方について、講演会やシンポジウムなどを通して」考え、その地域にあったこども食堂を考えようと、全国にキャラバンを展開している。

　2016年4月福岡で行われた「こども食堂サミットin九州」に大分県医療生協副理事長が参加し、その後に中心となって組合員や職員からなる実行委員会を組織、大分県医療生協津留支部のたまり場「なごみの家」で月に1回の「つる子ども食堂」を始めている［寺田、2017］。「こども食堂」のノウハウや概念

第 8 章　食を通して暮らしをつくり守る「こども食堂」

を伝えることが、また、全国に仲間がいるという事実が、さまざまな分野の人を動かす原動力となり得ることは確かだ。

　地域で必要とされ、ボトムアップ的に増えていくイメージの一方で、2017年4月北海道の髙橋はるみ知事は、子どもの貧困への対応として、低所得世帯の保護者への就労支援などとともに、子どもに食事や居場所を提供する「こども食堂」への支援を挙げた[(8)]。週に1回や月に1回程度開催される「こども食堂」が、子どもの貧困のすべてを解決できるものではないことは容易に想像できるが、万能薬としての「こども食堂」というイメージが先行しつつあることもうかがわせる。

　上記調査が行われた背景には、「子どもの貧困対策の推進に関する法律」が2014年1月に施行され、「子供の貧困対策に関する大綱」が2014年8月に閣議決定されたことがある。政府として総合的に進めるとしており、内閣府、文部科学省、厚生労働省などの関係省庁が連携して、子どもの貧困問題に取り組んでいくことになっている。「子供の未来応援国民運動」として官公民連携によるプロジェクトもスタートしており、このなかには、「こども食堂」を行う団体も登録されている。今後さらに期待は高まるだろう。

　2016年秋、農林水産省は、2016年度から2020年度までの第3次食育推進基本計画を作成する過程で、「こども食堂」について検討し、2017年7月農林水産省ホームページに「子供食堂と連携した地域における食育の推進」のページを作成した。食育の推進という観点からみた「こども食堂」の意義について親子で参加する場合も含め、「(a) 子供にとっての貴重な共食の機会の確保、(b) 地域コミュニティの中での子供の居場所を提供等」とまとめている[(9)]。

(3) 西日本新聞朝刊　2016年11月17日　https：//www.nishinippon.co.jp/feature/tomorrow_to_children/article/289845　2017年12月14日閲覧
(4) 朝日新聞教育プロジェクト　http：//www.asahi.com/shimbun/nie/kiji/20160803/　2017年12月11日閲覧
(5) NPO法人豊島子どもWAKUWAKUネットワーク編著『子ども食堂をつくろう！　人がつながる地域の居場所づくり』明石書店、2016年
(6) こども食堂ネットワーク　http：//kodomoshokudou-network.com/index.html　2017年12月12日閲覧
(7) NPO法人「豊島子どもWAKUWAKUネットワーク」代表の栗林知絵子さんがツアーの代表、一般社団法人 全国老人給食協力会（2017年6月～全国食支援活動協力会に名称変更）が事務局。
(8) 「子ども貧困対策　道が「食堂」や就労支援へ　調査結果受け」毎日新聞2017年4月8日地方版　https：//mainichi.jp/articles/20170408/ddl/k01/010/230000c　2017年12月14日閲覧

国民運動として進めようとしているように思えるが、その「こども食堂」を担うところまで地域住民を育てるのは何であり、どう育つのかという視点はここにはないように思える。

2 原点の「気まぐれ八百屋だんだん　こども食堂」

いまは毎週木曜にオープンする「気まぐれ八百屋だんだん　こども食堂」(以下、「だんだん」と略記)は、東京都大田区にある東急電鉄池上線蓮沼駅を出て、大きな道路からすぐ横に入ったところにある。取材時（2017年8月）の「だんだん」の料金は、大人500円、大学生までの子どもは"ワンコイン"。それぞれが店内の貯金箱に入れている。現在の「だんだん」のスタッフは4～5人。衛生管理者の資格を店主である近藤博子さんがもっている。

(1)「こども食堂」誕生のきっかけ

「だんだん」を始める前、近藤さんは歯科衛生士として働いていた。健康を守ることを考えたときに、口腔ケアだけでなくその方のすべてを知らないとなかなか広がっていかないという認識があり、歯のことにプラスして何かやっていきたい、と考えていた。お子さんが3人おり、親が子どもの生活するエリアにいたほうがいいと考え、2007年に、遠くの常勤の職を退き、自宅近くのパートの仕事を始めた。週末だけの八百屋の配達の仕事をやってもらえないかと声をかけられ、泥つき野菜の仕分けができ、厨房があって小上がりもある、もと居酒屋の居抜きの物件を借りて始めることにした。この時は、何とか健康につなげていこうという思いで、「こども食堂」は考えていなかったそうだ。自分の子どもが数学につまずいたのを機に、知り合いの塾講師経験者に声を

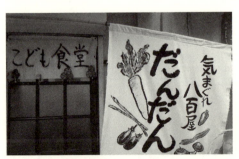

2017年12月改装前の入口

第8章　食を通して暮らしをつくり守る「こども食堂」

かけ、2009年夏休みから予習と復習をする学習支援を開催。9月からも続けてほしいと子どもたちから声があがり、「ワンコイン寺子屋」という名前でスタートした。

2010年、買い物に来た小学校副校長に、給食以外の朝夕の食事がバナナ1本という子が入学してきた話を聞いた。食事のことは地域で解決すればいいのではないか、と仲間数人と話し合いを始めたが、いまのように「こども食堂」の情報もなく、決まらないうちに時間が過ぎ、その子は児童養護施設に行ってしまった。それ以外の子に食べてもらおうと思い2012年に「だんだん」を始めた。スタート時は、3〜4人の仲間だった。「そういう子がいるんだ」とみんなびっくりして、原価300円はギリギリだが、その金額が払えない人は何とかしよう、と、「やってみよう」という感じでのスタートだった。

子どもだけでも受け入れてくれるところがあるか、と考えてみると、ファミレスは家族で行くところで入れないイメージがある。小学生だけでどうしたら入れるかを考え、子どものための場所、レストランみたいにおしゃれではなく、おばちゃんが食べさせる食堂みたいなところ、という意味で、「こども食堂」と名づけ、副題に「大人一人でも入れます」として、誰でも入れることをにおわせた。

2012年8月、はじめは手書きのチラシを買い物に来るお母さんたちに配り、18人の小中学生が子どもだけで参加した。子どもだけで入れる場所がうれしい、と「だんだん」がくり返しひらかれていった。

(2)「だんだん」のいま

「こども食堂」が全国に広がるきっかけは、豊島区のNPO法人豊島子どもWAKUWAKUネットワークのメンバーが「だんだん」を見学し、「こども食堂」を始めて、発信したことにある。2015年1月に子ども食堂サミット（主催は前述のNPO法人）に近藤さんが登壇し紹介され、「だんだん」にも取材や見学などがくるようになった。

2017年8月で「だんだん」は5周年を迎えた。家賃の支払いのために、各

---

(9) 農林水産省ウェブページ　子供食堂と連携した地域における食育の推進
　http://www.maff.go.jp/j/syokuiku/kodomosyokudo.html　2017年12月14日閲覧

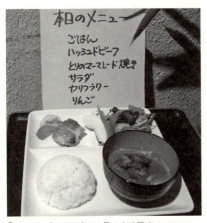

「だんだん」2017年12月のある日のメニュー

種講座などにも場所を提供し、集まったお金の一部を入金してもらう方法が生まれ、講座を増やしてみんなでこの場所を「シェアしましょう」と、形やあり方はどんどん変化している（2017年8月現在で講座は10を超える）。子どもの学習支援や講師からの申し出以外に、大人の学び直しをしたいという声から英会話教室が始まったように、この場所が新しい学びの要求の発見と実施に結びついている面もある。ワンコイン寺子屋は、マンツーマンではなく、文字通り寺子屋風にわいわいがやがや、塾とは違うゆるやかな居場所的な役割も担っている。同時に、「だんだん」に通うボランティアスタッフ（以下、「スタッフ」と略）さんで、ここが居場所になっている、生きがいになっている方もいるとのことだった。

　いまは、（遅い時間のお弁当の希望などをのぞいて）食事をあてにしてきた人に「ない」とは言えないため、断らないのが暗黙の了解。その日によって来る人の波が全然違い、読むことはできないが、足りなくなれば違うメニューで出している。

　2017年12月には建物がリニューアルされ、さまざまに使用可能な畳のスペースの追加、台所の改良などが行われた。

（3）つらぬかれる原点となる思い

　「だんだん」は子どもがひとりで来られるが、対象は子どもにかぎらない。「ワイワイ集まって楽しく食べる。まずいね、しょっぱいねと言って食べれば、それでおいしい」という。また、食事を提供するにあたって、いろいろな行事と食文化の連動も意識されている。家では経験できない子どもたちもいると、「今日は寒いから大根入りの味噌汁だよ」などと、食事を出すときにひと言つけ加えているそうだ。「おしゃれなものでなくていい、そのなかに食文化

や行事を取り込んでやっていくのが『こども食堂』」であるとの思いからだ。「こども食堂」の代金を"ワンコイン"としたのは、2017年の4月から。自分で店内の容器に入れてもらう。あとから開けてみると、ゲームセンターのコインもあるそうだ。1円でもゲーセンのコインでも外国のコインでもいいことになるが、「それぞれの家庭の事情がある」という。

　ここまで読んで、「だんだん」のすべてが「こども食堂」のためにあるように思われるかもしれないが、「こども食堂」は、たくさんある活動のなかの一つに過ぎない。「きっかけがこども食堂だと思っていますが、一番大事なことはこども食堂ではなくて、地域でネットワーク、お互いさまの社会が再構築できることだと思っています」というのが近藤さんの考えだ。一方、近藤さん自身には、お子さんが保育園に行っていた頃の父母の会の活動によるつながりがあったそうだ。当時は保育園にエアコンをつけるための街頭署名をしたりする時代。携帯もなければ延長保育もなかった。その頃に活動していた仲間たちがずっと、深くはないがいろんなところでつながっていて、「あのことはあの人に相談したらいいんじゃないかな」と相談にのってくれ、「それでたぶんやってこられた」とおっしゃっていた。地元のつながりというよりは、大田区のなかに点在するつながり、それもよかったとのことだ。

　また、近藤さんは「だんだん」で待っているだけではない。「子どもは選んで貧困になったわけではない。周囲の親や社会の状況をきちんと理解しないと、子どもにとって居心地のいい社会はつくれないのではないかと思っている。児童館などを訪ね、現場の声、いまのお父さんお母さんたちの状況を聞くようにしている。現場の声としての情報をもちながら、子どもたちをみている」とのことだ。

　ここで何かやっていると気になっていて、「こども食堂」なら私もと参加したスタッフや、料理が得意な方のレシピをあいた時間に教え合ったり、海外の方がスタッフとして参加する回があったり、誰もがかかわれるという「こども食堂」ならではのハードルの低さという利点を感じた。

　「ゆるゆるとして、地域のつながりを取り戻していく。そういうツールだという考え方で、『こども食堂』を始めていくのもいいのではないか」、また「大人が支えているつもりが、支えられているのかもしれない」ともおっしゃっ

ていたのがとても印象的で、地域で「こども食堂」を行うことの、子どもを直接支援する以上の意味を感じた。

3 さまざまに広がる「こども食堂」

(1) ワーカーズコープがかかわる「こども食堂」

　特定非営利活動法人日本労働者協同組合（以下、「ワーカーズコープ」と略記）では、「こども食堂」という言葉が誕生する前にも指定管理で運営する児童館や学童クラブにかかわって、食に関する事業を行ってきた。2017年2月時点でワーカーズコープの関連する「食の提供を通して、子どもや子育て親子をおもに対象とした居場所づくりの取り組み」は、全国で40を超える。

　児童館などを利用する小中学生の週末や長期休み中の様子から、昼食を食べていないように思われる子の存在や、生活習慣やリズムが乱れていることなどを感じ、「何とかできないか」と考え、「地域懇談会」を開催し、スタートにつなげてきた。

　2015年11月からは、ワーカーズコープ・三多摩山梨事業本部として、一般社団法人日本社会連帯機構の助成をうけ、「三多摩巡回子ども食堂・困り事相談会」という多摩地域の都市を巡回する事業を行ってきた。「子どもから高齢者まで、地域の方々が集える食事会として」、「医療・生活・仕事・子育てに関する相談を請け負う活動」と企画され、実施された。その根底には、地域で暮らすさまざまな年代の人々にとっての"食"の占める重要性に、ワーカーズが注目してきたことがある。子どもの食についてだけみても、十分な食事を得られない子どもの状況の把握、また、渡された食事代を安価なインスタント食品などの購入にあて、残りをゲームやカードの購入にあてる例などを把握したことが、「三多摩巡回子ども食堂・困り事相談会」の立ち上げの理由のひとつにあった。この事業もきっかけとなり、この事業本部の地域に「こども食堂」がさらに広がっていくことになる。

第8章　食を通して暮らしをつくり守る「こども食堂」

①「ひかりごはんフェス」

　ワーカーズコープが指定管理を受ける東京都国分寺市ひかり児童館は、JR中央線国立駅北口から徒歩15分くらいの住宅街にある。同じ建物内には、光図書館、光公民館、第一光町学童保育所があり、道路を挟んだ斜め向かいは、国分寺市立第二小学校の敷地である。ひかり児童館を会場にして（目的によっては光公民館も借りて）、「ひかりごはんフェス」を2016年5月から原則月に1回開催している。子どもたちがコンビニでお菓子やジュースを買って昼ご飯を済ませてしまったりする様子が気になり、地域の農家さんの協力を得て、スタートした。子どもたちの健康を考えた食材を使って昼ご飯をつくったり、地下ホールでピアノコンサートを行ったりする、いわばイベント型の「こども食堂」といえる。2018年2月現在の食事代金は、乳幼児50円、小学生100円、大人250円である。最近では、国分寺市の農業と野菜のすばらしさをPRする国分寺市の進めるこくベジプロジェクト（「まち・ひと・しごと創生法」に基づく地方創生先行型事業）の生産者から地元野菜の提供も受けている。また、2017年夏には「夕ごはんフェス」を初めて開催し、そこでは長く児童館を利用しているという中学生の女の子たちも手伝っていた。その地域に合わせ、変化が続いている。

②「あおばこどもの居場所」

　東京都府中市においては、「あおばこどもの居場所」がスタートしている。場所は、西武多摩川線の多磨駅と白糸台駅の中間くらいの住宅街にある一軒家だ。ワーカーズコープが運営している地域福祉の訪問介護、デイサービスなどの事業をしている「あおばケアサービス」を使用し、ケアサービスの職員と、地域の方々によって運営されている。別の日に同じ場所を使用して、小中学生への学習支援を、週1回火曜に行っている。「こども食堂」の回数は月に1回の日曜日11〜15時。チラシを使って近所の町

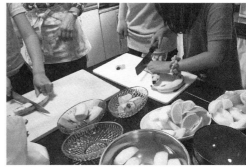

「あおばこどもの居場所」で手伝いをする子どもたち（2017年4月）

内会に回覧板などで周知される。子どもは無料、大人は300円で1食が食べられる。活動には日本社会連帯機構の助成金が使用され、また、JAマインズ多摩支店などから不ぞろいの野菜など食材が事前に届けられる。

「あおばこどもの居場所」は2016年8月に動き出した。「あおばケアサービス」側には、場所を提供したい、地域に貢献したいという思いがあり、一方、この地域の民生委員さんは、学習支援や居場所づくりをしたいと思っていた。この地域の文化センターで行われた社会福祉法人府中市社会福祉協議会の「わがまち支えあい協議会準備会」に出たところ、「こども食堂」をやりたいという話が出て、「夏休みに体重の減ってしまう子がいるので、やろう！」ということになった。最初はご飯だけを月に1回出していたが、2016年10月から週に1回の学習支援を行うこととなった。来てほしいと思う子どもが何人かおり、お母さんに声をかけて連れてきてもらったが、ほかは、近所にチラシを個別にポスティングし、回覧板でまわしてもらったとのことだった。

取材にうかがった日には、子どもの参加者は15人ほど。大人はスタッフや見学者などを含め入れ替わり立ち替わり約15人。子どもだけの参加以外に、母と子の参加、両親と子どもの参加など、多様な参加の形があった。ふだんの子どもの参加は8〜12人で、常連さんと呼ばれるほどよく参加する子が5人ほどいるとのことだった。昼食をつくっている間、子どもたちは、宿題をみてもらったり、遊びに行ったり、台所をのぞいて手伝ったり、と自由な雰囲気で、まるで大所帯の家庭のようだった。遅れて来てももちろん食べられたが、できあがったご飯を、スタッフを含めたみんなでなるべく一緒に食べるようにしていた。

この日は、サラダとコマツナの胡麻和えと、餃子の差し入れがあったので水餃子のスープをつくっていた。旬のもの（たとえば1月には餅、3月にはちらしずし）を出すと心がけており、この日はタケノコご飯をつくることになっていて、タケノコと調味料を購入してあった。2016年の12月は、府中子ども劇場と一緒のクリスマスパーティーだった。カボチャのケーキがつくられ、ビブラフォン奏者3人を演者とし、コンサートを行った。チラシを回覧板などで配布した結果、ほとんどがこの地域の大人、子ども合わせて50人ほどが参加した。「食べるのも文化、舞台を見るのも文化」とスタッフの方が話していたのが印

象的だった。訪れた前月の「こども食堂」では、食後に参加者とスタッフが、お米を持ってきてくれるお米屋さんから、「お米ができるまで」と、「どうしたらお米がうまく炊けるか」を話してもらい、一緒に学んだ。

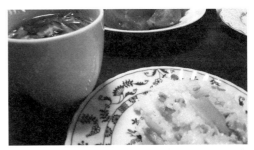

「あおばこどもの居場所」のメニューの一部（2017年4月）

翌月のこの日も「無洗米のおいしい炊き方」、「教職課程の学生は、バケツ稲を育てるが、稲を育てたことがないと聞いた」など、そのときのことを話題にしながら、スタッフ間で作業を進めていた。

衛生面は、もともとデイサービスの施設なので、施設長さんが関係の資格をもっている。スタッフのなかには、民生委員・児童委員も複数参加されていた。お手伝いの方は、ここで知り合ったという方も多かった。

「地域を知らないとこういう会はできない」とスタッフの方が言っていたが、当日、一通り食べ終わり、一段落ついたところで、スタッフ内の次回の話し合いが始まった。炊き込みご飯をつくることが決まり、肉の仕入れ先や個人で持ってくるもの、JAさんの野菜から何かをつくること、フルーツが届くこと、翌月にはパンが届くことなどが確認され決まっていく。このような次回の「こども食堂」に直結する内容だけでなく、助成金についての話を聞いてきた報告、どこの助成金に申請するかという相談、助成金をあてにしてやっていくと立ちいかなくなるのではないか、ステップアップして発展するときに何をするかなど、今後のあり方を含めた議論もその場で行われていた。

（2）大学生が主体の「子ども食堂 peco」

大学生のかかわる「こども食堂」も多くあり、またできつつある。地域と離れるようだが、大学の立地にかかわり、少し広い範囲での地域とつながる。2017年になって、全国各地の大学での「こども食堂」の開設を新聞報道などでみるようになった。栄養士、社会福祉士、臨床心理士、教員などの養成を担うその大学ならではの、さまざまな専門を活かした支援が可能なことが特

徴だが、学生そのものの学習にもつながるというねらいもあるようだ。

　神奈川県相模原市で活動する「子ども食堂peco」は、大学生が中心となって運営している「こども食堂」だ。おもに近隣の、教員や管理栄養士を目指す大学生が中心に参加しており、「ただ食事を食べるだけでなく、大学生スタッフと一緒に料理をつくったり、ご飯を食べながらお話をしたりすることを大事にしている」[10]。

　大野南地区地域活性化事業交付金の助成を受け、2016年2月に南区保健福祉センター3階調理室を利用してスタートした。現在は、「ユニコムプラザさがみはら」に開催場所を移している。「ユニコムプラザさがみはら」は、小田急線相模大野駅という大きなターミナル駅から直結するペデストリアンデッキで行くことができる「地域活動や市民活動を行う市民と高度な専門性を有し、豊富な人材を抱える大学が連携して、福祉、健康、環境など、さまざまな分野に関する地域の課題解決や活性化を図り、快適で魅力あるまちづくりを推進する"大学センター型"と"市民センター型"を融合した新しい施設」とされている施設だ。「子ども食堂peco」では、第2・4水曜の午後6時から、参加費大人300円、高校生150円、中学生以下無料で食べることができる。

　以下、2017年8月の第57回社会教育研究全国集会第一全体会での代表千葉ゆりのさんの報告から様子を追ってみよう。中学生の勉強会の活動をしていたときに、学校と家庭以外の居場所が少ない子どもたちの居場所の必要性と、孤食、偏食、欠食など食に不自由する生徒が少なくないことを感じた。そこで、第3の居場所として、食事ができる場所pecoをつくった。大事にしていることは、大きく「食事」、「居場所」、「連携」に分けることができる。

　「食事」では、メニューは管理栄養士を目指している学生が作成し、相模女子大学の先生やゼミ生からのレシピ提供を受けて、バランスの取れた食事を心がけている。「すべて食べよう」ではなく、「一口食べてみて」と声かけして、食べることが好きになるように働きかける。つくる・片付ける段階では、生活づくりの一環と考え、ただのお客様ではなく居場所づくりの一員として「できたね」「やったね」と声をかけ、少しでも自信をつけてもらえるようにしている。

　「居場所」では、大学生スタッフが身近なロールモデルなので、5年後10年

第8章　食を通して暮らしをつくり守る「こども食堂」

後の未来がみえるように、他者との関係性を築ける場であることを大切にしている。相模女子大学以外に北里大学・女子美術大学など、複数の近隣の大学生がかかわる。深くかかわりすぎて問題が起きないように、安心して相談できるように注意して、大学生へのルールづくりもしている。

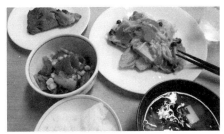

子ども食堂pecoのある日のメニュー。ご飯、豆腐とわかめと長ねぎの味噌汁、白身魚の五目野菜あんかけ、チンゲン菜のごま酢和え、チョコチップスコーン（2018年2月）

「連携」では、食材として、家庭菜園の野菜や冷凍の鶏肉、お米などを提供してもらっている。また、いただいた寄付金で冷蔵庫を買うことができた。

「こども食堂」をやってよかったと思うのは、おいしそうに食べている子どもたちの顔が見られること。高学年の子がサポートしてくれるようになったなど、子どもたちの成長が見られること。スタッフ自身も料理が身近になり

子ども食堂pecoのこの日の調理の工程表。献立1品ごとに担当する大学生スタッフを振り分け、作業手順と時間の目安が詳しく書き込んである（2018年2月）

(10) 子ども食堂peco　https://peco-sagamihara.jimdo.com　2017年12月12日閲覧

手際もよくなるが、コミュニケーションの点において成長できることもよかったとのことだ。

　気になる点としては、スタッフのスケジュール管理や人数の確保の問題、「届いてほしい層に届いているのか」という不安もあるとのことだった。今後の課題として、メニューの改良、安定した資金、食材調達、広報の充実を挙げていた。

　「第2・4水曜にあそこに行けばやっている」と、子どもの居場所にしたいとの思いを語っていた。孤食の解消や困窮世帯の子どものためを当初は目指していたが、いまは「社会性を身につけたい」「大学生とかかわりながらできる場」として母親と参加する子どももいるとのことだった。それも含めて「いろんな子どもたちの居場所づくりになればいい」と大学生自身も変わったことをうかがわせる「子ども食堂 peco」である。

（3）公民館発の西東京「わいわいクッキング」

　公民館でも「こども食堂」ができる例として、東京都西東京市田無公民館の例を公民館だよりなどの文書から取り上げる。2014、2015年度に、社会問題講座「子どもの貧困に向き合う地域をつくる」「同パート2」を実施し、学ぶ

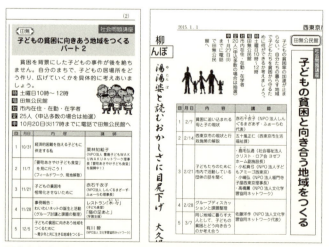

西東京市公民館だより（右：2015年1月1日号、左：2015年10月1日号）

第8章　食を通して暮らしをつくり守る「こども食堂」

なかで自分に何ができるかを参加者が考え合った。その2014年度の受講者が、サークル「西東京わいわいネット」を立ち上げ、2015、2016年度の同公民館主催事業（子ども食堂「わいわいクッキング」）に協力した。「公民館が把握しているところでは、現在、市内にはこども食堂が5ヵ所あり、それぞれの方法で子どもたちを受け入れています。自分を受け入れてくれるおばさんやおじさんと出会う子どもたちにとっての居場所は、地域の中に新しいつながりを生み出しています」[11]。この「わいわいクッキング」は、前述の「こども食堂ネットワーク」のホームページにも掲載されており、第3土曜11時〜14時に開催され、参加費が子どもは無料で大人が300円であることは、インターネットから検索も可能だ。

4　「こども食堂」は食を通して暮らしをつくり守る

　辻　浩は、「こども食堂」やひとりぼっちの夜をなくすトワイライトステイやナイトステイなどの取り組みを挙げ、深刻な貧困のなかでの市民と行政の協働としての人間関係の再構築であるとし、「子どもの成長に刺激されて、親が自分の生活を立て直す意欲をもつこともめざされている」と保護者まで含めた取り組みとして位置づけている［辻、2017］。これからもわかるように、「こども食堂」が各地で実践されていくなかで、「こども食堂」をめぐる考え方も、世間一般には貧困対策とだけとらえられることも多かった当初から大きく変化しつつある。

　「こども食堂」は、いまのところは都市部に多いようにみえる。それは子どもだけで参加できることを目的の一つと考えたときに、歩ける範囲につくれるという利点もあるだろうし、単純な人口の多さもあるだろうが、都市圏での産業の空洞化、商店街の空洞化、つながりの空洞化、生活と切り離されたところで暮らす都市の人間の状況をより表しているのかもしれない。また、大都市と地方という単純な比較でも「こども食堂」の必要性の感覚が違うが、

(11)「市内にひろがる子ども食堂〜きっかけは公民館〜」「西東京市公民館だより」2016年11月1日号

地方には地方の「こども食堂」で解決したいと願うような課題が存在するだろう。地域の課題が地域によって違うように、多様な「こども食堂」が存在してよいし、多様であることにこそ意味があると思われる。

きっかけはなんにせよ、いざ「こども食堂」を始めてみると、子どものことだけを考えていればよいのではなく、資金面や食材の確保やボランティアの申し入れなどなど、より広範囲なネットワークと、行政と、地域と、保護者と、ボランティア同士と、さまざまな関係性を「食」を中心に構築せざるを得なくなる。「だんだん」のスタートには自分の子どもが保育園に通っていた頃に培われたネットワーク、「あおばこどもの居場所」ではボランティアに子ども劇場の関係者や民生委員などが存在し、自治会の活動として行っているところもある。これらは、すでに人のつながりという地域の資源があるところに、「こども食堂」という枠組みが生み出され、もしくは提示され、資源をうまく活かしてその他の取り組みが生まれつつあるのである。どんな形であれ「こども食堂」をつくろうとすること自体に学習が必要となり、つくってみて実践していくなかで、子どもについてだけではない地域についての知識の獲得や、地域に存在する課題への気づき、運営に必要な人間関係の構築などの学習がさらに積み重なる。つまり、つながりをつくる以前のもととなる「人」を育てていける場に「こども食堂」がなっている。

また、「こども食堂」を名乗るかぎり、食との関係は切り離せず、食材を提供してもらうという立場でありつつも、季節や行事の際には、(それまで各家庭が担うと期待されたことだが)それに見合った食事を提供しようという思いが感じられる。子どもの抱える課題を、「食」を通じて何とかしようという人たちであるからこそ、「食」へのこだわりがあるようにも感じている。また、「こども食堂」でのボランティアを、専門でなくてもよい調理や配食、子どもとかかわることと考えたときに、子育てが一段落した世代でふだん家事を担っている主婦や、ボランティアをする専門性が自分にはないと思っている人にとってハードルが低いことも、「こども食堂」の魅力と考えられる。

「こども食堂」は、それをつくろうとする動きが"その地域"に広まることだけで、子どもの貧困というみえにくい問題への理解が広がっていく可能性のあるものだ。そして「こども食堂」ができれば、困っている子どもが安心

して食べたり居たりできる場所となる。「こども食堂」ができたことで、地域が変わり、子どもを含むさまざまな人が生きやすい環境や社会に近づいていくことになると考えられる。

　「こども食堂」だけでは問題の本質的な解決にはならないが、「こども食堂」はかかわる人がより良く生きていけるための優れたきっかけになる。その「より良く」には、子どもと大人の関係性はもちろん、地域の大人同士の関係性の創造も含まれるだろう。親から子への貧困の連鎖が問題とされるが、連鎖を打ち切る手だての一つに、その関係性がきっと役立つのではないか。「こども食堂」で子どもにかかわるすべてを解決しようとしているようにさえみえる方向性には私は批判的だが、さまざまにかかわる人が増えることで子ども以外も含めたすべての人の暮らしが変わり、誰もがより良く生きることができる暮らし、地域に、一歩でも二歩でも近づけることには異論がない。

　いま求められているのは、実践に伴走しつつ行き詰まりを解消するような学習やネットワークの構築への支援、その先を見通す力量の形成ではないか。それは本来社会教育が得意としてきた分野ではなかったか。子どもの貧困が地域の課題であるならば、その問題に住民自ら気づき、調査し、解決しようとする人々を育てる、たとえば西東京市のような取り組みが、もっと社会教育として起こっていてもよいように感じている。

　つながりばかりを重視すると本当に支援が必要な貧困な子どもが見落とされてしまうのではないか、という声もある。民間である「こども食堂」にできることはかぎられている。もっと大きな枠組みで、すべての子どもを落とさないようなセーフティーネットの整備も、同時にされるべきである。

　　　　　　　　　　　　　　　（いわまつ まき　明治大学非常勤講師）

［引用・参考文献］
　朝日新聞取材班『子どもと貧困』朝日新聞出版、2016年
　辻浩『現代教育福祉論 子ども若者の自立支援と地域づくり』ミネルヴァ書房、2017年
　寺田希望「広がり始めた「子ども食堂」の輪 子どもと大人 つなぐ居場所に」『MIN
　　―IRENいつでも元気』2017年3月号、保健医療研究所

Part Ⅲ
国際社会に広がり発信される食の安全と食文化
―国際的展開―

PartⅢでは、食の安全を守り、生産者と消費者が連携する食の市民運動が国際的にどのように展開されているか、グローバル化する社会において国境を越えた食への取り組みの動向に注目する。

　ファストフードに抗するイタリアのスローフード運動は、160ヵ国に波及する国際運動となっている。ドイツではチェルノブイリ原発事故を機にオーガニック食品を求める女性たちの運動が活発化し、市民意識を変えていく。韓国でもオーガニック食品を広げる運動から食の問題の社会的発信が広がり、発展途上にある地域では、貧困の克服、食と暮らしを守ることが共通課題となっている。

　食への取り組みは国連の提起する持続可能な開発目標（SDGs）実現の過程にほかならない。

第9章

イタリアのスローフード運動と食教育の推進

佐藤　一子

1 ゆっくりと食を味わい、団欒を楽しむという生活の質の探求

　世界中にその名を知られている市民活動団体イタリアスローフード協会（Slow Food Italia）は、1986年にイタリア北部ピエモンテ州クーネオ県の人口3万人の町ブラで若者グループが母体となって誕生した。戦後イタリア社会で自主的な市民文化活動を各地で展開していたイタリア文化レクレーション協会（ARCI）の地域グループとして、地元のおいしい食材や地域特産のワインを愛し、団欒を楽しむことを通じて、食のあり方や地域文化としての食を考える新たな市民活動団体アルチ・ゴーラ（ARCI Gola 喉の意味）から国際的なスローフード運動が展開されるようになり、1989年に「スローフード宣言」が発表される。

　スローフード運動の提唱に対して、ヨーロッパ諸国、アメリカ、日本、アルゼンチンなど15ヵ国の団体が賛同し、国際スローフード協会（Slow Food International）が発足した。現在では、160ヵ国、1500の地域組織、約100万人の支援者がいる。グローバリゼーションのもとで世界中を覆い始めていたライフスタイルのスピード化、ファストフードに対抗する社会哲学としての「スローフード」の考え方が国境を越えて共感されたのである。シンボルマークはかたつむりである。「スローフード宣言」には次のような一文がある。

「我々みんなが、スピードに束縛され、そして、我々の慣習を狂わせ、家庭のプライヴァシーまで侵害し、ファストフードを食することを強いるファストライフという共通のウィルスに感染しているのです。(略)我々の反撃は、スローフードな食卓から始めるべきでありましょう。ぜひ、郷土料理の風味と豊かさを再発見し、かつファストフードの没個性化を無効にしようではありませんか」[ニッポン東京スローフード協会、2001、2頁]。

日本でもファストフードの普及によって家庭のライフスタイルは大きく変わった。だからこそ、スローフードに共鳴する動きも各地で起きている。グローバルな市場のもとでの生産・流通構造の変化と国民生活の変貌のもとで、

✳︎イタリア文化レクレーション協会 (ARCI)

イタリア全国で自由な文化レクレーション活動を推進するサークルの連合体で、約100万人の会員を有する。イタリア統一運動期の政治指導者ジュゼッペ・マッツイーニの社会連帯主義的な思想の広がりのもとで、相互扶助協会が市民の出資で人民の家を設立し、民法上の共有施設として地域ごとに学習文化レクレーション活動、医療福祉、困窮者支援活動などを展開した。ファシズム期に国家統制のもとに置かれたが、戦後、1957年に団体結社の自由、市民団体の連合主義 (associazionismo) の理念を掲げ、全国組織として発足した。規約第2条に「ARCIは、文化・スポーツ・娯楽の経験を共有したいと願い、また、無知、不正義、差別、孤独のあらゆる形態に対して闘おうとするすべての労働者・青年・婦人・市民の団体である」と規定されている。

2000年に制定された社会的活動促進団体法により法人格を取得し、内部の事業グループも社会的協同組合などの法人資格を取得して、EUや州の助成による多様なプロジェクトを実施している。2010年代に活動拠点人民の家5000ヵ所、会員120万人、20州すべてに地方組織が設立されている。活動分野の広がりとともに、環境同盟 (Lega Ambiente)、食文化団体アルチ・ゴーラ、青少年活動団体アルチ・ラガッツイ (ARCI Ragazzi) などが組織的に独立し、専門性をもつ市民活動の発展をみている [佐藤、1984・2008]。

ゆっくりと食を味わい、団欒を楽しむという生活の質を探求するイタリアスローフード協会の理念と活動はどのように発展してきたのか。創設期から長く会長を務めたカルロ・ペトリーニが主張する「おいしい、きれい、ただしい」の食運動の理念はどのような背景から提起されたのか。とりわけ、その組織のあり方として地域支部を重視し、地域ごとに生産者から消費者に至るネットワークを形成していること、そして子どもたちへの食教育を大切にして、次世代にスローフードの文化を継承していくために大きな努力が払われていることに注目しつつ、本章ではイタリアスローフード協会の活動の実態と食教育について検討することにしたい。なお、食教育（educazione alimentare）はイタリア独自の理念に基づいて展開されているため、日本の「食育」の用語と区別して「食教育」の訳語を用いる。

2 非営利社会活動団体としてのスローフード運動の展開

(1) スローフード運動の理念

　食文化団体アルチ・ゴーラは、地元の食材や料理を愛好し、ピエモンテ州クーネオ県特産の赤ワイン、バローロの試飲会を行い、郷土の食材に着目していた。まさにこの時期、1986年にピエモンテ州赤ワインのメタノール混入によって数百人の中毒（死者22人）を出すという事件が発生し、イタリアワイン全体の輸出額も35％減少する深刻な事態に陥った。メタノールは質の悪いワインのアルコール度を上げるために業者が混入したものである。創設期からスローフード運動を担ってきたダニエレ・ブッティニョル（現イタリアスローフード協会書記局長）は、「その段階からスローフード運動がピエモンテのワイン再生の出発点となった」と語っている[1]。

「おいしいもの、おいしいワインを楽しむ」ことは、かつては富裕層のぜいたくととらえられていた。しかしメタノール混入事件をきっかけにして、ア

---

(1) イタリアスローフード協会書記局長ダニエレ・ブッティニョル氏（Daniele Buttignol）への聞き取りより（2016年11月25日、ブラのスローフード協会本部）。

ルチ・ゴーラは、生産物が誰の手でどのようにつくられているか、消費者が生産者の顔を知ること、食品添加物の社会的規制、生産物と環境の関係を知り、地域とのきずなを深めることなどに関心をもち、歴史、社会、文化としての食の哲学(gastronomy)と出会うことになった。ペトリーニはフランスのジャン・アンテルム・ブリア・サヴァラン著『味覚生理学』(1825)を引用し、「ガストロノミー」を次のように説明している。「食べ物は現在の世界の複雑さと過去の歴史の多様性、交錯した文化、異なった生産哲学がいくつも層になったものを反映している」。「ガストロノミーは、食べるという人間のすべての行為にかかわるテーマである。それは品質を判断するのに役立ち、選択を容易にしてくれる。ガストロノミーは知識に基づいた喜びを経験させてくれ、それを楽しんで行わせてくれる」[C. ペトリーニ、2009、57頁・79頁]。

1986年はチェルノブイリ原発事故とも重なる。ワイン再生への数年間の過程で、食を通じて「生活の質」を探求することは、すなわち食と社会・環境・文化、生産・流通・消費、次世代への継承をみすえたグローバルな市民運動としての意義をもつことが自覚されたのである。

イタリアスローフード協会規約第1条「原則とビジョン」には以下のように明記されている。「イタリアスローフード協会は、非営利で民主的、社会的、文化的推進と人間の形成を目指す全国組織である。おいしい、きれい、ただしいの原理に基づいて活動するボランティア団体であり、特に食の分野で、基本的人権、環境と共有財の権利を守る。食は環境と調和した持続的な発展と切り離すことはできず、すべての人が食の喜びを得られることを目指す。イタリアスローフード協会は、自ら創設した国際スローフード協会の一部であり、ここでは哲学を広げ発展させるために活動する」。

第3条の目的として19項目が掲げられているが、特に第1項に「すべての人にとってのおいしい、きれい、ただしい食への権利、五感で感じるおいしさ、生産・流通・消費過程の環境的持続性、食のネットワークに属するすべての人の尊厳、社会的正義の尊重」と記されているように、食の基本権の主張とともに、生産・流通・消費のグローバル社会の構造の問題、環境と食の生産における生物多様性の擁護など、人類的、地球的視野で課題が広くとらえられていることが注目される。他方で、地域に伝承されてきた固有の食文

化を守ること、記録化と再生、土着民の権利、在来食材の生産方法の伝承など、地域の個性と文化的多様性にも関心を向けている。そのうえで、これらの課題に取り組むためには若い世代の食教育、味覚を育むことが必要不可欠であるとして、プロジェクトのなかでも食教育を重要視しているのである。

これらの課題意識は、同じ時期にARCIから独立発展したイタリア環境同盟やアルチ・ラガッツイなどとも響き合うものであり、21世紀に向けたグローカルな市民運動の方向性を先駆的に示している。ともすれば日本ではスローフードについて、イタリアの豊富な食材や郷土料理の豊かさを中心に語られることが多い。しかし、「我々のすべてのプロジェクトは、生物多様性の維持と食教育の二つのコンセプトによっている」とブッティニョルが述べているように、食をめぐる社会的・人類的な課題に取り組むことこそがイタリアスローフード協会の基本精神であることをふまえる必要がある[2]。

(2) スローフード運動の組織とプロジェクトの推進

イタリアスローフード協会の規約に基づき、地域レベル、州レベル、全国レベルに運営機関が置かれている。地域支部（condotta）は自治を保障されて活動する最も身近な組織で、イタリア国内に270ヵ所存在する。国際スローフード協会の規約では支部（convivium 共生の場）という名称が用いられており、地域で共生する共同体の意味合いが込められている。州組織は2006年に発足し、20州のうち現在16州に設立されている。地域支部の会員から選出された執行機関をもつ。全国委員会は、会長・副会長、国際協会会長、書記局長など80人で構成され、会長、書記局長など7人の常任委員会によって日常の運営が行われる。全国大会は4年に1度開催される。

イタリアスローフード協会の会員数は2015年段階で5万3000人で、男性6割、女性4割と男性のほうが多い。年齢層は13歳以下の子どもたちから60代以上のシニア層まで、各世代にわたっている。会員の職業分野も多様である。被雇用者、自由業についでレストランや旅館経営者、食品・飲料の生産・流通業者、教師、学生、企業家などが多く、主婦は約1％である[3]。

---

(2) (1) と同じ。
(3) スローフード協会本部提供、組織状況データより。

イタリアでは生活協同組合や社会的協同組合、また農村地域の民宿を中心とするアグリツーリズムも活発である［宗田、2012］。スローフード協会は地域でこれらの諸組織や生産者組合と連携しながら、消費者と生産者の出会いを大切にする場づくりを進め、全国・国際レベルで食の安全、環境との共生、食の豊かさへの権利を主張する非営利団体として影響力を広げてきた。

2014年の第8回全国大会では、「スローの女性を支える」というテーマで、活躍する女性たちの事例が紹介された。家族経営のオステリア（食堂）で働きながら、スローフードの理念に共鳴して地域支部の活動を担う女性。大学を卒業して民間企業に勤め、人間らしい生活を求めて山村に移住して兄とともに伝統的生産方法によるチーズづくりに励む女性。大学就学中にオリーブオイル精製工場を経営していた父が急逝、慣れない搾油の技術を学びながら、出会った現在の夫とともに有機農法オリーブ栽培を選択して、多くの取引先、愛好家、専門家にも認知されるようになった女性。いずれもスローフード協会の推奨する食材の生産や後述するテッラ・マードレ（食の国際会議・展示会）にかかわっているスローフード協会の活動家である[4]。

アルチ・ゴーラは、「食を楽しむ」地方的で男性中心の社交の側面もあったが、その後、食品の伝統製法や有機農法、農家レストランなどに従事しながら地域や州のプロジェクトを担っている女性会員も増大した。近年、学校菜園での食教育の取り組みで、学校教員や子どもたちの参加も活発化している。

ピエモンテ州ブラのスローフード協会本部は、国際協会事務局、出版部などスタッフ約100人が働く大きな非営利組織である。出版部では100冊以上の本を刊行している。発足時から共に歩んできた協同組合が敷地内でオステリア「ボッコン・ディ・ヴィーノ」を経営している。

1989年の国際スローフード協会発足以来、国際的に取り組んできたプロジェクトは大きな成果をあげている。1996年から始まった味のサロン（Salone del Gusto）では世界各地から貴重な伝統食材が持ち寄られた。その一環として「味の箱船」（絶滅に瀕する優れた食材を救う）によって稀少な食材を生産する小規模農家を応援する趣旨で、1999年からイタリアのプレシーディオ（地域固有の優れた伝統的食材）の選定が始まった［C. ペトリーニ、2002、163—176頁］。523種が認定され、1万3000人の生産者とのつながりが形成されている。

第9章　イタリアのスローフード運動と食教育の推進

大規模経営化のなかで危機にさらされている小規模生産者の伝統的食材や安全性を考慮した家畜飼育、在来製法による食材を保護するため、2003年には生物多様性のためのスローフード財団（Fondazione Slow Food per la Biodiversità Onlus）が設立され、国際レベルで小規模生産者の支援政策の協働も進めている。そのことが地球温暖化などの環境悪化を防ぎ、生物多様性を保ちながら田園や土壌を守り、持続可能な地球を守る道であることを広く国際社会に訴えているのである。

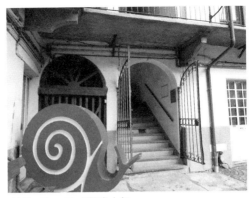

イタリアスローフード協会本部

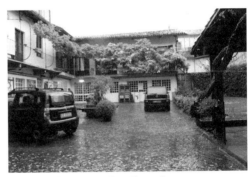

オステリア「ボッコン・ディ・ヴィーノ」

　スローフード協会の最も大規模なプロジェクトは、味のサロンとあわせて開催されるテッラ・マードレ（Terra Madre 母なる大地の意味）という国際会議である。2004年にはトリノに130ヵ国から5000人の代表者、農民、漁民、職人、遊牧民、青年、高齢者、料理人、研究者などが参集した。隔年の開催で2008年には150ヵ国から2000の食団体、7000人の代表者、数万人の賛同者が参集する大規模な取り組みに発展した。ここからグローカルな農業市場のネットワークも誕生している。

　現在最も力を入れている事業の一つは、「アフリカに1万の菜園を」の国際プロジェクトと「味覚に敏感になる食教育」のプロジェクトである。アフリカには卓越した生物多様性が残されており、菜園づくりによってその保護と

(4) 第8回イタリアスローフード協会全国大会、2014年の大会報告・資料より。

飢餓救済を目指す若者のネットワークが活動している。すでに3500の菜園が実現され、子どもたちや学校教員を巻き込みながら広がっている。

そして味覚の教育では地域や学校の菜園づくり、学習を通じて食材や郷土の食文化に学ぶ講習会「食のマスター」（Master of Food）が全国で推進されている。2004年には正規の高等教育機関として食科学大学（Università degli Studi di Scienze Gastronomiche）が設立された。国際的に例をみないガストロノミーの大学である。

ペトリーニは『おいしい、きれい、ただしい』と題する2005年の著書で、古典的なガストロノミーに対して環境と共生する「新しいガストロノミー」を提唱した。「農業とエコロジーは一つのもので、どちらもガストロノミー的なものでなくてはならない。これが食料を生産する唯一の持続可能な方法であり、食のシステムを特徴づける多様性を守り、調和をもたらす多角的な学問となる。……持続性のある未来への真の道のりと私が考えるもので、アグロエコロジーと定義されるものだ」[C. ペトリーニ、2009、94頁]。

2000年代のプロジェクトの推進を通じて、特に「きれい」と「ただしい」という概念が「新しいガストロノミー」の原則として共有され、世界各国、そして国際機関の食糧政策にも影響をもたらすようになった。

3 トスカーナ州スローフード協会の地域プロジェクト

トスカーナ州スローフード協会は34の地域支部、約3800人の会員を有し、全国的にもピエモンテ州についで規模の大きな州組織である。近代以降人民の家やボランタリズムの伝統が色濃く、市民活動と行政との協働も進んでいる地域であり、州組織発足時の2006年にはトスカーナ州と合意書を取り交わして「新しいスローフード運動の実験場となる」ことを目指してきた[5]。

代表のラファエッラ・グラーナは元小学校教員で、数少ない女性の代表である。トスカーナ州ピサ県の人口2万数千人の町サン・ミニアートの住民で、役所の観光局政策委員長を経て2004年から2009年には副市長を務めた。この経験を通じてスローフード運動と出会い、地域の伝統食の継承、子どもた

ちの食教育、学校菜園の開設に努力する。彼女は2010年にトスカーナ州組織の代表に選ばれた[6]。サン・ミニアートは伝統豊かな観光都市で「スローシティ」の連盟にも加入している［島津、2013］。

トスカーナ州では特徴的な伝統食材が豊富に伝承されている。その背景には貧しい生活のなかで食材のどの部分も捨てずに工夫して、たとえば豚の血液をサラミに加工するなどの努力がなされてきた。現在24のプレシーディオが認定されている。EU市場の新たな衛生基準を充足する技法を開発し、伝統的な製法を維持してきた。トスカーナ州組織は小規模伝統的食材を維持するために独自にプレシーディオを推奨し、特にマメ科の在来作物を認定している。

またトスカーナ州は全国に先駆けて学校菜園・地域菜園を設置し、現在80の菜園で食教育に取り組んでいる。テッラ・マードレを地域で開催するようにしたのもトスカーナ州が最初である。アペニン山脈山間部から海岸部、島まで広がる州域のネットワークを通じて多様なプロジェクトを推進している。州の独自性が発揮されている取り組みをいくつか取り上げてみよう[7]。

①スローの島（Isola Slow）

イタリアでも島部は観光地であっても、地元住民の高齢化が進み、伝統的な漁業も衰退している。観光開発によって農業は失われ、1960年代まで存続していた自立経済が維持できない状態になっている。州組織では、エルバ島でスローフードの食材市場を開催し、在来作物の再生を促している。地域支部が誕生したが、高齢会員が中心で青年層の参加は困難である。

②スロー・フォーク（Slow Folk）

州内の地域レベルで開催される伝統食材の展示会とあわせて民族音楽の演奏会を行い、外国人を招待してトスカーナの郷土料理を発信するイベント。ユネスコ認定の可能性も生まれている。フランスやスペインとの交流を行い、青年グループが演奏する。多様な形態で広がり、2010年代にはほかの州でも

---

(5) Slow Food Toscana, "…e cammina, cammina e cammina…, 2014―2018". (トスカーナ州スローフード協会大会報告・資料、2014年)。
(6) トスカーナ州スローフード協会代表ラファエッラ・グラーナ氏（Rafaella Grana）への聞き取りより（2016年11月17日、州組織の事務所）。
(7) トスカーナ州の活動については、(5)、(6) によってまとめた。

取り組まれるようになった。

③**再生エネルギーによる食材生産の共同体**

　小さな村の生産者の組合を単位に、バジリコ、チーズ、オリーブオイルなどの生産・加工過程で使われるエネルギーを再生エネルギーでまかなえるよう電力会社（ENEL）との対話を進めている。再生エネルギーと安全な食材という「きれい」で持続可能な食の共同体形成の試みとして広がっている。

④**学校・地域の菜園と食教育**

　80の学校・地域の菜園で、子ども、保護者、生産者、教師などが通年で野菜栽培や土づくりを行って活動している。放課後の自由な活動とともに、総合的な学習として学校のカリキュラムに位置づけられている部分もある。自治体、学校、生産者組合など多様な関係機関がかかわって協力している。

　アペニン山脈の山間部過疎地域では、トスカーナ州とエミリア・ロマーニャ州のスローフード協会が協力して地域菜園を設立し、生産者と協力して地元の食材を使った給食プログラムを実現した。学校の調理師や自治体職員の支援によるワークショップの開催、食教育のカリキュラム策定、地域経済振興の試みは、州内各地の小規模自治体の学校・地域の連携に発展している。

⑤**スロー考古学（Archeo Slow）**

　州全域の伝統食材のカタログを集め、「食の記憶のアーカイブ」を作成するプロジェクトで高齢の生産者や料理人から聞き取り、証言を収録している。いくつかの地域支部が食の伝承について、考古学や文化人類学と食科学の連携による研究・調査を行っている。学習講座を開催して、地域の食文化の歴史、食材の由来、製法などについて、生産者、料理人、消費者、研究者、教師、若者が学び合い、資料を作成するなど、意欲的な取り組みとなっている。

⑥**食と健康と幸福のボランティア活動**

　ボランティア活動が活発なトスカーナ州には、州法によってボランティア活動サービスセンター（Cesvot）が設置されており、35団体が運営に参加している。ボランティア養成講座に対する公的支援がなされており、地域支部が他のボランティア団体と連携して、食と健康の学習活動、ボランティア養成に取り組んでいる。

⑦公共施設（公園）内のオステリア経営

フィレンツェ市近郊の自治体スカンディッチには、全国でも稀有な公共施設内のスローフードのオステリア「ビストロ・デル・モンド」が設立されている。旧農園領主の館（アッチアイオロ城）と庭園が自治体に移管され公園として開放されている施設の再利用プロジェクトに応募し、指定管理者として施設の一部を受託して食堂経営を行っている。運営主体は地域支部が中心となって設立した法律に定める有限会社である。地元食材にこだわったオステリア

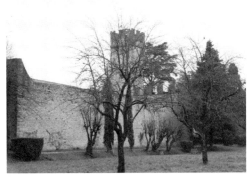
スカンディッチのアッチアイオロ城

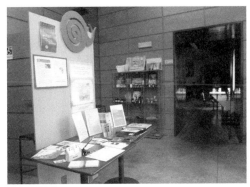
オステリア「ビストロ・デル・モンド」

で、結婚式や記念集会など市民の集いの場としても提供される。プレシーディオの食材の販売、書籍コーナー、スカンディッチ地域支部主催の食教育の講座・セミナー、味覚のワークショップ、スロー・フォークなどの催しにも活用されている。

以上、概観したように、トスカーナ州の活動にはそれぞれの地域支部の主体性と地域に根ざした独自性が表れている。山間部や島部の地域再生を目指すプロジェクトが自治体との協働によって推進されていることが注目される。

2014年の州大会報告では「近年、経済的な側面のみならず、文化、生活習慣の側面でも危機が深まり、連帯や共生の社会の様式が崩壊しつつある」と危機的な状況がとらえられている。このなかで「連帯のネットワークの構築、社会的弱者を支援する包摂的実践の豊かさ」がトスカーナ州スローフード協

会の特徴であり、「真の改革に向かう開かれた組織の実現を目指す」と表明している。なかでも小規模生産者の支援（地域に支えられた農業）、地域支部が相互に協力して共通のプロジェクトに取り組み地理的な偏りを正すこと、テーマの異なる他の市民活動団体と連携することなど、さらに力量を高める方向性を模索していることがわかる。「スロー・ジョブ」という表現で地域発展による雇用の拡大に目を向け、食を文化として音楽や美術と結びつけながら、「アイデンティティを取り戻し、共同体を回復する」ことを提案している。「テッラ・マードレは、私たちの家である」という宣言は、トスカーナ州の先進的実践の蓄積から生まれたビジョンであるといえよう。

4 スローフード運動が生み出した食科学大学と食教育の実践

(1) 食科学大学の設立と学際的研究・教育の探求

　スローフード運動では、五感で味わう食の喜びを権利として追求する一方で、食を選択するための知、複雑な歴史的社会的過程を理解する科学の重要性が指摘されてきた。ペトリーニは、「新しいガストロノミー」の提唱に際して極めて学際的な食科学の体系を提示している。その分野は植物学、遺伝学、物理学、化学、農業、畜産学、栽培学、文化人類学、社会学、地政学、政治経済、商業、技術、料理、生理学、医学、認識論などに及んでいる［C. ペトリーニ、2009、79—81頁］。

　2004年に設立された食科学大学は、学際的な科目と実習を重視した教育課程をもち、食糧政策や地域振興、食産業、食教育などの分野の人材養成を目指す高等教育機関である。スローフード協会が中心となり、ピエモンテ州、エミリア・ロマーニャ州と130余の食関係の企業が連携する支援協会が発足して私立大学として認可されるに至った。ブラの近郊、田園風景の美しいポレンツォに立地する旧王族別邸を校舎として再利用している。

　「食科学」の学士号が認定される学部（3年制）および短期課程（2年制）、大

第9章　イタリアのスローフード運動と食教育の推進

食科学大学の教育課程

名称	定員	修得単位
3年制学部（Undergraduate Degree in Gastronomic Science）学位・食科学（学士）	100人	ヨーロッパアカデミック単位180単位（15回の学習旅行を含む）
2年制学部（Graduate Degree in Food）学位・食（短期課程）	40人	ヨーロッパアカデミック単位120単位（2回の学習旅行と1回のフィールド研究を含む）
大学院マスター課程（5コース） Master in Food Culture & Communications Master of Gastronomy : Food in the World Master in Cucina Popolare Italiana di Qualità Master in the Slow Art of Italian Cuisine Master in Italian Wine Culture	25人 （各コース）	ヨーロッパアカデミック単位60〜90単位 3回の学習旅行と3〜4ヵ月のインターンシップなど、各コースに実習の規定がある

出所：食科学大学事務局提供資料より筆者作成

学院マスター課程（5コース）が設置されている。取得単位はEU、国際レベルの高等教育機関に通用する単位とみなされる。専任教員数は15人と小規模であるが、世界各国で実習を支援する約130人コーディネーターのネットワークをもち、各課程とも幅広い国内・国外実習が課せられている。2004年以降、学習旅行で56ヵ国を訪問した。日本とも交流があり、立命館大学、同志社大学との提携、山形県鶴岡市にも実習で教員・学生が来訪している。約500人の学生のうち52％は外国人で、ヨーロッパ、北米、南米、アフリカ、日本、台湾、韓国などからの留学生である。年間授業料は学部、大学院とも日本円で百数十万円と高額であるが、ここには実習費用や学生食堂の昼食費も含まれる。途上国など約3分の1の学生には奨学金が支給されている。

　食科学大学の国際部門の責任者で、食物生物多様性科学が専門のアンドレア・ピエローニ教授によれば、①学部カリキャラムは学際性を重視して自然科学・人文科学・社会科学の三分野が必修であること。②理論と実践の結合を追求しており、年間120ヵ所の実習旅行が企画されていること。③イタリア万能ではなく、すべてに開かれた「地中海主義」という真のイタリア精神に基づき、エコファシズムとは対極の自由な研究教育を実現していること。「スローフード協会は創設団体であるが、別の考え方があってよい。哲学、思

想を学び、持続可能なガストロノミーによって変革を求めることが重要」と、食科学大学の自由な学際的精神を語っている[8]。

　3年制学部カリキュラムの必修科目をみると、英語・イタリア語、統計学、経済学、経営学、社会学、文化人類学、栄養学、農業・食物史、動物学、生体臨床医学、心理学、作物栽培技術、情報学など、幅広い。学年が進むと、作物の生物多様性や味覚の生理学、地域的生産物の地理学、食品供給システムと技術、食物哲学とガストロノミーの対話など、食科学の専門的な科目名が列挙されている。選択科目では、持続可能な農業、ワインの質、ビールの味、食の安全、食の記憶のアーカイブ、食による元気の回復、ガストロノミーの環境デザイン、イタリア・フランスのガストロノミー、アフリカ大陸の食の主権と持続可能性、起業ワークショップなど、興味深い特論が並ぶ。

　学習旅行は年間5回(1回1週間)課せられ、1年次はイタリアのガストロノミーについてチーズやワインの生産現場で学び、2年次はヨーロッパ内外でワイン、オイル、食産業の課題、3年次はヨーロッパ内外でビール、農漁業、広域の流通などのテーマで学ぶ。卒業までにイタリア、ヨーロッパ各地、そしてヨーロッパ大陸以外も含め15回に及ぶ多様な実習を体験する。

　2年制短期課程では、起業のためのスキル、食産業・飲料の専門家養成を視野に、ワイン醸造や食と観光などのテーマで2回の学習旅行と200時間の現場研修（インターンシップ）が組まれている。

　マスター課程も食産業の多様な分野の職業に活かす特徴づけがなされており、いずれのコースも学習旅行に加えて3〜4ヵ月の現場研修を課している。

　食科学大学では、既存の栄養士やシェフ、あるいは学校教員の資格所得の課程はない。ピエローニ教授は、「制度をこじあけ、学際的な精神をもつ人材を養成する必要がある。一つの専門性では問題に対処できない。多様な学際的アプローチで考える力が企業でも評価されつつある。食科学大学の学生の卒論は非常に学際的で、一歩も二歩も進んでいる。このような学際性の重視に、いまようやくたどりついたということは驚くべきことだ」と語り、学生と教員の対話、地域の伝承知、現場の経験知、国際交流によって研究方法の革新がなされていると特徴づけた[9]。食科学大学が設立されて13年、「新しいガストロノミー」の知的フロンティアが耕されてきたことが示されている。

(2) 子どもたちの「五感」を磨く体験型の食教育

　イタリアスローフード協会の規約第3条8項には、「責任ある食の選択をなし得る能力、味覚について、特に若い世代の食教育を行う」と明記されている。国際協会の規約第3条4項にも同様の規定がある。

　次世代への食教育はスローフード協会の最も重要な活動の一つである。会員の自主的な学習（formazione 生涯学習）としては、食品の展示会でのワークショップが多彩に展開され、それをもとに専門家、生産者、消費者が系統的に学ぶ講習会（マスター・オブ・フード）が各地で広がっている。講師、コーディネーター約1000人が配置され、のべ3万人以上の会員が参加して3回から5回の講習会が開かれるようになった。食の喜びは科学的知識に裏づけられなければならないと主張したペトリーニは、「『マスター・オブ・フード』はスローフードの戦略を支える柱となるだろう」と述べている［C. ペトリーニ、2002、145―147頁］。

　他方で1990年代後半から、特に、小学校女性教員の会員を中心に、スローフードで主張されてきた「五感の教育」が子どもたちにこそ必要であり、体験的な学び方を学校教育にも取り入れていく必要があるという議論がなされるようになった。1997年にローマで、「五感の教育についての議論、計画、経験」と題する食教育の本格的検討がなされ、学校での味覚の教育をカリキュラム化するための理論書がスローフード協会から刊行された。この書では、従来の学校教育における食教育は、理科の一部で動植物の生態、保健などで栄養と身体の仕組みを学ぶだけで、教科書的知識の範囲にとどまり、教師の創造性や「喜びの原理」を欠いていることを批判的に検討している。「学校での食教育（educazione alimentare）は……喜びの原理を排除してきた。喜びは感性に由来する。それはまた発見の喜び、素材から食を創る喜び、遊びと仲間と共にある喜び、食卓が共生の場（convivialità）になることである」と食教育の新しい原理を提起している。学校の健康・栄養教育、理科的知識の限界を超え

---

(8) 食科学大学国際部門責任者アンドレア・ピエローニ教授（Prof. Andrea Pieroni）への聞き取りより（2016年11月23日、食科学大学）。
(9) (8)と同じ。

て、「子どもの経験から出発し、地域で実際の食材を味わい、喜びをもって食すること、意識的に五感を活用すること」が、学校菜園・地域菜園を活用した子どもたちの食教育として2000年代に大きな展開をみせていくのである [R. Nistri, 1998, pp. 12—13]。

　2010年の第7回全国大会で、「スローフード教育宣言」が採択され、それを実現するための『スローフードのための教育ハンドブック』(イタリア語版・英語版) が編集された [V. Cometti, & altri, a cura di., 2015]。2014年の第8回全国大会の基調報告では、今後のスローフード協会の重要な課題として、全国各地の学校菜園・地域菜園で、子ども、成人を問わず食教育を推進することが提案されている。

　「スローフード教育宣言」は13人の食教育の実践関係者によって起草された。小学校教員は女性が多く、この宣言の起草者も大半は女性である。14項目の基本理念によって伝統的な学校教育をまったく革新するような創造的な教育のあり方が提示されている。

　スローフードの教育とは、①**喜び**であり、楽しい共生の機会であり、感性豊かに軽快に生きること。②**ゆっくり**という価値を教え、自他のリズムを尊重する。③**為すこと**を学ぶ。直接の**経験**は学習を育み、強める。④文化、知識、能力、見方の**多様性**を評価する。⑤必要性を認識し、各自の興味や動機を刺激する。⑥教科学習と多様な実態を関連づけ、**総合性**のなかで諸課題に向き合う。⑦理解し、疑問をもつ**時間**をとり、自分の見方を掘り下げる。⑧対話し、自由に意見を述べ、**協力**し、相互に傾聴しながら**参加**を励ます。⑨**認知、経験、情緒、感情**の次元を巻き込んだ内面的過程である。⑩地域に根ざす**文脈**で記憶、地域の知と文化を評価することで自らを育む。⑪**共同体**の意識を強め地域のネットワークを支える。⑫自分の役割、行動について**自覚**を深める。⑬**好奇心**をかきたて、洞察力と**批判精神**を鍛える。⑭より責任ある新しい思考と態度を生み出し、**変革**を推進する [V. Cometti, & altri, a cura di., 2015, p. 6]。(**太字**は原文のまま)

　この「教育宣言」に基づいて、ハンドブックでは、教育者が「よい実践」を生み出すにはどうすればよいか、指導のマニュアルと多様な地域実践の例が掲載されている。年間を通じて耕されている学校菜園・地域菜園で、子ど

もたちの学年に従って指導のポイントが発展するように計画化されている。第1年度では、「感性を通しての発見」の喜びを体験すること。第2年度では、菜園で地元特産の品種の栽培、野外での食づくりや環境について学ぶこと。第3年度には、地域の食材の歴史や生産者の技術、旬の味覚、水や資源の管理などを学ぶこと。食の喜びについて五感で体験することを基本としながら、生物多様性や持続可能性について考え、子ども・保護者・地元生産者・教師たちの「学習共同体」を形成することが、食教育の目標に据えられている。2014年11月には全国菜園祭りが開始され、11月11日に全国祭、地域支部の菜園祭りが催されるようになった。現在、約500ヵ所に達している全国の学校菜園・地域菜園で収穫を祝い、次の年への作業を開始する。

　1980年代後半に始まったスローフード協会の歩みは30年を経て、イタリア国内はもとより160ヵ国に及ぶ国々に広がり、地球規模の市民運動として根づいてきた。その原動力として「新しいガストロノミー」の哲学、食の喜びを五感で味わうこと、食がすべての人にとって基本的権利であること、環境と共生する持続可能な食のあり方への問いが深められてきたことがわかる。

　同時にそれぞれの地域で食にかかわる多様な職種の人々、専門家、子どもたちが出会い、対話し、学ぶという、地域に根ざした日常的な取り組みが、食の文化の創造の営みとして展開されている。「食の共同体」(Comunità del Cibo) が、学習と実践を育む重要なよりどころとなっていることが明らかとなった。この考え方は、日本でも生産から消費までをつなぐ哲学、食にかかわるすべての人のネットワークとして共通に認識されている。しかし、イタリアスローフード運動が発信しているような生物多様性を守り、地球規模で持続可能性を追求するという視点はまだ不十分といえるのではなかろうか。

　ペトリーニとステファノ・マンキューゾ（フィレンツエ大学農業環境科学部教授）との対話の書で、食をめぐる根源的な世界観が語られている [S. Mancuso & C. Petrini, 2015, p.14, p.20]。

「現代は、創造された絶対的主人としての人間という哲学がコペルニクス的転換をせまられている時代。……人間はもはや生の中心ではない。他の生き物のシステムにおける一つの構成要素に過ぎない」(マンキューゾ)

「人間と大地の関係についてホーリスティックな考え方を強める必要がある。……大地の上で人間的であることは、食の権利、生物多様性擁護への挑戦である」(ペトリーニ)。

スローフードの哲学は人類の生存の危機に向き合う世界観となりつつある。

(さとう かつこ　東京大学名誉教授)

(付記) イタリアスローフード協会本部、食科学大学の聞き取り調査には、友人のソーニャ・デッリ・イノチェンティ氏 (Sonia Degl'Innocenti) が同行し、テープ起こしの協力もしていただいた。謝意を表したい。

[引用・参考文献]

C.ペトリーニ著・中村浩子訳『スローフード・バイブル』NHK出版、2002年
C.ペトリーニ著・石田雅芳訳『スローフードの奇跡―おいしい、きれい、ただしい』三修社、2009年
佐藤一子『イタリア文化運動通信』合同出版、1984年
佐藤一子「社会文化活動の裾野を広げるイタリア文化運動―ARCI会長パオロ・ベーニ氏に聞く」『月刊社会教育』2008年6月号
島津菜津『スローシティ―世界の均質化と闘うイタリアの小さな町』光文社、2013年
ニッポン東京スローフード協会編『スローフード宣言！(イタリア編)』木楽舎、2001年
宗田好史『なぜイタリアの村は美しく元気なのか―市民のスロー志向に応えた農村の選択』学芸出版社、2012年
V. Cometti, & altri, a cura di., *L' Educazione per Slow Food*：*Il Manuale delle Buone Pratiche*, Slow Food Editore, 2015.
S. Mancuso & C. Petrini, *Biodiversi*, GIUNTI, Slow Food Editore, 2015.
R. Nistri, *Dire Fare Gustare*：*Percosri di educazione del gusto nella scuola*, Slow Food Editore, 1998.

第10章

オーガニック食品を求める
ドイツの女性運動

高雄　綾子

1　女性が育んできた食と環境への意識

(1) ドイツの食の安全をめぐる状況

　ドイツ連邦共和国（以下、ドイツ）は、政府レベルだけでなく市民の消費レベルにおいても、グローバルな環境保護と貧困撲滅のために、開発支援やフェアトレードなどに熱心に取り組んできた国の一つである。そしてまた同時に、自分たちの身の回りで具体的に問題となり得るさまざまな環境リスク、たとえば農薬や化学肥料、遺伝子組み換え作物などに対して地道な反対運動を続けてきた。ドイツのオーガニック食品の市場規模は欧州でトップとなっており、フェアトレードやオーガニックの商品を日常的に購入できるシステムが確立している。ドイツの暮らしや社会において、このようなグローバルな連帯行動と、身の回りの具体的な環境リスクへの異議申し立て運動を橋渡ししてきたのが、食の安全を求める意識であった。

　ドイツ人が考える環境リスクは健康リスクと密接に結びついている。なかでも女性は総じて男性よりも環境や健康に対する意識が高い。女性の積極的な参加により発展してきた健康リスク＝環境リスクに対する異議申し立て行動は、社会や経済の構造を持続可能な方向に導く原動力となってきた。ドイツにおける近代の食をめぐる議論は、途上国における環境破壊や資源搾取の

進行、産地偽装や化学物質汚染の不可視化、家事負担やワーク・ライフ・バランスの男女間の不平等、移民文化とナショナリズムの対立など、社会の隅々まで多岐にわたっている。食の安全を求める運動はこの意味で、ローカル、ナショナルからグローバルまで、あらゆる領域の基礎的な要因として、矛盾・対立を常に内包しながらそれらを乗り越えようとする経験を蓄積してきた分野といえる。

　本章ではまず、食の安全の責任主体としての役割を果たしてきた女性が、1970年代半ばからの「新しい社会運動」によって、家庭から社会へその活動の場を広げてきた流れを振り返る。次いで、1986年のチェルノブイリ原発事故を契機に、社会的に食の不安を乗り越えようとする動きが生まれたことで、オーガニック食品店がめざましく発展した経緯を述べる。そのうえで、これら女性が積極的に参加してきた食の安全を求める運動が、産業構造の多様化と雇用創出、そして多様性ある社会づくりに、どのような形で貢献しているかを整理していく。これにより、個人の環境や健康への不安の異議申し立て運動が、社会を変える実践となってきたドイツの状況を把握したい。

(2) 環境と健康をつなぐ「食」への女性の意識の高さ

　環境保護とは、まず身の回りの生活環境と、自分や家族の健康を守ることだと考えることは、ドイツ人にとって自然なことである。ドイツのメディアでは連日、健康を害すると思われる物質や現象、新たな病原体に関するニュースが報道されており、それは明らかにほかの国よりも多い［熊谷、2012］。ドイツ環境庁の2016年の環境意識調査では、気候変動、エネルギー問題に加え、健康維持対策として身の回りの環境の質が問われている[1]。これによれば多くの場合、環境意識と健康意識は相互に密接にかかわっており、環境汚染により健康が害されることに対する不安を感じている人が多い。とりわけ男性よりも女性、若者よりも中高年のほうが、日用品、飲料水や食品中に含まれる化学物質やプラスチック粒子、そして携帯やタブレット端末、コンピュータの電磁波など、「自然でないもの」を継続的に摂取することによるリスクを強く認識している。また男性よりも女性が健康により注意を払い、体を気遣い、健康な食事をし、健康診断を多く受け、健康関連の情報を積極的に収集する

傾向にあることも示されている[2]。同時に、社会的に弱い立場の人々のほうがそうでない人よりもより環境リスクにさらされる可能性が高いため、個人の自己責任ではなく公共の福祉の観点から、環境悪化の不平等な分布を是正することも強く求められている。環境保護はけっして裕福な人々の贅沢品ではなく、女性や高齢者、社会的弱者にとっての公平性や正義の問題ととらえられているのがこの国の特徴である。これはドイツ国内だけでなく、グローバルにも適用されると答える人も多い。

　このような、環境汚染により健康が害されることに対する不安の要因については、飢餓や戦争など歴史的な破局的現象（カタストロフィー）の集合的記憶であるという説や、平和も健康も保障された現在は実際の脅威が少ない[3]からこそ不安に敏感になるという説などがある。そして一般的に女性や移民など社会的な影響力が制限されている人々は、意思決定から疎外された状況に置かれ、不確実な環境リスクをコントロールする手段を見失い、リスクをより強く認識する傾向がある。

　健康を悪化させると思われている環境リスク要因として、大気汚染や騒音を抑え、最も不安が大きいと回答されているのが「食」である。ほかの要因と異なり、「食」は最終消費者である個人の取捨選択や調理技術で、ある程度リスクを管理できる余地、いわゆる主観的なリスク認識をコントロールできる余地が大きい。しかしそれだけに、その「食」のリスク管理の最終段階としての消費者の関与が問われることとなる。ドイツでは、女性と「3つのK」（子ども Kinder、教会 Kirche、台所 Küche）を不可分とする旧来のジェンダー秩序が根強く残っており、家族や子どものために主婦が台所で健康な「食」に責任をもつべきという考えは強い。「食」が有する環境リスクに潜在的な責任をも

---

(1) 連邦環境庁「ドイツにおける環境意識 2016年」https：//www. umweltbundesamt. de/sites/default/files/medien/376/publikationen/umweltbewusstsein_deutschland_2016_bf. pdf 2017年9月29日閲覧
(2) Robert Koch-Institut,「ドイツにおける健康、連邦健康レポート2015年」https://www.rki.de/DE/Content/Gesundheitsmonitoring/Gesundheitsberichterstattung/GesInDtld/gesundheit_in_deutschland_2015.pdf?__blob=publicationFile 2017年11月30日閲覧。Gemein getragen von RKI und Destatis. RKI, Berlin, 2015
(3) 1950年代から一貫して経済成長しており、冷戦の終結によって地政学的な不安要素も解消。世界で最も脅威の低い国の一つとなった。国民皆保険、高度な医療技術により、平均寿命は81歳、女性だけをみると83歳を達成し、健康寿命も70歳を超えている。

つとされるドイツの主婦・女性が、個人の健康の維持と全体の環境の保全を媒介する役割を担ってきた。

(3)「健康」への関心の高まりを台所で支えた女性

　ドイツ人の健康への意識は、19世紀末から徐々に高まりをみせる。この時期、化学肥料、人工酵母などの発展によって、食品の加工と大量生産が可能となり、食糧難との長い闘いが終わろうとしていた。しかしこの行き過ぎた化学肥料多用への反動から、オーストリアの人智学者シュタイナーが「バイオ・ダイナミック農法」を提唱し、有機農業運動がわき起こる。ビタミンとミネラルの重要性を説くレシピ本がベストセラーとなり、自然食や菜食、生食がブームとなった。

　20世紀初頭にシステムキッチンの原型が発売されると、これまでの薪や石炭による竈の管理から解放された主婦が、同時期に登場した家政学から調理法を熱心に学ぶようになる。続くナチス期の家族政策では、食事文化や味わいよりも、「いかに無駄なく健康的に調理するか」を前面に押し出す、良妻賢母プロパガンダが展開された。この頃の女性は、節約と健康のための最大限の「闘い」を台所で展開することで、初めて社会の主体となり得た[4]。健康リスクは、主婦としての義務を怠った結果とされ、これを通じて台所は、伝統的な権力構造を温存したまま、主婦を戦争に動因させる場となったのである［藤原、2016］。

　戦後、西ドイツ（当時）の「経済の奇跡」は、1949～1963年にわたるアデナウアー政権の長期的安定と同時に、豊かな生活の象徴としてのアメリカ型消費社会を実現する。アメリカ的なローストチキンレストランや、冷蔵庫、洗濯機などが、豊かさの象徴として宣伝された。これらを購入し、「お母さんに家事をお休み」させられるような収入のある夫と、浮いた時間でもっと家族の健康に気配りできる妻が理想とされ、家族単位で節約と健康増進に励むようになる［斎藤、2007］。しかし実際、保守的な価値観のもと、家庭における男性の権威は絶対的であり、女性が台所で家族の健康を守るという伝統的なジェンダー秩序は変わらなかった[5]。この時期まで女性は、国家や市場によって規定される健康の概念に翻弄されるままだったといえる。

(4)「新しい社会運動」のもとでの女性の変化

　1968年、世界各地で大規模な反体制運動、学生運動が同時多発的に発生した。西ドイツでは一部が先鋭化するものの、その運動の大部分は1970年代半ば以降、「新しい社会運動」を担う「ビュルガーイニシアティブ [Bürgerinisiativ, BI[(6)]]」と呼ばれる市民・住民による運動体に変容していった。BIは、環境、平和、女性やマイノリティ、雇用など、生活やいのちにかかわる課題への、意思決定への平等な参加を求める運動体の総称である。

　それまで、環境運動といえば、「母なる自然」を「父なる祖国」が保護するという、保守的な家族秩序の概念に基づく郷土保護運動が一般的であった。さらに、反権威主義に立脚する運動体のなかにあってすら、女性にはビラのタイプやチラシ配り、コーヒー入れ、子どもの世話などの補助的な作業があてがわれるなど、明確な性別役割分担が残っていた。女性たちはこの運動内部の権威主義を克服しようと、共同生活拠点コミューンでの男女の家事負担の平等化や、共同保育所の運営など、女性が担うとされていた生活課題の男女の平等な負担を求める行動を起こした。これがBIの女性運動に引き継がれ、レズビアンの権利拡張、DV被害女性の保護シェルターなどに多元化していく。参加する女性たちが増えるにつれ、自分の体の健康、家族のあり方、環境の保護に対し、自己決定性を獲得するという価値志向性が社会で共有される。伝統的な家庭秩序に対する否定によって、戦後の保守的キリスト教的価値観により抑圧されてきた性が解放され、1968年以降、婚姻数が急激に減少し、婚外子の数が増えた。現実の家族形態の変化にともない、遅れていた婚姻・離婚における男女同権や就業女性支援の法律が整備されていった。

　女性運動家たちの多くはやがて1980年代、ほかの新しい社会運動の勢力と

---

(4) フレーフェルトはナチス期の女性について、「かつての女性差別への『後退』というほどのものではなく、むしろ『近代主義的』な傾向と『伝統主義的』な傾向とが、特有な形でせめぎ合う、すぐれてアンビヴァレントな時代であった」と述べる [U. フレーフェルト、1990]。

(5) 1958年に基本法の男女同権が民法改正や関連法の制定によって実質化し、夫の同意なしの妻の就労が可能になったが、「家庭内でその義務」を侵さないかぎりでという条件が付け加えられていた。

(6) このBIとは、個人では対処不可能な状況の改善を目指す団体であるが、当事者とその支持者および賛同者とで構成されるという点で自助組織と区別され、活動が議会外にかぎられるという点で政党と区別される、社会運動を担う市民組織の総称である。

ともに「緑の党」(Die Grünen) に合流、「エコロジー的」、「社会的」、「底辺（草の根）民主主義」、「非暴力」を掲げ、特に党内の女性の地位向上とエコロジー運動で目を見張る成果を上げた。エコロジー運動は、アメリカ西海岸発のヒッピー文化の影響を受け、保守的な郷土保護と決別した、オルタナティブ路線を歩む抗議文化を形成した。

　男女同権とエコロジーの融合は、旧来の政治闘争とは別の層、すなわち階級や性別、年代で輪切りにされた層ではなく、より具体的な生活の課題を共有する層に受け入れられた実践だった。これにより、近代産業システムの否定ではないオルタナティブな生活実践が、特にオーガニック食品店というビジネスモデルを通じて拡大していくことになる。

2　市民と連携するオーガニック食品店

(1) オーガニック食品店の誕生と浸透

　1972年にパリ近郊で国際有機農業運動連盟 (International Federation of Organic Agriculture Movements) が設立され、オーガニック食品の登録・認定制度が発足すると、各地で有機農産物を扱う生産・流通団体が誕生し始める。西ドイツでは、1970年代半ば、一部の大都市にぽつぽつと出店し始めたオーガニック食品店が、1980年代には、1000店を超す勢いで急速に拡大した。

　最も古いオーガニック食品店の一つの「ラプンツェル」(Rapunzel) [7] の展開を軸として、この経緯をみていこう。1975年、「愛がオーガニックをつくる」を合い言葉に、環境保護、小規模農家支援、そして途上国との連携・連帯を目指し、コミューンで共同生活をしていたヒッピーの若者6人とその子どもたちが、ドイツ南部バイエルン州アウグスブルク市郊外の農家で食品店を始めた。最初は、自分たちの有機農園で栽培した農作物と、手づくりのパンを売るだけの小さな店で、なかなか利用者が増えなかった。そこで1979年からラプンツェルは独自の加工場を設立し、ピーナッツバターとシリアルを生産、販売し始める。当時は珍しかったオーガニックの加工食品が手に入ることが

評判となり、近隣都市からも客がやってくるようになった。

　ドイツの家庭では、主婦が調理のために長時間台所に立つことは少ない。朝と晩には火を通さないパンやハム、チーズ、スプレッド類を並べるだけの「冷たい食事」（カルテス・エッセン）をとるのが一般的であり、手の込んだ家庭料理は主に週末の楽しみとしてつくられる。そのため主婦・女性たちのニーズは、当初から加工食品の充実にあった。野菜などの生鮮食品中心でオーガニック消費をスタートすると、食材が旬のものに偏り、調理方法がマンネリ化するという問題によってしばしば挫折するのだが、加工食品が当初より発達し、また食のバリエーションをあまり求めないドイツでは、オーガニック食品の利用のハードルが低かったといえる。食のバリエーションが少ないからこそ、加工食品の素材を吟味し、健康や環境に良いものにシフトするという合理的判断が働きやすかった。

　1980年からラプンツェルは、イタリアとトルコ、南仏、スペインの農家にオーガニック農法を指導、直接契約を結び、寒冷地のドイツでは育たない農作物を原材料とする加工食品の種類を増やしていく。同時に、公平な社会を目指し、生産者に適正価格を支払うフェアトレード方式によって、農作物自体の付加価値を高め農家の収入増加に貢献した。これにより徐々に利用者を増やしていくが、まだ価格の点で慣行栽培品や通常輸入品に大きく差をつけられていた。

　しかし、1986年4月に発生したウクライナ（旧ソ連）のチェルノブイリ原発事故により、この状況は大きく変化する。約2000km離れたドイツにも放射能汚染は及び、一部で汚染が検出された国産のホウレンソウや牛乳などが大量に売れ残り、缶詰などの加工食品の需要が急増した。より厳しい食品安全基準と監視の必要性から、次節で述べる放射能汚染の市民測定所が数多く設立され、オーガニック食品店はこれらに積極的に協力する姿勢をみせたことで、市民の支持を得て一気に拡大していく。

---

(7) ラプンツェル「社史」https://www.rapunzel.de/geschichte.html　2017年9月29日閲覧

(2) 食の信頼を取り戻すための市民との連携

　チェルノブイリ原発事故の放射能汚染に対し、特に不安を大きく感じたのは小さな子を持つ母親たちであった。当時の不安の背景として、食品の安全規制は州の管轄のため、緑の党が与党入りしていたヘッセン州は厳しく[8]、原発推進派を首相とするバイエルン州は国に準じる[9]などの、汚染の度合いよりも政治勢力に左右された基準値の設定があった。また西ベルリン（当時）の医師と科学ジャーナリストによって、市場に流通している食品の6割で産地や製造年月日の偽装が行われていたとの報告も影響を与えた。そこで市民自らが食品の放射能汚染を測定する動きが広がり、全国で40を超える市民グループが立ち上がる。その中心は、都市部に住む小さな子どもをもつ母親たちと、物理や生物、医学の専門知識をもつインテリたちだった。

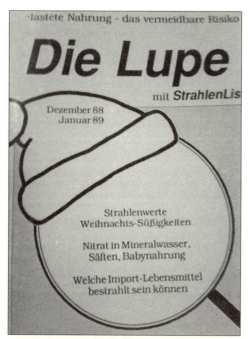

「放射線ルーペ」が1988年12月に発行した小冊子。「クリスマス菓子特集」、「輸入食品の汚染の可能性」といった文言が表紙に書かれている

　西ベルリンでは、1986年、「核の脅威に対抗する母と父協会」（Mütter und Väter gegen atomare Bedrohung e. V.）の集会に参加した母親たちが集まり、市民測定所「放射線ルーペ」（Strahlenlupe）を立ち上げた。この市民測定所は、母親たちが購入した市内の流通食品を物理学者が測定した結果とともに、その食品のメーカーや購入店舗名を実名で小冊子に記載し、会員への郵送や街頭配布で公表していった。母親たちは毎週月曜日、市内チェーン店のスーパーで食品を1kgずつ、20〜30検体購入し、物理学者のアドバイ

スのもと、セシウム137の値を測定した。これは一般の食卓を反映するための「マーケットバスケット方式」と呼ばれた。

　放射線ルーペの測定結果により、市内の食品、特に生鮮食品の汚染はほとんどが低いことが確認されたが、一部の加工・保存食品や、海外製品のなかに、ベルリン市州の基準値を超えるものが検出され、時に高い傾向にあることが市民に知らされた。1988年のクリスマス前には、ドライフルーツやナッツを使ったケーキやお菓子など、放射性物質を取り込みやすいうえに保存が利き、複雑な流通・加工プロセスを経た食品の高い汚染を検出し、需要が高まる時期に注意を呼びかけることができた。またアルゼンチン産と標記された牛肉からセシウム137が検出されるという、産地偽装が疑われる事態など、グローバルな流通過程で特定できない汚染の実態も明らかにしている。

　行政も測定を行ってはいたが、生鮮食料品が主であり、しかも出荷前のサンプル調査であったため、実際に流通している加工食品の動向を把握するには十分ではなかった。また市民測定所が検体食品を購入した一般の大手スーパーやメーカーからは、「風評被害を助長する」との苦情も寄せられた。しかしオーガニック食品店は測定に協力的で、さらに安全な商品の開発も熱心に取り組むことで、結果として消費者の信頼を獲得し、利用者が急増していく。ラプンツェルでは1986年の消費者のニーズの高まりに敏感に反応し、自社の牛乳加工場を設立、1年間で、独自の安全基準を満たす商品を550種類まで増やしている。市民測定所とオーガニック食品店は、グローバルな環境問題のさなかで市民の食卓に寄り添い、「今日、どこで、何を買うべきか」という疑問に応えていった。

　さらに原発事故を契機に、オーガニック食品店では海外産の原材料を前提とした、加工食品の安全性の認証システムの整備も促進されていった。ラプンツェルは事故の同年、マダガスカル、スリランカ、ボリビアなど約30ヵ国、合計3万軒の農家とともにフェアトレード事業「HAND IN HAND」を開始し、

---

(8) 牛乳1ℓ当たりのヨウ素131の基準値は、西ベルリン市・ザールラント州・ブレーメン市州で100ベクレル/kg、ハンブルク市州で50ベクレル/kg、ヘッセン州で20ベクレル/kg。またセシウム137の基準値は、ヘッセン州および西ベルリン市で100ベクレル/kgと設定された。
(9) 国のセシウム137の基準値は、牛乳・乳製品および小児用食品370ベクレル/kg、その他の食品600ベクレル/kgであった。

生産者支援を通じた安全な有機農産物の調達に乗り出す。1987年にはドイツで初めてオーガニックチョコレートを開発・販売し、大ヒットさせた。1988年には、商品の偽装、類似品を防止するため、急増したオーガニック食品店でばらばらに採用されていた認証基準を統一するNPO「自然食品全国連盟協会」を組織し、その中心的存在となった。

イギリスで発生したBSE（狂牛病）の国内への波及（2000年）や、ドネルケバブ[10]の肉の汚染（2007年）などの、一連の食品スキャンダルを経て、オーガニック志向が特別なことではなく一般的な消費形態となると、スーパーやデパートでも販売されるようになる。ラプンツェルは差別化のため、自らを、食の選定のあらゆる疑問や不安について、科学的にも、思想・信条的にも、多方面に対応できる専門家として位置づけた。健康や安全だけでなく、地球温暖化、エネルギー、資源問題、動物愛護の倫理、南北不均衡問題とフェアトレードなど、さまざまな観点から対応できる商品と説明をそろえ、個人の食の選択肢を広げていく。そして幅広い問題に対応するために、職員研修、ステークホルダーへの情報提供、同業の店舗オーナー同士の情報交換を活発に展開するようになる。オーガニック食品店は、これらの経験を経て、従来の一方通行のサプライチェーンから、消費者、生産者とともに食といのちの安全をつくり上げていく主体となっていくのである。

3 オーガニック食品店の拡大が及ぼした社会の変容

（1）学習と交流による生産者と消費者、流通業者の連携

本社だけで350人、全国で600人以上の従業員を擁するようになったラプンツェルだが、いまでも年に1度、経営理念に共感する生産者、消費者が集まる大規模なフェスティバルを開催している。遠い外国の生産者と直接交流することで、食の安全だけでなく、彼らの労働環境や生活環境についての理解を深めるためだ。このような交流が契機となり、ドミニカ共和国やタンザニアでの女子学校建設や、コスタリカでの森林保護、カメルーンでの水処理

プラントプロジェクトなど、96もの途上国支援プロジェクトが始動した。また多国籍種苗企業による遺伝子組み換え作物販売の反対デモも定期的に開催しており、グローバルな環境や不平等の問題に取り組み続けている。

　オーガニック食品店が通常のスーパーなどと異なるのは、このように、従業員、契約農家、加工業者、そして消費者が相互に交流や学習を行う場が設けられていることである。ドイツのオーガニック食品店を訪れると、商品の豊富さもさることながら、壁一面に貼られた勉強会や交流会を告知するパンフレット、フライヤーに驚くだろう。また、街頭で頻繁に開催されるベジタリアン、動物愛護、遺伝子組み換え反対などの食のイベントは、いつも多くの来場者でにぎわっているが、ここにもオーガニック食品店が出店している。ここで店舗の宣伝や商品販売だけでなく、食の安全に関する異議申し立て運動の説明、パンフレットの配布、署名活動なども展開しているのである。

(2)「持続可能な消費」という選択肢の定着

　2012年、ドイツのオーガニック食品の売り上げ総額は、米国につぐ世界第2位となった[11]。食品売り上げに占める割合も5％に近く、市民の9割がオーガニック食品に賛成している。「ほぼ毎回」オーガニック食品を購入するとい

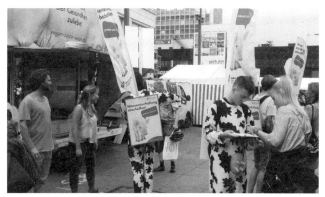

ベルリンで開催されたベジタリアンフェスティバルでのオーガニック食品店による署名活動　　　　　　　　　　　　　　　　　　　　（2017年）

---

(10) 回転させながらローストした肉を薄切りにしてピタパンに挟む中東風のサンドイッチ。ドイツではファストフード店をしのぐ数の店舗が営業している。

う人は75％にのぼる。消費者の購入動機は、「動物・家畜の適切な扱い」、「食品添加物がより少ない」がともに最も多く、「現地生産品・現地企業の支援」、「健康に良い」、「味」がそれに続く。それらに比べ、おいしさはあまり追求されていない。他方、日本人がオーガニック食品を買う頻度は「月1回未満か、買っていない」、購入理由としては「安全」、「健康に良い」、「おいしい」の順となっている。オーガニック食品に対する不満として、両国ともに「価格が高い」ことが挙げられているが、それでも積極的に購入する消費者が多いドイツでは、購入動機の比較からみて、食の安全が個人の問題であると同時に、グローバルな公益としてとらえられていることがわかる。これは、海外産の原材料を前提とする加工食品が当初からオーガニック食品の高い割合を占めていたことと、オーガニック食品店での交流や勉強会などにより食をめぐるグローバルな問題への意識が高まったことによるものである。ドイツでは、自分の毎日の食の商品選択、つまり消費活動が、環境保全や公平な社会を実現するための投票行為であると認識されているといえる。

　この消費活動によって持続可能な社会を形成する、という考え方は、食だけでなく他の分野、たとえば再生可能エネルギー市場にも及んでいる。再生可能エネルギーの総発電量に占める割合は1990年から2016年にかけて約

ドイツと日本のオーガニック食品消費状況の比較

	ドイツ	日本
食品売上高に占める割合	4.8%	1.0%
購入頻度	ほぼ毎回：75% 週に1回以上：49%	月1回未満か、買っていない：58% 週に1回以上：16.1% 月に2回以上：13.1%
購入理由	動物・家畜の適切な扱い：90% 食品添加物がより少ない：90% 現地生産品・現地企業の支援：87%	安全：58% 健康に良い：56% おいしい：24%
不満	価格が高い：55%	価格が高い：59.2%

出所：FiBL & IFOAM, "The World of Organic Agriculture, Statistics & Emerging Trends 2017"
Bundesministerium für Ernährung und Landwirtschaft, "Ökobarometer 2017"
グリーンピース・ジャパン「有機農産物と農薬に関する消費者意識調査 2016年3月」より作成

25％増加し、その消費者も2015年には852万人にのぼっている。さらに驚くのは、この再生可能エネルギー発電量の47％が、市民が設立した電力協同組合やスタートアップ企業によるものということである[12]。消費を通じて持続可能な社会を構築する「持続可能な消費」という選択肢が定着したことにより、伝統的に大企業が寡占してきた食品やエネルギーなどの流通業界に、より良い選択肢を提供できる中小企業や市民企業が進出しやすい土壌を形成し、新たな市場や雇用を生み出しているといえるだろう。

(3) 学校における食を通じた環境教育の実践的展開

　ドイツのオーガニック食品や再生可能エネルギー市場にみられる、「持続可能な消費」の定着は、日々の生活のなかで環境や社会に良いものを選択できる社会を実現した。しかしその半面、当初のオルタナティブな性格を薄め産業構造に組み込まれていくことで、市場経済に依存する形にもなっている。ドイツ経済が好調な間はよいが、不況に陥ったとき、市場がこれらの生活文化を効率化のもとに切り捨てる可能性は捨てきれない。そこで、日常生活から食といのちを守る活動を展開し拡大させてきた経緯を振り返り、もういちど、市場価値だけで測りきれない食やいのちの安全の価値について、多くの市民が合意・納得し続けていくことが必要となる。そこでは女性という切り口からだけでなく、社会的、文化的に多様なバックグラウンドをもつ人々を幅広くゆるやかに包摂していくようなアプローチが必要であろう。

　現在、学校の環境教育やESD（持続可能な開発のための教育）実践では、生徒が主体となって、オーガニック食材をスクールランチに取り入れる活動や、昆虫と共生できる菜園をつくる活動が活発になっているが、ここでは地域のオーガニック食品店の拡大プロセスを反映させた展開がみられる。「持続可能な生徒企業」（Nachhaltige Schülerfirma）といわれる、実際の企業活動と同様の

---

(11) ドイツのオーガニック売り上げ規模は、米国226億ユーロ（3.2兆円）に次ぐ第2位で、約70億ユーロ（約1兆円）、欧州の31.1％を占めており、過去数年においても大きな成長を遂げた分野となっている。日本貿易振興機構（ジェトロ）ロンドン事務所、「欧州におけるオーガニック食品市場の動向」、2014年3月
(12) ドイツ連邦再生可能エネルギー庁、2014年　https：//www.unendlich-viel-energie.de/media/file/284.AEE_RenewsKompakt_Buergerenergie.pdf　2017年9月29日閲覧

展開による子どもたちの学びを目指す教育プログラムの一環である。

　たとえば、ドイツ北部ニーダーザクセン州オルデンブルク市の中等教育学校であり、地域の学習困難な子どもの特別支援学校センターにもなっている「レーテ学校」（Letheschule）では、普通クラスと特別支援学級の生徒が一緒になって、食材ケータリングクラブ、養蜂クラブ、生物多様性ガーデンクラブなどの活動を行っている。食材ケータリングクラブとは、地元のオーガニック農家と契約を結び、生徒が仕入れから加工、調理、販売を行うクラブである。学校のバザーや学園祭などのイベントはもちろん、地元住民や企業のパーティーなどにも料理を提供している。養蜂クラブでは、生物多様性ガーデンクラブが栽培した花の蜜を集めるミツバチの世話をしており、蜂蜜の瓶詰め、蜜蝋のキャンドルなどを、商品化・販売している。レーテ学校では、特別支援学級の子どもたちも一緒に楽しめる調理やガーデニングという活動に、地産地消とオーガニックの精神を取り入れたケータリングというビジネスを統合させることで、多様な主体が参加する、持続可能な地域経済のモデルを実践しているのである。

　ニーダーザクセン州では年に1回、このような生徒企業プロジェクトが一堂に会する「生徒企業メッセ」が開かれており、2013年、レーテ学校の生徒企業は環境、経済、社会を統合した教科横断型のESDコンピテンシー（能力）のうち、特に社会面での能力が高いと評価された。2005年以来、この活動で「ヨーロッパ・エコスクール」（Europäische Umweltschule）の称号を10年間連続で獲得している。

(4) 社会の多様なメンバーの食を通じた交流と参画

　生産者、流通業者、消費者がともに社会をつくるという考え方は、社会の多様なメンバーにも行き届き始めている。大量の難民を受け入れているドイツでは、彼らが役割と居場所をもち、社会に統合していけるよう、食を通じた交流活動も盛んになっている。たとえば、2015年夏に始まった難民と共同生活するシェアハウスプロジェクトが母体となり、翌年9月、ベルリンに「レフギオ・カフェ[13]」がオープンした。国の難民支援施設と異なり、このシェアハウスは安いながらも家賃を取り、シリア、アフガニスタン、パレスチナ

などからの難民と、ドイツや北欧出身の20～30代の40人ほどが共同生活を営んでいることが特徴である。「難民の一番の問題は、社会のなかで自分の役割、居場所を見つけられないこと」という問題意識から、何か人の役に立つ特技があることが入居の条件となっており、特技を通じて収入と居場所をもってもらうことを目指している。カフェで提供されるシリア式コーヒー、手づくりの料理やスイーツはたいへん人気で、イベントやパーティーへのケータリングも請け負っている。飲食だけでなく、ドイツ語とアラビア語の学習会や、シリア文化紹介のワークショップなど、難民と住民の交流も盛んで、活気に満ちている。同じようなカフェはハンブルクやミュンヘンにもでき始めている。

　また、オーガニック食品店やベジタリアンレストランでは、賞味期限切れで廃棄されるだけの食品を、無料もしくは格安で提供することにも熱心である。ドイツでは年間の食品消費量のほぼ3分の1、約1800万tが廃棄されているといわれ、教会やNPO主催のフードシェアリングのイベントが盛んだったが、いまではそれが日常生活での食の選択肢の一つに定着した。たとえば、ベルリンの「レストロース・グリュックリッヒ」（Restlos Glücklich　残りなければ福来たる）というNPOは、オーガニック食品店から定期的に出る野菜などの廃棄食品を使い、洗練されたクリエイティブな料理を提供するレストランを運営している。環境学を学んだ女性が、フードロス問題を解決するために、2人のシェフとボランティアメンバーを募って立ち上げた。廃棄食品と途上国の飢餓問題を関連づけて考えるワークショップも定期的に開催している。現在、開発問題への若者の参加を促進するカール・キューベル財団が主催する「フェア・ヴァンドラー」（Fair Wandler　公平な変革者）賞にノミネートされている。

　また、デンマーク発の「Too Good To Go」[14]というアプリサービスにも、ドイツから多くの店舗が加盟している。これは、スマートフォンの位置情報から、食品廃棄を予定している最寄りの店舗が示され、アプリで予約した時間に訪れると、格安で廃棄予定の食品をテイクアウトできるというシステムである。ランチビュッフェ終了後の15分間をテイクアウトの時間にあてているレスト

---

(13) レフギオ・カフェ　http://www.refugio.berlin　2017年9月29日閲覧
(14) Too Good To Go　https://toogoodtogo.de　2017年12月8日閲覧

ランでは、その場に残っている料理すべてを、ビュッフェ料金の3分の1から4分の1の値段でお持ち帰りできる。

イベントやプロジェクトに収まらず、学校やカフェ、レストランなど、日常的に多様な市民がアプローチできる場所で、市場価値だけでは測りきれない、食といのちの価値に基づく新しい試みが次々と生まれている。これら多様性ある寛容な社会の追求は、「持続可能な消費」のもう一つの側面を形成しつつあるといえる。

4 食といのちの価値に基づく持続可能な社会への道

本章では、ドイツの主婦・女性の食と環境に対するリスク認識の高まりと、それへの異議申し立て行動が、オーガニック食品産業の分野で、産業構造の多様化を促し、消費者の選択肢を増やしてきたこと、それにより持続可能な産業・消費構造が形成されてきた経緯を述べてきた。女性のリスク認識の高さはドイツにかぎらず世界に共通してみられるが、他国では概して、非科学的かつ視野偏狭なものとしてみられ真面目に取り上げられてこなかった。しかし科学が全体主義と不可分に結びついたナチズム、またそれに続く東ドイツ社会主義の経験を有するドイツでは、政治や経済に振り回されない市民の視座を確立する重要性が広く認識され、社会のもう一つの行動規範を形成していったのである。

リスク認識とは、科学的客観性による規範的側面と、集合的記憶のような社会・文化的な側面、主観的感覚による心理・認知的側面を有し、社会階層や年齢、性別、地域による差異も加わって、多面的に形成されていく。戦争や災害と異なる、目に見えない不確実なリスクに対しては、それに対する社会的な意思決定への影響力の低さが、主観的なリスク認識を高めることが指摘されている［Slovic, 1991］。

1970年代半ばからBIの女性運動は、エコロジーと男女同権を結びつけ、オルタナティブな生活実践を展開してきた。それにより具体的な生活のリスクは、男女ともに共有すべき課題として認識された。そしてチェルノブイリ原

発事故を契機に、女性たちが、自分たちの食のリスク認識を正当なものとして認識し、それをコントロールしようとする動きが広がり、オーガニック食品や再生可能エネルギーなどの新たな市場が拡大していった。この動きは市民の間に、持続可能な社会に向けた「方向性の知」(Orientierungswissen) が獲得されていったことを示している。これは、「不完全で不確実な状況においても無力感に陥らず、そこから問題解決に向けて最大限の有効な情報を引き出し、方向感覚のように次の行動指針を自らつくり出すことのできる能力」である［高雄、2015］。このことがその後のドイツで、さまざまな生活実践領域、特にこれまで市民の意思決定への影響があまりみられなかったエネルギー分野での市民参加を活発化させた。

　豊かな食、安全に楽しむことのできる食とは、メニューや食材の豊富さや、値段だけによって実現するものではない。素材や安全性を吟味し、良いものを選ぶことのできる選択肢と、新たな文化や考え方を他者とともに学び続けることのできる、学習・交流の場がそろっているということも、含まれるのではないだろうか。食といのちの価値に基づく持続可能な社会とは、まず、日々の消費の選択を通じて、社会や環境を良い方向に変えることのできるビジネスモデルの定着を必要とする。しかしまたそれは、もう一つの側面として、市場経済では排除されがちな社会の多様なメンバーもともに参加できるような、多様性ある寛容な社会モデルとなる必要があるだろう。

　身の回りの環境に不安を抱くことは、現状を批判的にとらえ、将来に向けて何らかの手立てを行おうとする気持ちをかきたてる。その思考・行動様式がたとえ個人主義に端を発したとしても、グローバル化の時代、他国や他者への影響を抜きに語ることはできず、最終的には人類や地球の環境が健全に保たれることが目標とされるだろう。それを先駆けて展開してきたドイツの食といのちの安全を求める女性たちの運動は、グローバルな連帯行動に通じる道を示しているといえる。

（たかお あやこ　フェリス女学院大学准教授）

[引用・参考文献]

Slovic, P. , Trust, emotion, sex politics and science, surveying the risk assessment battlefield. 19, 1991

熊谷徹『なぜメルケルは「転向」したのか』日経BP社、2012年

斎藤哲『消費生活と女性―ドイツ社会史（1920 ～ 70年）の一側面』日本経済評論社、2007年

高雄綾子「ドイツ　脱原発への市民の学習」佐藤一子編『地域学習の創造　地域再生への学びを拓く』東京大学出版会、2015年、295―318頁

藤原辰史『［決定版］ナチスのキッチン　「食べること」の環境史』共和国、2016年

U. フレーフェルト著、若尾祐司・姫岡とし子・坪郷實・原田一美・山本秀行訳『ドイツ女性の社会史―200年の歩み』晃洋書房、1990年

ヨアヒム・ラートカウ著、海老根剛・森田直子訳、『自然と権力―環境の世界史』みすず書房、2012年

第11章

韓国の「食」運動の創造的展開と食生活教育

金　侖貞

1　2000年代以降の「食」をめぐる文化の変化

　韓国では食事を大切にする文化があり、ご飯を食べたかどうかを聞くことが挨拶代わりになる場合もしばしばある。家族や仲間を意味する言葉として「食口」が使われたりして、食べることを通した人と人との関係が大事にされてきた。この「食」をめぐる文化が大きく変化するのは、2000年代以降のことである。「食」に対する関心が高まり、食材も多様化し、グルメ文化が定着するのはまさにこの時期である。それに加え、いままでとは異なる文化が創られるのも、この時期の特徴である。

　その一つは、「食」を担う主体に女性だけでなく、男性もその主要なアクターとして全面的に登場したことである。長く家庭内の食は女性が担い、食堂やレストランは男性が仕切るという色分けがされていた日本と違って、韓国では伝統的に女性が食の主要なアクターとなってきた。その韓国で、男性の料理人がマスメディアに大きく取り上げられ、食における性別分業の役割認識が変わり始めたのである。たとえば、海外の有名なホテルで活躍していたエドワード・クォンが韓国に戻り、メディアに積極的に登場することで、それを機に「シェフ」というものが格好良くて魅力的な職業として位置づけ認識され、男性のシェフが登場する「食」関連の番組も急増する。もう一つは、2008年の狂牛病騒動[1]など、「食」の安全を危惧する声が高まり、ウェルビー

一人飯レベル	
レベル1	コンビニで食事する
レベル2	学食で食事する
レベル3	ファストフード店でセットメニューを食べる
レベル4	定食屋で食事する
レベル5	中華や冷麺など一般的な食堂で食事する
レベル6	おいしいお店で食事する
レベル7	ファミレスで食事する
レベル8	焼肉やお刺身を食べる
レベル9	飲み屋で一人で飲む

イングやロハスブームと相まって安全で安心できる食べ物を求め、有機農業に対する関心も高まり、有機食材を専門的に扱う売り場も現れる。

他方、この数年の傾向として、それまでの「家族」制度が解体され、一人世帯が増加し個人主義も強まるなかで、グループで食事に行くことの多い韓国で一人でご飯を食べるという「一人飯(혼밥)」が若者の文化として広がっている。この現象が広がっていくなかで、一人飯のレベルを図る尺度も流行り、9段階に分かれている(表)[2]。また、「モクバン(먹방)」という食べ物を食べる様子がおもなコンテンツとしてテレビ番組やインターネット放送の内容に取り上げられることも新しい現象である。さらに、知らない人たちが集まって一緒に食事するという「ソーシャル・ダイニング」も流行るなど、2000年代半ば以降にいままで韓国ではみられなかった新しい食文化が相次いで登場してくるのである。こういった文化の背景には、韓国の伝統的な食文化の解体や独食の広がり、格差・貧困の拡大などが横たわっていることも忘れてはならない。

以上のような韓国の「食」文化の変化をふまえ、本稿では、生活協同組合を中心とする「食」をめぐる流れとともに、社会的企業による「食」を媒介とした外国人女性や青少年のエンパワメントを図る活動を分析し、食生活教育の系統的な取り組みについて考察を行う。

2 協同組合が創ってきた食運動
──「ハンサルリム」を事例に

韓国では、1987年の民主化宣言以降にいくつかの流れのなかから生協が本格的に設立される。YMCAなどの宗教団体や市民団体を母体とする団体生協、

第11章　韓国の「食」運動の創造的展開と食生活教育

労働運動などの民衆運動から地域運動へと転換し農産物の直取引に取り組む地域生協、農民運動を母体として生まれた生協などの多様な生協運動が展開する(3)。このような韓国の生協運動は、日本と違って扱う品物が環境にやさしい農産物で安全な食べ物という食品分野を中心としている特徴を有している［iCOOP協同組合研究所、2016、147頁］。ここでは、農民運動から生まれた「ハンサルリム」という生協に注目する。

(1) 消費と生産をつなぐ生協づくり

韓国で最も古い生協であるハンサルリムは、1986年に江原道原州で社会運動をしていたパク・ジェイルが、同年春に農薬を散布したことで農夫が死亡したのを受け、農薬が撒かれた米が果たして安全なのかと悩んだ末、当時としてはめずらしかった無農薬の米や雑穀などを直取引するために「ハンサルリム農産」という店をソウルに開いたのがその始まりであった。最初は米や卵などに限定されていた生産者を、全国の有機農業を探し出し、家庭の食卓と農業を生かしていこうとする活動に共感する人たちを増やしていく。

ハンサルリムでは、ハンサルリム共同体消費者協同組合とハンサルリム生産者協議会が1988年につくられ、消費者と生産者が互いに協力していく体制が整っていく。ハンサルリムは、"一つの暮らし"という意味であるが、「生産者は消費者の生命に、消費者は生産者の生活に責任をもつ」ことを原則としている。

1990年を前後に多くの生協が生まれてくるなかで、ハンサルリムがほかの

---

(1) 2008年の大きな社会問題の一つでもあった「狂牛病騒動」とは、当時のイ・ミョンバク政権が、狂牛病で輸入が全面禁止されていたアメリカ産牛肉について、30ヵ月未満製品の輸入再開を決めたことから、反対した市民たちが「ロウソク・デモ」を行い、5月から始まったデモは7月まで続いた。

(2) 2017年7月30日付けの韓国SBSニュースによると、保健福祉部が主管する国民健康栄養調査をもとにした「韓国社会の一人飯現況」では国民10人に1人が一日三食を一人で食べているという。表の出所は、グ・スラ「'一人飯'の文化：孤独と自由、個人と共同体の間での食事」『文学ソン：多文化時代の人文学を愛する人たちの集い』第49号、2016年、19頁。

(3) 韓国の生協には、農民運動から生まれたハンサルリム、協同組合運動から誕生し地域生協を経てドゥレ生協連合（生協首都圏連合）、宗教団体の農産物直取引からの団体生協、そして市民運動の多様な価値を実現するための女性運動からの女性民友会生協、民衆運動が地域運動へと転換し、環境にやさしい農産物の直取引をする地域生協といった流れがある。[iCOOP協同組合研究所、2016、144—146頁]。つまり、「有機農産物の共同購買事業をする」という点においては共通しているが、設立背景や組織運営体系、事業方式に違いをみせている。イ・ギョンラン「韓国近現代協同運動の歴史と生活協同組合」『歴史批評』第102号、2013年、61頁。

生協と違うのは、1989年に「ハンサルリム宣言」を打ち出し、「命」に関する独自の世界観を根底に置き、活動を展開していることである。この宣言は、すべての生命は有機的につながっており、それが調和をなしたときにようやく完全なる生命の世界が成し遂げられるという内容のものである[4]。農民運動から生まれたこのような考え方に基づき、すべての生命が一つの家の暮らしを営むように、共に生きていこうとする願いが「ハンサルリム」という名前に込められ、消費者中心に偏りがちな協同組合活動において、生産者をも大事にしている。ハンサルリムができてから10年間に、消費者が生産地を訪れる生命学校といったプログラムができたり、豆腐やゴマ油、エゴマ油を生産する工場をつくったり、品物の価格や食物栽培基準などを生産者と一緒に議論して決める仕組みを定立していく。

　1997年のアジア通貨危機のときは一時的に組合員の数は減ったものの、2000年代に入ってから、経済的に安定した人々が増え、ウェルビーイング・ブームや食べ物の安全に対する関心が高まっていくなかで、組合員数は飛躍的に増加する。2002年には全国的な物流システムを整備するための事業連合をつくる一方で、生産者は「ハンサルリム生産者会」を創立し全国組織を再整備する。グループをもって品物をもらうツールに加え、地域で売り場も設けている。法律的にも社会的企業育成法や協同組合基本法が整備され、社会運動や地域運動など、その活動範囲も多様化している。1988年に1545人だった組合員は、2015年には53万5518人まで急増し、取り扱う物品も8品目から2400品目までに増大した［ハンサルリム連合、2016、12頁］。組合員数や供給額の規模では韓国最大の生協として位置づけられている[5]。

　2017年3月現在、ハンサルリムは全国23の会員生協（地域生協）に約60万世帯の組合員が参加する生協組織を基礎に、2150世帯の生産者会員がかかわる生産組織、そしてハンサルリム連合会で構成される。全国レベルの事業と組織活動を支援していく連合会には、23の会員生協と18の生産部門、4つの支援部門（企画広報・組織支援・物流事業・事業支援）が置かれている。ほかに、農産物委員会、生産・価格安定基金運営委員会などの9つの委員会を運営、組合員と生産者が一緒に参加し決定する組織体制である。

　ハンサルリムは、事業目的を遂行する実務者、組織活動を支援する活動家、

第11章　韓国の「食」運動の創造的展開と食生活教育

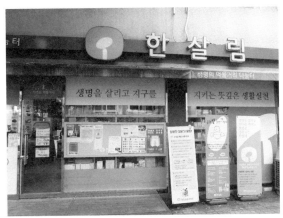

ハンサルリムの売り場の様子

品物を生産する生産者と出資と、所有・運営の主体である組合員によって構成される。ハンサルリムでは、一般的に「商品」の代わりに「物品」という言葉を使用し、ハンサルリムの価値を反映させるなど、資本主義が拡大することで消費者は消費者に、生産者は生産者としてそれぞれ孤立し、隔離してしまう現状に対して、消費者と生産者の明確な線引きを取り払い、消費者と生産者の関係を断絶したものではなく、互いが循環しつながる関係へと変えようとしている。その視点からハンサルリムは、教育にも力を入れている。

(2) ハンサルリムによって展開されている「食」運動

ハンサルリムでは、国産の農産物を取り扱う一方で、米や麦、豆をはじめとする種および農地を保存するための運動を展開する。それだけでなく、組合員による地域の集いやワーカーズ・コレクティブの運営など、共同体づくり活動もみられる。人々の健康や自然を守り、食料自給率を高める努力を積み重ねるとともに、組合員や市民を対象とした教育プログラムを実施している。

(4) ハンサルリムの歴史に関しては、『二十歳のハンサルリム 世の中を抱え込む―ハンサルリム20年の足跡』(2016年) および『ハンサルリム 初の心』(2016年)、『あなたのお陰で生きています―ハンサルリム30年白書』(2017年) などを参照した。
(5) 2014年12月末現在の生協事業連合会の現況 (生協全国協議会) によると、ハンサルリム連合が最も規模が大きく、その次がiCOOP生協事業連合会、ドゥレ生協連合会、大学生協連合会と続いている。iCOOP協同組合研究所編、前掲書、149頁。

219

ハンサルリムでは、組織の考え方を共有し構成員を教育するための研修院が置かれており、2013年度からは「心の暮らし」という自己教育にかかわるプログラムを開始している。2017年度には、いままでの成果と限界をふまえ、自分自身へのケアを中心とする「心身ケア課程」と自己省察および発見を助ける「目覚まし課程」が実施されている。自然治癒力を通して人生の活力を取り戻すための「自然と一つになる」プログラムや、それまでの固定観念や考え方をよく考え探求するプログラムなどが企画されている。さらに、このような自己教育に加えて、各自の職務にかかわる力量啓発や組織間の協力などを高めるための「関係力量」を育てるために、「創意的問題解決」課程や「組織文化や経営戦略」、職務ごとの教育などが行われる［ハンサルリム、2017］。

　組織内における教育が研修院を通して行われる一方で、組織の構成員のみならず、一般市民に向けた教育は食生活センターを中心に取り組まれている。

　ハンサルリム連合では、2011年に食生活教育機関の指定を受けて教育活動家の養成を始めてきたが、2015年に食生活センターと体制を改編、独立したセンターとして設置された。2017年度事業における教育プログラム[6]として、組合員や実務者・活動家を中心とした食生活教育および活動プログラムの企画がある。それは、子ども料理教育研究会、20代および30代を対象とした一人飯料理教育研究会、環境にやさしい離乳食教育研究会、中等自由学期制食生活進路教育研究会、伝統醬類研究会があり、対象別・テーマ別のプログラム開発などを行う。また、会員生協と一緒に食生活教育活動家の養成課程を開設している。その内容は表のとおりである。

　ほかにも、高齢者生活教育指導者課程、2030（20・30代対象）一人飯料理教育指導者課程などのプログラムが食生活教育活動家や組合員、市民を対象に行われる。一人世帯が増えるなかで、調理方法を教えることから、伝統的な食文化を保存するための教育に至るまで、その教育のスペクトラムは非常に多様である。この食生活センターは、韓国の食生活教育に重要な役割を担っている。1990年代には、まだ世論の広がりをみていなかった学校給食をめぐる活動に取り組み、「学校給食を考える会」を結成し、直接的な教育プログラムの開発や企画、実施に加えて、「食」に関連する大事なイシューに対して社会的に発信することも重視している。

食生活教育活動家養成課程

基本課程（48時間）	ハンサルリム食生活入門 （8時間）	食卓・農業・生命の関係、加工食品と添加物の氾濫（実習）、食料自給の危機、食べ物関連トレンド
	農業と食生活 （10時間）	韓国人の食卓の変化、農場から食卓まで（体験）、種・食べ物の始まり（体験）、土地と地域を守る人たち（体験）、米・田んぼ・生態の関係（体験）
	環境と食生活 （8時間）	グローバル化した食品産業の危機、気候の変化と食べ物、放射能と食卓、遺伝子操作の危機
	体と食生活 （12時間）	栄養と運動と健康、内分泌系障害物質（環境ホルモン）、環境にやさしい物品の選択と体（調理実習）、健康な伝統食（調理実習）
	食生活教育活動の基礎 （10時間）	食生活教育事例、教案作成の基礎、食生活教育活動ワークショップ
深化課程（52時間）	ハンサルリム食生活深化 （10時間）	ハンサルリムの物品と活動の理解、地域社会の食生活実践事例、食生活関連の専門知識理解
	料理および食べ物を通したコミュニケーション （14時間）	料理を通したコミュニケーションの重要性、食品の材料と味覚、伝統食の基本概念、環境にやさしい料理のスキル、料理実習（2つ）
	食生活教育方法 （14時間）	幼小中高の教育対象の理解、テーマ選定・目標・内容・方法・評価、授業指導案の作成、授業実習、フィードバック
	食生活教育企画 （14時間）	食生活教育法と制度、国および地域の食生活教育計画、市民の健康のための食生活の変化、教育企画案の作成およびフィードバック

出所：ハンサルリム食生活センター「2017年度事業計画（2017年）」より

（3）共同体支援農業の試み

　生産者と消費者を一つとしてとらえていくことを中心軸に置きながら活動してきたハンサルリムでは、地域生協もさまざまなことに取り組んでいる。その一つが、共同体支援農業（Community Supported Agriculture, CSA）である[7]。
　CSAは、「農」と「食」が空間的・時間的・社会的に距離が生じていることを危惧し、さらに、社会的・経済的・生態的な持続性に危機を感じ、「農」

---

(6) ハンサルリム食生活センター「2017年度事業計画（2017年）」より。
(7) 本節の資料は、ハンサルリム忠州堤川から提供していただいた資料および職員インタビュー（2017年9月22日）に基づくものである。

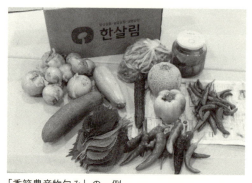

「季節農産物包み」の一例
写真提供：ハンサルリム忠州堤川

と「食」の距離を縮めることから、オルタナティブな食農体系を再構築することを目指すものである。これは、消費者が近距離で直接農産物を生産・消費する関係を結ぶやり方で、毎年の作物計画を一緒に立て、毎週収穫したさまざまな農産物をボックスに入れ、消費者に渡す。その中に入れる農産物は、選択不可が原則となる。

　地域のなかでの生産と消費、都市と農村の関係の回復を目指し、地域における食を通した共同体づくりを試みる実践を、韓国中部に位置する「ハンサルリム忠州堤川」という地域生協では、「季節農産物包み事業」として取り組んだ。

　2000年代にハンサルリムで大規模な物流体制が整備される一方で、地域生協では、小さい地域単位で地域の食材を生産・消費する「身近な食べ物運動」（가까운 먹을거리 운동）に目を向けるようになる。地域のなかでローカルな地域社会との関係性を創っていく必要があり、2008年からその議論を始めていた。地域物品委員会で地域で生産される地域物品の拡大にかかわる議論をするなかで、「野菜を詰めたボックス」型にする包み事業が1つの意見として提示されたのである。この提案は、1年間かけてその具体化に向けての話し合いがなされ、季節の農産物の生産供給を、地域の生産者共同体の会員たちに提案し、一緒に取り組むこととなった。

　地域の生産農家との話し合いで生産供給する品物に対する協議を経て、2010年5月から「季節農産物包み」を44世帯に届ける事業が始まる。開始初年度は44世帯・26回、2年目に48世帯・30回、3年目に60世帯・30回と次第に拡大しながら実施された。2010年度は毎週、2011年度・2012年度は5月から10月は毎週、11月・12月は隔週に届ける形式で行った。取り扱う食材は60種類以上で、1回ごとの農産物は8から14の品目で構成される。年会費に

第11章 韓国の「食」運動の創造的展開と食生活教育

季節農産物包みの内容（2011年度）

供給日 (月/日)	包み構成	品目数
2次 (5/12)	エゴマ粉、シラヤマギク、セリ、角ホウレンソウ、ねぎ、サンチュ2種類、ドクダミ、干したとうがらしの葉、ニラ、切干ダイコン	11
9次 (6/30)	白菜、とうがらしの葉、サンチュ、冬葵、普段草、わけぎ、ダイコン、コラビ、ズッキーニ、エンダイブ、大豆もやし、風船蔓、レタス、豆腐	14
15次 (8/11)	トウモロコシ、サンチュ2種類、レタス、ホオズキとうがらし、キュウリ、カボチャ、なす、熟したキュウリ、ジャガイモ3種類、トマト、ねぎ	15
19次 (9/8)	青とうがらし、カボチャ2種類、キュウリ、サンチュ2種類、ズッキーニ、ニンジン、ピーマン、パプリカ、ホオズキとうがらし、赤とうがらし、エゴマ粉、まめがら、ササゲ、ねぎ、豆腐	17
24次 (10/13)	ズッキーニ、サンチュ3種類、わけぎ、ナズナ、トウモロコシ、ダイコン、エゴマの葉の漬物、サツマイモ	10
30次 (12/15)	ナッツ、ダイコン、ビート、ホウレンソウ、キャベツ、白菜、ヤーコン、カボチャ、半干し柿、半干しのダイコンの葉、熟したとうがらしの葉、煎ったゴマ、ヒョウタン、切干ダイコン、豆腐	15

出所：「ハンサルリム忠州堤川」提供資料より

ついては、4万円（2010年）から2012年には6万円になったが、各売場で直接受け取る形式で運営したのである。たとえば、2011年の包みの構成は、表のようである。

　消費者と生産者は、生産農家を訪れ、互いが交流する場を年に2回設定したり、生産者が毎週品物と一緒に生産地の状況を盛り込んだ手紙を入れたり、ネット上でカフェをつくり互いに交流するツールをつくったりして、地域社会を支援していく農業を方向づける活動に取り組んでいた。

　この事業は、2013年まで続いたあと、現実的な課題があり、現在は中断している。それは、消費者にとっては選択的な消費に慣れてしまい、包みで食材をもらうことに慣れていなかったことと、生産者は一つの作物を栽培したことから多くの品物を少量収穫することに手間がかかるといったことから、再度体制を整えるための準備期間をもつこととした。

　ただ、ハンサルリムの地域生協では初めて取り組んだこの包み事業は、生産者とのやりとりによって作物を入れたり、多くとれたときには多めに入れたりといった、互いに「顔」のみえる関係形成ができたのは大きな意義がある。

生産地から送る手紙の一例　生産者から作物ごとの収穫状況やおいしい食べ方などについて書かれている
（提供：ハンサルリム忠州堤川）

韓国のこのような取り組みは、日本などの海外の実践事例が2000年代半ばに本格的に紹介されるなかで、2007、2008年頃から始まった。ハンサルリムのように、生協が従来の生協消費者組織を使いながら行う場合と、ローカルフード政策に関心をもつ自治体が生産者と消費者の組織化を支援する場合、生産者組織が主導して実施している場合、個人の生産者が行う場合がみられる。自治体が推進する事例としては、完州郡が知られているが、こういったCSAは、農業活動に消費者が積極的に参加し、自らが消費している農産物への理解を高めるなど、既存の市場経済における生産・消費とは違う関係性、共同体づくりを生み出しているのである。

　現在は、「季節農産物包み事業」は実施されていないが、2016年からは消費者が消費者の立場にとどまらず、農業のプロセスに参加し、実際に米づくりを田植えから収穫までにかかわる実践が始まっている。また、生産地を訪れて体験を通じ、農村への理解や生命の視点などを学ぶ「生命学校」プログラムを合宿で行ったり、生産者と消費者の紐帯関係をもとに秋の収穫期などの行事を一緒にするといった活動をしている。

　地域社会でさまざまな関係をつくることによって、単に農業関係だけでなく地域社会の大事なイシューにも積極的に発信し、地域共同体の存続にかか

わる地域問題にアクションを起こすことを地域生協として取り組んでいる。

1980年代半ば以降に発展した生協は、男性中心から実質的に女性たちが担うようになってきていること、商品に対する適正な価格を求めていた「交換価値の運動」から、「消費財の生態的意味を発見する使用価値を求める運動」であること、「農民や労働者階級の市場競争力」を確保することであったことから、市場に対して「オルタナティブな市場」をつくる運動へと、いままでの生協運動との違いが注目される［カン・ソクゼ、2013、227頁］。「物」を求めるものでない、「新しい価値」を求める方向性を有した生協運動には、新しい生き方を模索することにつながっているともいえよう。むろん積極的な行動主体になる人たちは組合員の一部ではあるにせよ、それが社会の新しい動きを芽生えさせることにつながっている。

単に消費者にとどまっていた女性たちが、地域や社会にかかわるアクターへと変わっていくプロセスが生協運動ではみられ[8]、こういった価値を共有し、創り出すための学習は、その活動を支えるものとして機能していた。食べ物の安全を基本に据えながら運動を展開している生協に対し、「食」を媒介にエンパワメントや自立を目指す動きも、2000年代に入って顕著となる現象である。

3 社会的企業による「食」を通じたエンパワメント
──社会的企業「オーガニゼイション料理」を事例に

町の食堂で働く女性の料理人から、格好良くおしゃれで男性中心の職業人としてのいわゆる「シェフ」が2000年代半ばからメディアに積極的に登場し、「シェフ」が一つの職業として社会的に位置づけられるといった変化のなかで、それを女性や青少年の自立として考える運動も現れてくる。このような運動の背景としては、若者の失業問題が深刻化しているなかで社会的企業を通して働く場を提供していく動きが生まれてきていることや、ひきこもりや格差

(8) 詳しくは、パク・ジュヒ「地域生協から主婦たちの草の根運動と代案価値」『進歩評論』第33号、2007年を参照していただきたい。

の広がりなどによって居場所のない若者たちに居場所の必要性が台頭してきたことがある。

(1)「食」を通じての自立形成への試み

　韓国では、学校から離脱する青少年たちが1990年代に増えるが[9]、こういった青少年を対象に、ソウル市は1999年に市立青少年職業体験センター（ハジャ・センター）を設立する。

　青少年たちが自由に学び表現できる場としてハジャ・センターは位置づけられ、学校から離れていく青少年に対する施策が本格化する2000年代以降も大事な学習拠点として機能してきた。このハジャ・センターは青年たちが自分で考えたことを団体として立ち上げ活動することを支援しており、そこから、ノリダン（公共的文化芸術企業）などの社会的企業が生まれてくるが、「食」を媒介とした社会的企業が始まるのも料理人が職業として社会的に認知される2000年代半ばのことである。センターの女性職員が「仕事と料理」という青少年のプロジェクトを2007年に開始し、その翌年にはソウル市の非営利民間団体として登録、雇用労働部からも社会的企業に認められ、いまはハジャ・センターと連携しながら社会的企業として活動している。

　社会的企業「オーガニゼイション料理」[10]は、青少年事業に取り組む一方で、地域に結婚移住女性が増える状況に目を向けて保育室の運営を始める。当時は、まだ結婚移住女性を対象とした施策が整備されつつあった時期で、近隣地域での対応を担うことになったのである。彼女たちの社会的・経済的自立を考えるにあたって、保育を支援しながら、料理教育を行い「料理」を通した自立を目指していく。2000年代後半は在韓外国人の数が増えるなかで本場の味を掲げたレストランが少しずつ出現した時期で、結婚移住女性たちが自分の出身国の料理をメニューとして出し、「多文化」を売り物にレストランをソウルの繁華街でオープンする。

　結婚移住女性の「食」を通した自立に向けての取り組みは、彼女たちが専門的な料理人ではないことから、メニュー開発にはかかわったものの、注文をとるなどの役割にとどまり（実際にシェフにまでなった人もいる）、外食激戦地での経営も難しく商売として維持することができずに、レストランは閉鎖と

なる。結婚移住女性たちを対象としていた事業は、東南アジアの女性たちを「食」を媒介に自立させる活動へと移り、いまは別の社会的企業に独立した。

　社会的企業「オーガニゼイション料理」は、現在青少年活動を中心に活動している。2010年3月に始まった青少年対象の「ヤングシェフ・スクール」は、2012年からは「ソウル市学校の外の青少年支援センター」から代案学校として指定を受け、学校から離脱した青少年が「食」「料理」を通して自立し、エンパワメントしていく実践に取り組んでいる。

　このように、「食」を媒介とした活動を始めたきっかけは、ひとりの生活者としてきちんと生活できるように、生活習慣をつけるという意図がその根底にはあった。そして、こうした活動を発案し、主導したのは女性であった。

　社会的企業「オーガニゼイション料理」は、2013年に法人としてスロビー（Slobbie）生活を設立、「ヤングシェフ・スクール」といった教育活動のみならず、地域を拠点としたコミュニティ・カフェや市民向けの料理教室開催、カフェ運営、ケータリング事業、メニュー開発および教育など、実に多様な活動を展開している。

(2)「料理」することがもたらす人々の変化

　まず、2010年から始めている「ヤングシェフ・スクール」は、青少年料理代案学校としてソウル市からも認められ、支援を受けている。青少年たちの料理を通した「自立とオルタナティブな暮らし」のために設立され、料理で自立を目指す17歳から22歳までの青少年を対象とする。具体的には、料理を媒介に人々に興味をもって活動したい青少年、料理人を目指している青少年などで、なかでも、低所得層やグループホーム出身の青少年など、生活し自立の必要のある青少年は優先的に選抜される[11]。

　このスクールは2年の全日制学校（1年目は基礎学習課程、2年目は現場インター

---

(9) 韓国の「学校の外の青少年」に関しては、金命貞「韓国における『学校の外の青少年』への学習支援の現状と課題」（岩槻知也編著『社会的困難を生きる若者と学習支援』明石書店、2016年）を参照していただきたい。
(10) 以下の内容は、社会的企業「オーガニゼイション料理」リーフレットおよび代表のインタビュー調査（2017年3月17日・2017年9月20日実施）の内容に基づく。
(11) 「ヤングシェフ案内」「オーガニゼイション料理」ウェブページ（http://www.orgyori.com/youngshef-intro　2017年9月30日閲覧）より。

ンシップ）で、学費は入学金と特別活動費はあるものの、基本的に無料である。学習目標は次の3段階と想定される[12]。

 1段階：料理で自分がケアできる青少年→自分の食事が準備できる青少年

 2段階：料理でほかの人がケアできる青少年→まちの料理人、ケアの料理人

 3段階：人生を料理する料理人→料理で自立する青少年

 料理や食を通して、人々とつながり、人生を創っていく青少年が目指され、具体的なカリキュラムは表のとおりである。

 1年目は「仕事・学習現場」をテーマに、ハジャ・センターのヤングシェフ食堂の運営と料理実習など、下記のカリキュラムが実施される。2年目の現場インターンシップでは、スロビー生活が運営するお店をはじめ、さまざまなレストランでの実習が予定されている。

 一方、スロビー生活は、都会のなかで周りを振り返りながらゆっくり生きていくという考え方、暮らし方を目指している。2011年に若者が集まる街にコミュニティ食堂「カフェ・スロビー」（ソウル）をオープンしたのを皮切りに、2013年5月には「済州スロビー」を、同年9月には弁当の店「城北スロビー」（ソウル）を、2016年6月には水原（京畿道）と2017年春には「みんなのキッチン」（ソ

「ヤングシェフ・スクール」の1年目のカリキュラム内容

区分	月曜日	火曜日	水曜日	木曜日	金曜日
午前の授業 (9時～13時30分)	食堂実習 (材料の手入れ～メニュー作業～配食～後片付け)				
昼食 (13時30分 ～14時55分)	食事の後、メントのシェフによる午前実習のフィードバック (運営日誌の作成)				
午後の授業 (15時～18時)	料理感性学 (瞑想&体操 ／演劇授業 ／バンド授業／ 文化作業 〈都市農業〉)	料理専攻授業	料理人文学 (フード&ソーシャル・イシュー／季節料理／フードセラピー／味覚授業／経営授業／環境授業など)	特集講義 (シェフ特集講義)	ネットワーク (代案マーケットへの参加／見学)

出所：「ヤングシェフ・カリキュラム」「オーガニゼイション料理」ウェブページ（http://www.orgyori.com/youngshef-curriculum、2017年9月30日閲覧）より

ウル）を開いた。「カフェ・スロビー」と「城北スロビー」は、2016年3月と2017年9月にそれぞれ閉鎖し、「済州スロビー」も2017年末をもってその活動が終わり、現在は2ヵ所だけ運営している。

お店は地域の特性に応じて運営され、済州はローカルフードを取り入れたり、地域の子どもや青少年を対象とした教育を行ったり、「ヤングシェフ・スクール」の合宿を実施したりしていた。一方、水原はエネルギー文化カフェをコンセプトに掲げ、エネルギー自立を目指して太陽パネルの電気でお店を運営している。地域の子ども向け

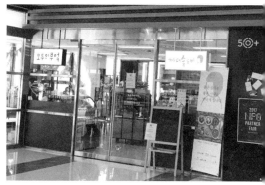
「みんなのキッチン」の外観

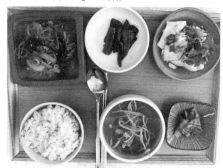
「カフェ・スロビー」での食事の一例

のワークショップの実施や、カフェメニューに加えて丼を毎日10食限定で出すなど、地域の「居場所」としての機能を担っている。

さらに、2017年に新しくオープンした「みんなのキッチン」は、50歳以上のシニア向けにソウル市が市内でつくっている50プラスキャンパスの中部キャンパス1階に位置している。この「みんなのキッチン」では、カフェ・スロビーで飲み物以外に食事もとることができ、韓国の伝統的なお膳立てのなかで料理1つとおかず3つを一人用のお盆に出してくれる。「みんなのキッチン」では、中部キャンパスの「日常技術学部」に講座「おとこのキッチン」（定員8人）を開いている。1ヵ月4回で季節ごとに開講され、料理に親しみをもってもらうように食材料に対する理解を深め、材料の選び方、健康的な季節の

---

(12) 社会的企業「オーガニゼイション料理」リーフレットより。

食卓づくりの知識を提供している。1回ごとに2つの季節料理をつくることとなる[13]。

「みんなのキッチン」は、まさにキッチンを囲んでみんなが交流し、関係を創るとともに、カフェ・スロビーを通した雇用をも生み出す展開を試みている。

ほかにも、スロビー生活では、ヤングシェフや青年の教育を通した収益の寄付をはじめ、仕事の創出などを目指し、「持続可能な循環」を生み出すことに力を注いでいる。「仕事場が学校である」ということをモットーに、人生を生きていくうえでの基本的な生活スキルとして「ご飯を用意する」ことからスタートさせ、ひとりの人間として自立するとともに、他者とのかかわり方、コミュニティの創り方を模索しているのである。

4 新しい食文化が意味するもの

2000年代以降にみられる韓国の食文化の変化を、生活協同組合と社会的企業の2つの事例からみてきた。1987年の民主化宣言、1997年のアジア通貨危機を経て、2000年代に入ってから「食」に対する関心が高まり、食材の安心・安全が浮き彫りになり、オーガニック食材やローカルフードに興味をもつ人々が増えたことで、生活協同組合もその規模を拡大してきた。この組合運動は、単に新鮮で安心できる食材を提供する意味合いだけでなく、新自由主義に代弁される無限競争の韓国社会に新たな暮らし方・考え方を提案するものでもある。「食」にかかわる多様な社会イシューに対する地域運動・社会運動を平行して展開していることは見落とせない。

暮らしの「原点」といえる「食」への回帰は、社会的企業の取り組みからも読みとれる。社会的弱者ともいえる青少年や女性が社会のなかで「料理」「食」を通して自立していくツールを見出し、そこから共同体や地域づくりまで試みている。競争の激しい韓国社会で疎かにされてきた「料理」を生活スキルと位置づけ、それをプログラム化し、職業人としても支援していく。こういった取り組みは、退職した男性たちをひとりの「生活者」として自立させるための社会教育プログラムとして、ほかの社会教育施設にも広がりをみせている。

このような動きは、韓国社会の裏面を映し出すものでもある。ハンサルリムのような生協は一定の経済的ゆとりのある階層が利用しているだけに、そこには「格差社会」の一面が垣間見られる。また、いままで当たり前ととらえてきた食習慣や食文化が解体・崩壊することによって食生活教育の必要性が登場してきたというベクトルがあることも忘れてはならない。

　しかしながら、こういった実践は女性たちが主導してきた実践であり、ひとりの人間として、自立した人間として生きていくことの、人間の「原点」を振り返らせる実践でもあることから、韓国社会にまさに新しい価値を生成させ、提示するものであるといえよう。

（きむ　ゆんじょん　首都大学東京准教授）

［引用・参考文献］
　カン・ソクゼ「生活協同組合の現況と生協運動の主要争点に対する検討」『研究論文集』第49集、ヨンソン大学、2013年
　iCOOP協同組合研究所編『iCOOP生協2016年 入門協同組合』アルマ出版社、2016年
　ハンサルリム『2017年ハンサルリム研修院 研修課程案内書』2017年
　ハンサルリム連合『暮らし物語』第55号、2016年

　※上記の引用・参考文献や注記中の文献（注9の文献は除く）の日本語版は出版されていない。

---

(13)『2017年2学期ソウル50プラス中部キャンパス教育課程案内』2017年、41頁。

第**12**章

持続可能な社会と
アジアの女性たちの社会参画
――食の創造者として、生活を育む者として

大橋　知穂

1　女性たちを取り巻く課題——日常に混在するさまざまな壁

　アジアに広がる広大な農地を訪ねると、その地域ごとの色合いをまとった農作業着の女性たちを目にする。家庭を訪ねれば、多くの場合女性たちが、地域独特の食事や飲み物を準備し、もてなしてくれる。どの土地でも、女性は畑を耕し、牛や羊などの加工品をつくる「食を創造する生産者」であるとともに、家に帰れば日々の食事をつくり、子育てや高齢者の世話をする「日常のケアテイカー」の役割も担っている。さらに女性が地域社会や家族にとっての重要な稼ぎ手であることも紛れもない事実だ。世界の農民人口の43％は女性であるといわれ、いわゆる途上国が集まるアジア・アフリカではそれが50％になる［FAO、2014］。しかし、世界的に土地の所有者に占める女性の割合は20％にとどまっている［FAO、2011］。女性は、農漁業労働、水や燃料用の木材の運搬、家事などの多岐に及ぶ役割を担っており、労働時間が男性よりも長いが、それに比べて女性が得られる賃金や社会的な恩恵は制限されている。また、男性に比べ技術向上のための情報や機会が格段に少なく（たとえば新しい優良な種、新しい農業機械や農業技術など）、さらに銀行などの貸付への機会や市場へのアクセスも制限されている。結果、男性と比べて女性が育てる作物の発育が悪くなってしまうということもある。漁業人口は女性がその半分を占めるが、多くが加工やパッキングなどの単純労働で、非正規や季節

雇用であり、圧倒的に彼女たちが得られる収入は少なく、国連食糧農業機関（FAO）によると男性の64％の額といわれる［FAO, 2013］。また、最低限の労働基準に満たない劣悪な環境で働く女性も多い。さらに、もともと所有財産が少なく代わりになる収入源のない女性たちは、近年、海洋環境の悪化などによる収穫量の激減の影響を直接受けやすく、収入が減ったり、健康を損なうリスクを負っている。

　家庭に目を向けてみよう。世界保健機関（WHO）とユニセフによると実に世界の家庭における食事の90％は女性がつくっている［WHOとユニセフ, 2010］が、それは優先的に栄養価のある食事を女性が取れるということではない。むしろ常に自分たちよりほかの家族の食を担保することが大切だという意識や価値観が多くの地域でみられる。たとえば、パキスタンでは、ユニセフが妊婦のために栄養価の高いビスケットを配ったが、数週間後に成果を見にいくと、彼女たちの栄養不足の状態は変わっていなかった。理由を聞くと、栄養価が高いので、自分の子どもたち、特に男の子に与えて、自分たちは食べていないという。「自分よりも夫や子ども、年寄りに、さらに男性に優先的に」という価値観は、女性たち自身と彼女たちを取り巻く家族やコミュニティが抱く「良き女性のあり方」として、いまでも大切にされている。ゆえに周囲への期待に応えたいという女性たち自身の満足感が満腹感より優先され、単純に女性にビスケットを配るだけでは根本的な問題が解決されなかったのである。

　別の例を挙げてみよう。南米のボリビアと南アジアのインドは、それぞれの平均的な収入のレベルが世界的にみて同レベルであるのに、女性の低体重の率がボリビアでは全人口の1％であるのに対しインドでは36％にもなる［Stuart & Lawrence, 2001］。これは、インドでは女性は小食であるほうが、社会的ステイタスが高いとされることが関連しているのではないかといわれている。

　二つの例がいみじくも表しているのは、女性たちにとって、日常を「生きる」ためには、自らの食といのちをすり減らす結果になっても、地域や家庭で大切とされる価値観を遵守することを優先し、それが平和に暮らせる、身を守る手段だと思う人が多いということだ。さらに、ひとたび食糧難や災害や紛

争などの危機的状況に陥ったときに、最初に食事の量を減らすのもまた、女性たちである。ゆえに、緊急時から日常への回復時で、「レジリエンス」と近年呼ばれるような、自発的な治癒力、精神的回復力、耐久力などが弱く、危機的な状況を長引かせてしまうのも女性のほうが多い。

　本章では、より多角的で長時間にわたる女性たちの仕事や役割が、社会的に認知されづらいことによる不利益と、それがもたらす女性のいのちや安全への脅威をふまえて、世界的な取り組みである「持続可能な開発目標」における女性の食やいのちのかかわりを考察する。さらにタイの一村一品運動とパキスタンの家庭料理デリバリーの事例を取り上げて、アジアの女性たちが日常のなかでの活動を通して、ゆるやかにではあるが自信をつけ、経済的にも自立していく実践から、女性のエンパワメントについて考えてみたい。

2　持続可能な開発目標を通して考える女性の食・いのち・安全

　天然資源の枯渇、海洋汚染、地球温暖化など地球規模での環境の悪化は目に見える速度で進み、環境問題の世界的な取り組みは急務である。また、近年地域紛争や宗教対立、さらにテロの多発など平和と安全を脅かす状況が世界各地で発生するとともに、自然災害の被害は増加し、さらに経済的な格差も、先進国・途上国を問わず拡大している。

　2015年に国連は、「国連持続可能な開発サミット」を開催し、150 ヵ国の加盟首脳の参加のもと、「我々の世界を変革する：持続可能な開発のための2030 アジェンダ」を採択した。その前文には、世界が持続的かつ強靭（レジリエント）に安定、成長するためには、経済、社会および環境の3側面を調和させる必要があり、「誰一人として取り残さない」として、すべての人々の人権の保護を実現し、ジェンダー平等とすべての女性と女児の能力強化を達成することを目指す、という壮大な展望が掲げられている。その具体的な目標として、17の持続可能な開発目標（Sustainable Development Goals, SDGs）が定められ、これに採択した国々では、2016年から国ごとの開発指標を設定し、

17の持続可能な開発目標

目標1	貧困の撲滅―あらゆる場所であらゆる形態の貧困を終わらせる
目標2	食の安全確保と栄養の改善―飢餓に終止符を打ち、食料の安全確保と栄養状態の改善を達成し、持続可能な農業を推進する
目標3	健康―赤ちゃんから老人まで、誰でもが健康的な生活を送れるよう福祉を促進する
目標4	教育―すべての人々が包摂的かつ公正な質の高い教育を得られ、生涯学習の機会を促進する
目標5	ジェンダー――ジェンダー平等を達成し、すべての女性および女児の能力強化を行う
目標6	水と衛生―すべての人々が水と衛生を安全に利用できるようにし、それを持続可能的に管理できるようにする
目標7	エネルギー――すべての人々が安くて信頼できる持続可能な近代的エネルギーへアクセスできるようにする
目標8	経済成長と雇用―包摂的かつ持続可能な経済成長を促進するとともに、すべての人々の完全かつ生産的で、働き甲斐のある人間らしい雇用(ディーセントワーク)機会を促進する
目標9	インフラとイノベーション――強靭(レジリエント)なインフラを整備し、包摂的かつ持続可能な産業化の促進およびイノベーションの推進を図る
目標10	平等―各国内および各国間の不平等を是正する
目標11	持続可能な都市―包摂的で安全、強靭(レジリエント)で持続可能な都市および人間居住を実現する
目標12	持続可能な消費と生産―持続可能な生産と消費形態を確保する
目標13	気候変動およびその影響を軽減するための緊急対策を講じる
目標14	海洋資源―持続可能な開発のために海洋・海洋資源を保全し、持続可能な形で利用する
目標15	陸上資源―陸域生態系の保護、回復、持続可能な利用の推進、持続可能な森林の管理、砂漠化への対処、並びに土地の劣化の阻止・回復および生物多様性の損失を阻止する
目標16	平和で包摂的な社会―持続可能な開発のための平和で包摂的な社会を促進し、すべての人々に司法へのアクセスを提供し、あらゆるレベルにおいて効果的で説明責任のある包摂的な制度を構築する
目標17	パートナーシップ―持続可能な開発のための実施手段を強化し、グローバル・パートナーシップを活性化する

出所:「国連広報センター」ホームページをもとに筆者加筆

その実践へのロードマップを作成、指標に沿った実践を目指している(表)。

　これまで国際社会がいわゆる開発途上国の貧困や格差の問題解決に注視してきたのと比べ、SDGsでは、先進国・中開発国も対象としている。経済的先進国といわれてきた日本でも、まさに近年子どもの貧困率が13.9%と7人に1人が貧困状況にあり、特にシングルマザーなどひとり親家庭の状況は厳しい。また、収入と教育年数の関係も問題で、親が低収入なら子どもの学歴も低く

第12章　持続可能な社会とアジアの女性たちの社会参画

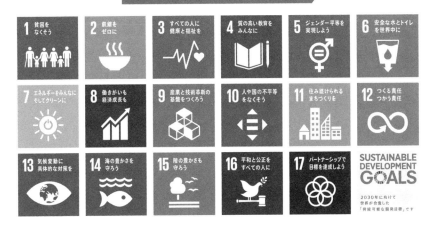

SDGsの17のゴールを表したロゴマーク

なる傾向があり、学歴が低ければ収入の低い職業にしかつけないという貧困の世代間連鎖がある。現在、先進国、途上国を問わず、それぞれの国内での経済的・社会的格差が拡大する一方となっており、途上国のほうがその格差は大きいといわれる。SDGsが掲げる「誰一人として取り残さない」世界をつくるためには先進国・中開発国も含めた格差解消の対策が急務になっている。
「持続可能な開発目標」のなかで、女性の食といのちの問題は、17の開発目標のなかでも目標2の「食の安全確保と栄養の改善」と目標5の「ジェンダー」が直接的に関係する。しかしそのほかの、貧困の撲滅・健康・教育・持続可能な生産と消費形態の確保や農漁業の推進など、ほかのあらゆる目標の達成とも密接に関連してもいる。例を挙げてみよう。目標1の「貧困の撲滅」および目標2の「食の安全確保と栄養の改善」を達成し、持続可能な農業を推進するためには、世界の半分を占める女性が十分な食料を得て、栄養を享受することなしにはあり得ない。FAOによれば、女性の農業従事者が男性と同様に資源にアクセスすることができれば、農業生産量は20〜30％上昇することができる。これによって、開発途上国の全生産が2.5％増加し、世界で飢餓に苦しむ人の12〜17％を救うことができるのだ［FAO、2011］。

また、目標3の「健康」の目標は「赤ちゃんから老人まで、誰でもが健康的な生活を送れるよう福祉を促進する」であるが、ジェンダー平等の実現率が上昇すると幼児死亡率の低下につながるという統計もある[1]。また、女性、特に妊婦や子育て中の女性は、男性よりもいっそうきちんとした栄養を取らなくてはいけないにもかかわらず、前述のインドやパキスタンのように、現実には日常食における栄養は女性のほうが圧倒的に不足している。さらに欠食による低体重や発育不足の女性の出産では、低体重児が生まれる確率が高くなるので、生まれてきた子どもたちにも人生のスタート時点から負担を負わせる結果となってしまう。

　目標4の「教育」を考えてみよう。現在世界の非識字者は7億8100万人で、その3分の2は女性である。基本的な読み書きや計算ができないと、たとえばクスリと農薬の瓶を間違えて子どもに飲ませてしまったり、市場で市場価格がわからず仲買人にだまされたり、災害時に正確な情報を得て判断することができずデマに惑わされてしまったりとさまざまな困難を背負い込むことになる。さらに非識字者であるがゆえに、自分に自信がもてず、人生の可能性や新しいことにチャレンジすることをあきらめてしまいやすい。識字のメリットは、マイクロファイナンスにアクセスできるきっかけづくりなど、生活苦から少しでも脱却できる可能性が広がることにもなるし、次世代への貢献も大きくなる。たとえば、母親の識字率が上がると5歳未満の幼児死亡率は下がる一方で、女児の就学率は上昇するのだ。

　さらに、食の安全と栄養における緊急の課題は、気候変動に対するレジリエンス（強靭に対応していける力）があるかないかだともいわれる。目標13は「気候変動およびその影響を軽減するための緊急対策を講じる」であるが、干ばつや洪水などの災害による食糧危機の状況においては、女性は特に被害者となることが多い。農漁業に従事し、家事の主体となっている女性たちが、いざというときのそなえや、災害後の食に関する情報をもち、いつ何を誰が優先的に食べるかの決定権を家庭のなかでもつことが災害などの影響を軽減する確実な方法でもある。つまり女性がエンパワーされることは、本人たちだけでなく、子どもたちも含めた家族全体の存続にもかかわることなのだ。

　このように、食の安全保障と栄養とジェンダーの間には密接な関係がある。

第 12 章　持続可能な社会とアジアの女性たちの社会参画

ジェンダーの視点から食の安全の確保を考えることは重要であり、ジェンダーにおける力関係を変化させる、あるいはシフトすることで、すべての人たちにとっての食の安全保障と栄養の状況を改善し、エンパワーすることにつながる、といえる。別の言い方をすれば、女性がエンパワーされることは、短期的には人道的な立場から重要であり、長期的にみれば、あらゆる社会的開発のために必要不可欠となるのだ。

3　日常生活のなかから起こす女性の社会参画促進活動とそれらの課題

　私の母は、学校に行ったことはないし、文字の読み書きもできないけれど、どの時期にどのハーブを使って料理したら体にいいかを熟知していました。夏になるとニームの苦い葉っぱを煮だしたものを飲まされたまさに苦い思い出がありますが、それで私たち姉弟が食あたりになることはなかったです。嵐が来るときは、家に排水路をつくって、土造りの家が流されないように母が工夫していました。母がつくる料理は、もちろん世界一です。でも、私たちの世代には、残念ながら母が知っている伝統的な健康法や、栄養、防災などの知識が受け継がれていません。

(パキスタンの男性の話)[2]

　地域に暮らす女性たちは、豊かな自然と地域文化に根づいた知恵や経験をもち、往々にして 21 世紀の持続可能な社会をつくっていくうえでも不可欠となる多くのアイデアや知識をもっている。たとえば、女性はその地域の植物の植生や多様性を熟知しており、その知恵や知識がその地域の種子や農業方法の改良や改善に役に立つことも多い。また、日常のなかであったらいいな、というようなニーズに基づいたアイデアを提言することができるので、持続

---

(1) アジア開発銀行は、2008 年からの経済開発計画「ストラテジー 2020」のなかで、ジェンダー平等を一つの重点的取り組みとし、「ジェンダーと開発政策」を制定している。
(2) 筆者のパキスタン友人インタビュー

可能な社会をつくるオルタナティブな提案をもつ柔軟性がある。しかし、いざその能力を生かそうとしても、文化的な背景、固定化された男女間の社会的役割、女性の社会進出に対する理解の低さ、資金を調達することの難しさ、女性がマネジメントやリーダーシップなどの研修を受ける機会が少ないなどの阻害要因は多く存在する。

　子育てや家事などで忙しい女性が「無理のない範囲で」、かつ「社会的な価値観や周囲の目からも受け入れられながら」ゆるやかに経済的に自立し、社会に参画していくタイとパキスタンの事例を紹介しつつ、女性のエンパワメントのアプローチと課題について考えたい。

(1) タイの一村一品運動
――地域女性のエンパワメントの可能性と課題

　1979年に日本の大分県で始まった「一村一品運動」は、日本発の内発的発展や地域おこしの手法として、また、女性の起業支援や地域経済活動への参加を後押しする手法としてもアジア各国、中南米やアフリカで注目されている。そのなかでも、タイの一村一品運動は、特に成功した例として取り上げられることが多い。2001年に開始されたタイの一村一品運動「One Tambon（タンボンはタイの行政区の最小単位で村の意味に近い）One Product」（OTOP―オトップ）は、アジア通貨危機からの復興と、徐々に拡大していた村落と都市部の格差を解消することを主眼とした農村振興を図るため、当時のタクシン首相が主導する国の経済政策の一環として中央政府が精力的に進めたものである。政府は、OTOPプロジェクトで、「ローカルかつグローバルなつながり」「自主自立と創造性の推進」「人づくり」などを目標として掲げ、農

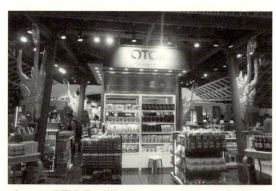

バンコクの国際空港の目抜き通りにあるOTOPショップ。タイの地方のおふくろの味がいっぱい　　（撮影：中村済美）

村復興基金として、村ごとに100万バーツ（約300万円）の資金提供を実施した。現在、バンコクの空港などにもOTOPショップがあり、タイの地域の資源を活用し、潜在的に魅力のある製品を海外に売り出すことも積極的に推進している。

　政府主導で実施した背景もあって、OTOPに登録される生産物は、いくつかの評価指標があり、「地元原材料の利用」、「デザイン性」、「品質」、「環境配慮の製品属性」や「生産のグループ化の実施」、「販売能力」、「財務会計能力」などを総合して五つのランクに分けられている。政府はそのなかでも特に上位ランクの奨励対象製品や活動を選定し、バックアップしている。タイ各地で実施される物産展もOTOPの活動の特徴で、政府の強力な後押しもあり、OTOPはタイで爆発的に広がった。中小企業振興機構の作成した「『女性の潜在能力を活用した一村一品運動』にかかる調査」によれば、2010年の一村一品製品の登録数と種類は、全体で8万5000件、そのうちの2万件強が食品（農産物と加工品）で、全体の24％、3000件が飲料水（アルコール、ノンアルコール飲料）で3％を占め、食品・飲料水の占める割合は、4分の1を上回る。このようにタイのOTOPは、農村部に存在していた絹・綿織物、農産加工品、陶器、ハーブ製品などの地場産業の振興におおいに貢献してきた［国際化支援センター、2013］。

　同報告書では、タイのケースのほかにインドネシアやバングラデシュなどでの一村一品運動も調査し、女性が一村一品運動を始める場合の利点として、生活の身近なところにある材料と設備を活用できること、開始資金がほとんどなくても始められることなどを挙げている。これが女性の起業家を増加させ、就業の場を増加させることにもつながっているという。大分県の一村一品運動が、「自ら地域活性化に取り組む人づくり」や「農村女性が元気になること」に力点が置かれていたように、女性たちは、生活との両立を主眼に置いて「無理をしない」規模で事業を始め、子育てや介護など一見女性の社会参画を阻害すると思われる生活経験を通して得る「生活者としての草の根目線」でビジネスを行うので、地域産業の振興と結びつきやすい特徴がある。また、初期投資がほとんどかからない分、大きな負債を抱えるリスクを回避できるというメリットもある。

タイのOTOPも大分県のそれ同様に、プロジェクトを通しての地方への回帰、女性の経済活動への参画促進、地域の活性化などをうたっており、その成果として女性、特に地方に住む女性の経済活動への参加を推進したといえる。限定された社会や生活に閉じこもることの多い農村部の女性たちは、それまでは家庭の外で活動することをあきらめることも多かったが、一村一品

> ❋ **グローバル化による食のパラドックス——飢餓と肥満が背中合わせに**
>
> いわゆる開発途上国では、「女性と食・いのち」を考えるとき、貧困や栄養不足の問題が取りざたされることが多い。しかし、実は貧困層の肥満も含めた健康問題が、途上国ではより深刻な問題となりつつある。これは、途上国でのライフスタイルや食事は、欧米化が進んでいる一方で、人々の健康への関心は一般的に低く、国として疫病の予防や治療に使える予算もかぎられているからだ。皮肉なことに、グローバル化が世界の肥満疾患者の数を増やしているともいわれる。世界の人口の半分、約30億人は、絶対貧困率の指標である1日200円以下の生活費(食費以外も含む)で暮らしているといわれるが、どんなに貧しくても生きていくためには食べなくてはいけない。こうした貧困層の飢えを解消しているのが、グローバル化によって賃金の安い国の農場でつくられる低コストの「植物油」だといわれる。植物油で揚げた揚げ物で満腹感を満たせるし、植物油は保存料として安い加工食品に使われるので、自然と貧困層の口に入ることも多くなる。また、各国政府や産業界が、安価な油のほかに甘味料や食肉を生産しながら、果物や野菜消費は手を付けてこなかったことで、貧困層の肥満化をあおったとも指摘されている。
>
> インドやパキスタン、バングラデシュなど南アジアでは、心臓血管の障害、糖尿病、高血圧などの生活習慣病が老若男女を問わず蔓延している。特に、パキスタンは、ガン、肥満、小児肥満、糖尿病、心臓血管症などの病気のリスクが同地域で最も高い国といわれており、貧困層でも、糖尿病や心臓血管症などの病気を抱える人も多い。さらに同国では、人口はいまだ増加傾向にあり、ほぼ2億人の国民を抱えるが、汚染された水や質の悪い食品の摂取、ストレスや運動不足などの生活スタイルの悪化は、健康面で不安を抱える人の数を増やしている。こうしたなか、家庭料理の重要性が再認識されるようになってきている。

運動を通じて、その世界を広げてきた。たとえば、「消費者とつながることや、所得を得ることで家族や消費者から認められたと感じることで自信をもてた」、あるいは「多くの生産者関係者や展示会や、ほかの生産グループとのふれあいなどを通じて、ネットワークを構築することができ、自分の社会が広がった」[3] という話も報告されている。同報告書によると、他の地域の女性たちと情報交換しながら励まし合っていけるのも女性グループの特徴であり、一村一品運動においては、ほかのグループはライバルではなく、励まし合える仲間だという感覚をもてるので女性にとって実践しやすい。

　一方で、「住民が決めて、行政はその支援をする」といったスタンスで進めてきた大分県の一村一品運動とは異なり、タイの場合、中央政府が主導して商品の販売向上を第一に考えた結果、優良生産者やランク上位の商品生産者への強化が優先的になり、研修を受ける機会や、展示会に出品できるような機会が一握りの人たちに集中してしまっているという批判もある。さらに、最初から優良商品化が可能な基礎資金やネットワークをもつ比較的大きな組織が優位になってしまうなど、既存のパワーバランスを解消するよりもむしろ強化してしまう結果となることもあるばかりか、女性たちが生産過程を担う単なる労働力になってしまっている場合も少なくはない。活動の初期には地域力を活かし、地域のもつ本来的な豊かさを保ちながら女性たちがエンパワメントされる過程があったが、OTOPの拡大化と商品力の強化とともにこうした地域の力が失われてきているのもまた事実である。

(2) パキスタン：Lunch. Pk（ランチ ドット ピーケー）
　　──家庭料理が育む健康促進と女性の自立

　「家庭で家族がつくった食べ物は、何かが違う」「品質の悪い食べ物にさよならを言おう……」「胃袋にも、お財布にも優しい」といったコピーが、Lunch. Pk のホームページを開けると飛び出してくる。赤いシェフの帽子をかぶった女性が腕組みしているイラストも、シェフといえば男性の写真やイラストが圧倒的

---

[3] 国際化支援センター「平成24年度『女性の潜在能力を活用した一村一品運動』にかかる調査」からの抜粋

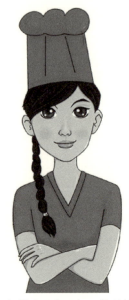

Lunch.Pkのロゴマーク。パキスタンでは女性のコック姿はめずらしい

に多いパキスタンにおいて特徴的だ。2014年に設立されたLunch.Pk[4]は、首都のイスラマバード、大都市のカラチやラホールのビジネスマン、ビジネスウーマン、学生向けに家庭でつくったランチや夕食をホームデリバリーするビジネスを展開している[5]。現在約5000人以上の顧客をもつLunch.Pkは、肥満や糖尿病などの現代病対策に加えて、急激に増えている外食産業が、添加物や、油などを大量に使っていて健康に良くないことや、衛生面での懸念もあることに警鐘を鳴らしつつ、それに比べて、女性たちが家でつくる料理は健康的でかつ安価であるとして、その販売を行っている。パキスタン人にとって、「家庭の味」はそれだけで付加価値があるのだ。

「僕の（私の）お母さん（奥さん）の味は、世界一おいしくて、健康を考えた愛情あふれる食事だ」とは、パキスタン人の誰もが口にする言葉だ。「油っぽくて濃い味付けの食事や、有害なものも入っているかもしれない外食よりは、自分の家で食べるほうがいいから」[6]、とよく自宅に招いてくれる。実際、家庭で食べる食事は、濃い味付けでごまかしているのではないおいしさがある。

パキスタンでは、「パルダ」と呼ばれる男性と女性を分ける慣習が根強く存在し、ゆえに女性があまり外に出ず、市場で買い物をするのも男性の場合が多い。少し遠出する場合も、一部の都市部を除けば、女性は夫や兄弟、親戚の男性と一緒に出かけるのが好まれる。家庭に招かれても、男性の来客がいると、女性たちは食卓にも出てこないことが多い。こうした社会的・文化的慣習は、グローバル化のなかで少しずつ変化はしているものの、女性の就学率を下げたり、女性が仕事に就くことを妨げたりする原因にもなっているし、日常のなかで、女性が自由に外出し、さまざまな情報に触れて見聞を深めることも阻害している。

女性である筆者は、ほかの男性客が入れない台所や奥の部屋に招き入れて

もらえることが多いが、食後に、「本当においしかったです、ありがとう」とお礼を言ったときの女性たちの笑顔は格別で、国を越えて「おいしい」と伝えることの大切さを実感する。

　こうした顧客の心をつかんでいるのが、Lunch. Pkだ。価格は、昼食と夕食が月曜日から土曜日まで届く「おいしい（Mazedar）コース」が1食当たり86ルピー（約85円）、月曜日から金曜日までの「おとく（Economy）コース」が1食当たり80ルピー（約80円）で、ファストフードと比べてもかなり安価であることも魅力だ。顧客には、医者やIT関係者、働く女性や学生などもいる。料理をつくる女性たちは、インターネットや携帯を通じてまず登録をすることが多い。あるいは、時々催される「お料理コンテスト」の優秀者となることで声をかけられたりすることもある。ネットやコンテストにアクセスできる女性たちなので、基本的には中流階級の女性がほとんどである。

　登録と同時に、彼女たちは携帯で自分の台所の写真を撮って送る。この写真は、のちに注文客たちが、家庭の台所からその食事が届けられるということを知るとともに、衛生的にも安全であるという保証ともなる。次に、Lunch. Pkの担当者が実際つくった食事のチェックをして、合格となればあらためてLunch. Pkの「フードランチャー（フード戦士）」という称号が与えられ活動に参加する[7]。クッキングの時間は最大2時間、その後30分以内に配達できるように、それぞれの自宅から7km以内を配達可能エリアとして、顧客を限定するなどの仕組みをとっている。Lunch. Pkでは月に1万5000ルピー（約1万5000円）から7万ルピー（約7万円）の収入を得ることができるとうたっていて、実際に登録している女性たちは、活動に参加するメリットを以下のように語っている。

---

(4) Lunch. Pkのウェブサイト　http://www.lunch.pk/
(5) パキスタンでは、食品の安全と衛生標準化は、2011年にパンジャブ州（パキスタン最大の州で、人口はパキスタン人口の約半数の1億人）が法律を制定し、パンジャブ食品局（Punjab Food Authority）を設置したのが最初で、2018年1月現在、イスラマバード首都圏で同様の食品局が設置されている。ただし、それ以外の地域では食品安全の標準化はまだ整っていない。パンジャブ州では、それぞれの食品局が食の安全のモニタリングとして、2014年頃からレストランなどの抜き打ち衛生調査を開始し、有名店の不衛生管理が指摘された。その話題性から、食品の安全と衛生管理への社会的関心は高まってきている。現在パンジャブ食品局では、レストラン、宅食、屋台などの登録化を進めている。
(6) 筆者のパキスタンにおける経験から
(7) Lunch. Pk 独自の資格で、パンジャブ食品局などによる正式な資格ではない。パキスタンでは一般的に調理や食品管理者などの資格認定は特段ないのが現状である。

❋インダスの台所には、体にいいものがいっぱい

モヘンジョダロ・ハラッパーなどのインダス文明発祥の地でもあるパキスタンでは、紀元前3000年前から香辛料のコショウ、ターメリック（ウコン）、カルダモンなどが栽培されていたという。現在でも、いわゆるパキスタンカレーといわれるものは、トマトとタマネギを油で炒めたなかに、「マサラ」といわれる香辛料を家庭ごとの配分で混ぜたものを入れて長時間煮込むのが特徴である。

日本でも健康にいいといわれるウコン（肝臓を保護したり消化不良の改善、抗酸化作用がある）、コリアンダー（＝香菜消化促進、ビタミン・カルシウムを多く含む、デトックス効果）、クミン（消化促進、腹痛効果、ダイエット）、クローブ（胃腸を整える、関節炎緩和、皮膚トラブル緩和、風邪や喘息対策、歯痛緩和）、カルダモン（胃腸を整える、風邪予防、発汗、口臭予防）、とうがらし、ショウガ、ニンニクなどを混ぜて、肉、野菜、豆などの食材に合わせて調理する。インドでいわれるアーユルベーダと同様のDeshikma（デシクマ）と呼ばれる伝統医学も深く浸透しているように、医食同源の思想がある。たとえば胃腸が弱っているときに、黒コショウを数粒飲むと消化によいとか、のどが痛いときは、はちみつと黒コショウを混ぜて飲むなど、スパイスの使い方もさまざまだ。

食生活にもいろいろなアイデアがあり、「胃袋の3分の1が食べ物、3分の1が水分、残りの3分の1が空気」といわれていて、胃袋を満腹にしないほうが体にいい、日本でいえば「腹八分目」で二分目は空気で残しておこうという生活の知恵だ。

こうしたさまざまな食べ物やスパイスの効用は、文字の読み書きができない非識字者の女性たちにも、日常の知恵として受け継がれてきている。しかしここ数年の急激な近代化のなか、こうした民間の知恵袋が若い人たちに伝承されていかないのも、また一つのパキスタンの現状である。

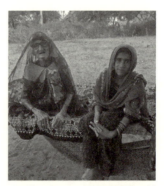

インドとパキスタンをまたぐ砂漠の村に住むおばあちゃんと孫娘。おばあちゃんは保健師の資格をもち、厳しい自然で生き抜くさまざまな知恵をもっている

カラチに住む女性（40代）：大学院で労務管理の修士号を取ったが、その後家庭の事情で働きに出ることはできなかった。お料理上手が自慢だったので、夫にすすめられて「ビリヤニ（パキスタンの混ぜご飯）コンテスト」に出場したのがきっかけで、Lunch.Pkを知ることになった。お客さんからはチキンビリヤニが一番人気で、それ以外の混ぜご飯も人気が高く、こうしたお客さんからのおいしいというコメントが励みになっている。私のように外に出られない女性が多いので、家で稼ぐこともできるし、女性にとってはとてもいい機会を提供してくれていると思う。

　イスラマバードに住む女性（30代）：主婦。日中夫は仕事、子どもたちは学校に行ってしまうので、ひとりで寂しい思いをしていた。Lunch.Pkの普及担当の人が家にやってきて、誘ってくれたのが、この仕事を始めるきっかけ。お金が入ることより、とにかく忙しくしていられること、人から必要とされていることがうれしい。家にいてドアステップで注文やお客さんからのメッセージが届くのはすごくありがたい。自分はパキスタン料理の達人だな！　と思っている[8]。

　Lunch.Pkは活動を通して、「チェンジ―変革」を目指しており、単なるフードビジネス以上の意義をもって活動している。その変革とは、家でつくる健康で安全な食事の再認識と普及であるとともに、家にいる「食の達人」である女性たち自身と彼女たちが台所でつくる「自家製の食事を付加価値として販売する権利（Sell homemade food right）」を再認識し普及することだ。まさに売り手と買い手がお互いに幸せになれるウィンウィンをつくり出していこうという試みである。社会的・文化的制約から家の中にこもっていた女性たちが、バーチャルなアクセスを通して、キッチンから社会とつながることができる、まさに女性の経済参加に結びつけた取り組みはパキスタンでは画期的であり、女性のエンパワメントの最初の一歩になっている。実際に所得を手にすることで、女性たちの生活における選択肢が広がるし、顧客からのフィードバックで、社会的に自分の活動がどう認識されるのかを自覚できる。

---

(8) 2017年10月にカラチとラホールにて筆者インタビュー

ただし、この活動の今後の課題は、女性たちが個人として、顧客とつながることはあっても、タイや大分県の一村一品運動で起こったような、外に出て仲間とともに活動するようにはなっていかないことにある。グループの活動は、話し合いをするなかでいろいろな意見の違いに気づくとともに、議論しつつより良い方向性をともに決めていくというコミュニケーション技術の習得にもつながる。また、目標や達成感を共有できる仲間がいれば、ひとりではできないこともグループならできるかもしれないという希望につながり、生活のなかのはりあいともなる。女性が外に出づらいというパキスタン社会の制約のなかで、Lunch. Pk は女性の社会参画を促す一つのアプローチを提供してはいるが、逆に女性を家のなかにとどめる慣習を強化してしまう危険性も秘めており、今後の展開をみていく必要がある。

4　食と生活の達人である女性たちの自立と社会参画とは

　女性の社会的な自立、あるいはエンパワメントの過程では、識字、技術訓練などの新しい知識や技術を得たり小口融資などで資金を得たりする機会を通じて、①もともともっている個々人の潜在的な能力、内在する力を引き出すこと、そしてそれを本人たちが気づくことが第一歩となる。しかし、それだけでは足りない。②家族やコミュニティとの関係性をこわしたくないという気持ちと、それまでの日常とは違うことをすることが問題にならないかという葛藤とともに女性たちは意思決定をするのであり、それを左右する周囲の人との関係のあり方の変化もエンパワメントの過程では視野に入れなければならない。さらに③既存の社会関係や制度という、彼女たちを取り巻く環境や構造を変えていく、あるいは整えていくことなしには、持続的にエンパワメントを獲得したことにはつながらない。

　タイの一村一品運動もパキスタンの Lunch. Pk の活動も、それまで女性たちが日常のなかで創作してきた作物や食事を、エコロジカルで地域の知恵に富んだ品物としての付加価値をつけたり、あるいは安全で健康的な食事としての付加価値をつけることで、意味づけを行い、一定程度の経済的な自立に

つながる道筋をつけた。自分たちがふだんからやってきたことが認められるというプロセスは、自信と意欲をもつきっかけともなりやすい。また、顧客の反応やグループの人たちと展示会に出るなどで「社会につながる」機会を提供し、自分たちが当たり前だと思っていたことが、特別の価値があるということに気づく機会をつくることは重要だ。その過程で、女性たちはより具体的に自信をつけ、さらなる創意工夫をするための好奇心をもつようになり、さらに役に立つ知識や情報を知りたいという能力の向上へもつながった。どちらの場合も上記の①の段階は獲得したといえるが、②の段階途中というところで、まだ③の段階には至っていない。

　いみじくも戦後期の日本の生活改善運動は、生活の向上のための知識や技術の習得とともに、自ら理由を考えて、決定して実行するという「考える農民」の育成を目指してきた。池野によると、それが、個人の解放、開かれた集団、農村社会の育成を導き、人的資源の開発を通して個人と社会の生活を改善することを目指してきたともいえる［池野、2005］。それまで、家や農村社会の目に縛られ、かつ家事労働と農業に追われる女性たちは、生活改善の活動に参加することさえ容易ではなかったが、生活改良普及員が「台所改善」などの目に見える生活技術を導入する活動をしたことで成果を上げ、女性たちの関心を促した。さらに、女性リーダーの発掘や、グループづくりを推進し、女性を取り巻く社会的な制約を和らげるような啓もう活動をしてきた。これはいまの時代でも、世界的に十分女性のエンパワメントを推進するモデルとなり得る。このように日本の一村一品運動や生活改善運動が、他国の地域に住む女性のエンパワメントの参考になり得るとともに、グローバル化が進む21世紀の社会では、他国で進んでいるさまざまなアプローチが日本社会の問題解決の手がかりになることもあろう。

　近代の歴史は、右肩上がりの経済発展を基軸としたことで、男性と女性の仕事が経済対価で価値づけされ、家事労働がシャドーワークといわれるように、女性の仕事を可視化できなくし、より女性の労働を増やす結果にもつながった。「持続可能な開発目標」が21世紀における人々の暮らしのあり方を変えていくことを目指しているように、世界はすでにこの形での発展の限界を迎えており、世界の半分を占める女性の安全と日常の豊かさや幸せを起点

にして持続可能な社会のあり方を我々自身が考え、そして変わっていかなければいけない。

(おおはし ちほ　JICAオルタナティブ教育推進プロジェクト チーフアドバイザー)

[引用・参考文献]

アジア開発銀行 「ストラテジー 2020-The Long Term Strategic Framework of the Asian Development Bank 2008-2020」、2007年

池野雅文 「援助とエンパワーメント：能力開発と社会環境変化の組み合わせ 第5章 開発における「社会的準備」エンパワーメント」日本貿易振興機構アジア経済研究所、2005年

独立行政法人中小企業基盤整備機構　国際化支援センター 「平成24年度『女性の潜在能力を活用した一村一品運動』にかかる調査 最終報告書」、2013年

Food and Agriculture Organization , *Good practice policies to eliminate gender inequalities in fish value chains*, 2013

Food and Agriculture Organization , *The State of Food and Agriculture*, 2014, p. 35.

Food and Agriculture Organization, *The State of Food and Agriculture 2010-2011: Women and Agriculture, Closing the Gender Gap for Development*, 2011

World Health Organization and United Nations Children's Fund, *Update: Progress on Sanitation and Drinking Water*, 2010, p. 8-9.

Stuart R. Gillespie and Lawrence Haddad, *Attacking the Double Burden of Malnutrition in Asia and the Pacific* Asian Development Bank, Manila, 2001

索　引

● あ ●

安否確認 ･････････････････････ 131, 133
家（家制度・いえ・イエ）11, 28, 47, 71
ESD ･････････････････････････････ 209
一村一品運動 ･････････････････ 240, 248
遺伝子組み換え ･････････ 124, 197, 207
インスタント食品 ･･･････････ 15, 43, 166
栄養教諭 ･･･････････････････ 140, 143, 154
栄養（の）改善 ･････････ 11, 31, 141, 237
エコロジー ････････････････ 186, 202, 212
SDGs（持続可能な開発目標）･････ 2, 236
エンパワメント
　････････････････････ 57, 63, 71, 86, 227, 240
オーガニック食品（材） ･･･ 197, 202, 230

● か ●

介護（保険） ･････ 88, 120, 130, 167, 241
外食（産業） ･･･････････ 43, 96, 226, 244
格差（社会）
　･･･････ 16, 44, 74, 88, 115, 216, 225, 236
家計費 ･･････････････････････････ 44, 56
家計簿（記帳） ･････････････ 35, 36, 51
加工食品 ･･････････ 15, 53, 65, 202, 221, 242
家事労働 ･････････････ 37, 49, 77, 126, 249
ガストロノミー（食の哲学） ･･･ 182, 190
過疎 ･･･････････････････････ 17, 144, 188
家族経営協定 ･･････････････････ 18, 71
学校栄養士（職員） ･･････ 142, 146, 154
学校給食 ･･････ 21, 52, 56, 119, 139, 220
学校菜園 ････････････････････ 184, 187, 194
規格 ･････････････････ 63, 68, 113, 146, 150
共同購入 ･･･････････････ 52, 64, 85, 121
郷土料理 ････････････････ 65, 104, 180, 187
漁協女性部 ････････････････････ 57, 66
勤倹貯蓄 ･････････････････････････ 10
グリーン・ツーリズム ･･････ 63, 67, 89
グローバル ･･････････ 180, 197, 213, 249

公害 ･･････････････････････････ 14, 82
高度経済成長 ･･･････ 8, 31, 43, 53, 82, 86
国連世界女性会議 ･･･････････････ 18
孤食 ･･････････････････ 8, 16, 159, 170
子育て支援 ･････････････ 75, 87, 90, 120
こ（子）ども食堂 ････････････ 90, 159
コミュニティ
　･･････････ 20, 71, 86, 115, 137, 161, 227
米騒動 ･････････････････････････ 10

● さ ●

再生可能エネルギー ･･･････ 89, 208, 213
在来作物（野菜） ･･･････････ 70, 187
産直運動 ･････････････････ 78, 82, 98
CSA ･････････････････････ 221, 224
ジェンダー ･････････ 46, 116, 199, 235
自給（運動） ･････ 33, 35, 49, 53, 64, 111
持続可能な社会 ･･･ 208, 213, 239, 250
地場食材 ･･････････････････ 142, 147, 156
社会参画 ･･････････････････ 90, 239
社会的企業 ･････････････････ 216, 225
社会的協同組合 ･････････････ 180, 184
姑 ･････････････････ 28, 36, 39, 49, 59
主婦連合会（主婦連） ･･････ 12, 15, 76, 78
消費者運動 ･････････････････ 14, 75, 80
消費者の権利 ･･････････････････ 15, 76
商品テスト ･････････････････････ 15, 54
食育 ･････････････････ 63, 140, 156, 161
食育基本法 ････････････････ 141, 142
食科学大学 ･････････････････ 186, 190
食教育（食生活教育）
　････････････････････ 181, 183, 193, 220
食の安全（性）
　･･････ 14, 56, 75, 95, 140, 184, 197, 237
食の共同体 ･････････ 8, 11, 188, 195
食品添加物 ･････ 15, 52, 82, 182, 208
食料自給率 ････････････････ 17, 219
食料・農業・農村基本法 ･･････ 19, 47

251

食糧メーデー ……………………… 11
女性起業 ……………………… 61, 65, 99
女性農業者 ………………… 18, 98, 116
新規就農 ……………………………… 108
新生活運動 ………………… 11, 13, 29
スローフード ………………… 98, 179
生活改善 ………… 10, 13, 29, 32, 37, 249
生活改善(実行)グループ ‥ 34, 50, 62, 72
生活改良普及員 ………… 12, 34, 51, 249
生活指導員 ………………… 51, 53, 57
生活者 ………… 84, 89, 116, 121, 227, 241
生協運動 ………… 79, 122, 217, 225
青年団 ……………………………… 29, 39
全地婦連 ……………………………… 15
相対的貧困率 ………………… 88, 159

● た ●

脱脂粉乳 ……………………… 76, 140
多面的機能 ……………………………… 18
男女共同参画 ………………… 17, 61, 74
地域おこし協力隊 ……………………… 108
地域生協 ……………… 76, 217, 221
地域包括ケア ……………………………… 88
チェルノブイリ原発事故
 ……………… 84, 96, 182, 198, 203, 212
地産地消 ………… 98, 131, 142, 157, 210
中山間地域 ………… 18, 98, 111, 132, 144
提携 ……………………… 64, 98, 121
デイサービス ………… 62, 123, 130, 167
伝統食(材) ………… 100, 157, 184, 221

● な ●

日本生協連 ………………… 16, 78, 82
農家民宿 ………………… 67, 99, 108, 114
農家レストラン ………… 66, 70, 99, 184
農業委員 ………………… 18, 99, 104
農業基本法 ………………… 17, 44, 47
農業構造改善事業 ………………… 14, 44
農協女性(婦人)部 ‥ 29, 50, 56, 62, 72
農業法人 ………………… 73, 108

農産加工 ……… 62, 65, 99, 108, 145, 241
農産物直売所 ………… 18, 66, 99, 146
農商工連携 ………………… 18, 67
農村レストラン ………………… 18, 66
農夫症 ……………………… 48, 53
農薬
 …… 52, 63, 82, 124, 150, 197, 217, 238

● は ●

配食サービス ………………………… 123
半農半X ………………………………… 117
東日本大震災 ………… 95, 112, 114
非識字 ……………………… 238, 246
貧困 ………… 8, 15, 51, 88, 119, 139, 159
ファーマーズマーケット ……………… 67
ファストフード
 ……………… 8, 43, 90, 180, 216, 245
フードバンク ………………… 89, 119
フードロス ……………………………… 211
風評被害 ………………… 96, 205
フェアトレード ………………… 197, 203
福島第一原発 ………………… 19, 96
婦人会 ………… 12, 29, 32, 50, 72
婦人学級 ……………………… 29, 39
婦人之友 ……………………… 10, 29
放射能汚染 ……… 12, 96, 106, 115, 203
放射能(市民)測定 ……… 98, 106, 203

● ま・や・ら・わ ●

味(覚)の教育 ………… 69, 186, 193
有機農業
 …… 56, 63, 98, 105, 112, 200, 202, 216
嫁 ………… 27, 30, 40, 47, 49, 56, 59
良妻賢母 ………………………… 9, 200
レジリエンス ……………………… 238
6次産業 ………………………… 22, 67
労働者協同組合 ………… 129, 166
ワーカーズ・コレクティブ
 …………………………… 85, 120, 219
和食 ………………………… 23, 43, 75

◎ 執筆者紹介 （＊は編著者。以下、執筆順）

佐藤一子（さとう かつこ）＊……まえがき／序章／第9章

東京大学名誉教授。1974年、東京大学大学院教育学研究科博士課程修了。博士（教育学）。専門は社会教育学、生涯学習論、地域文化論。元日本社会教育学会会長。現在、国分寺市公民館運営審議会委員長、読売教育賞審査委員など。著書『文化協同の時代』（青木書店）、『イタリア学習社会の歴史像』（東京大学出版会）、『地域学習の創造』（編著、東京大学出版会）、『地域文化が若者を育てる』（農山漁村文化協会）など。

千葉悦子（ちば えつこ）＊……序章／第2章

放送大学福島学習センター所長。2018年3月まで福島大学行政政策学類教授・副学長。1985年、北海道大学大学院教育学研究科博士課程修了。博士（教育学）。専門は社会教育学、農村女性・家族論。著書『地域における教育と農』（共著、農山漁村文化協会）、『現代日本の女性労働とジェンダー』（共著、ミネルヴァ書房）、『小さな自治体の大きな挑戦』（編著、八朔社）、『飯舘村は負けない』（共著、岩波新書）など。

宮城道子（みやき みちこ）＊……序章／第3章

十文字学園女子大学教授。1998年、東洋大学大学院社会学研究科修士課程修了。修士（社会学）。専門は農村社会学、地域生活論、男女共同参画論。著書『成功する農村女性起業』（編著、家の光協会）、『農村で始める女性起業』（農山漁村女性・生活活動支援協会）、「グリーン・ツーリズムの主体としての農村女性」『年報 村落社会研究43』（農山漁村文化協会）など。

辻　智子（つじ ともこ）……第1章

北海道大学大学院教育学研究院准教授。2000年、お茶の水女子大学大学院人間文化研究科博士課程単位取得満期退学。博士（学術）。専門は社会教育学、青年期教育論。著書『繊維女性労働者の生活記録運動―1950年代サークル運動と若者たちの自己形成』（北海道大学出版会）など。

近本聡子（ちかもと さとこ）……第4章

公益財団法人生協総合研究所研究員。法政大学大学院・立教大学兼任講師。1991年、早稲田大学大学院文学研究科（社会学）博士課程単位取得退学。修士（文学）。専門は社会学、家族政策、子育て支援論。日本社会学会・協同組合学会（監事）・生活経済学会など所属。著書『親が参画する保育をつくる』（共著、勁草書房）など。

岩崎由美子（いわさき ゆみこ）……第5章
　福島大学教授。1996年、早稲田大学大学院法学研究科博士後期課程単位取得退学。修士（法学）。専門は農村生活論、法社会学。著書『食と農でつなぐ──福島から』（共著、岩波書店）、『女性の参画と農業・農村の活性化』（全国農業会議所）など。

田中夏子（たなか なつこ）……第6章
　農園 風と土 園主。1987年、慶應義塾大学大学院社会学研究科修士課程修了。修士（社会学）。専門は地域社会学、労働社会学。日本協同組合学会会長（2017-2019）。著書『イタリア社会的経済の地域展開』（日本経済評論社）など。

山田浩子（やまだ ひろこ）……第7章
　愛知県立大学客員共同研究員。薬剤師。2013年、東京農工大学大学院連合農学研究科博士課程修了。博士（農学）。専門は農業経済。著書『学校給食への地場食材供給』（農林統計出版）、『地域再生と農業』（共著、筑波書房）など。

岩松真紀（いわまつ まき）……第8章
　明治大学非常勤講師。東海大学などでも非常勤講師をつとめる。2016年、東京農工大学大学院連合農学研究科博士課程修了。博士（農学）。1987年、北海道大学薬学部卒業。専門は社会教育学、環境教育学。東村山市公民館運営審議会委員。

高雄綾子（たかお あやこ）……第10章
　フェリス女学院大学国際交流学部准教授。2006年、東京大学大学院教育学研究科修士課程修了。修士（教育学）。専門はドイツのESD（持続可能な開発のための教育）。「ドイツ・脱原発への市民の学習」（佐藤一子編『地域学習の創造』東京大学出版会）など。

金　侖貞（きむ ゆんじょん）……第11章
　首都大学東京准教授。2006年、東京大学大学院教育学研究科博士課程修了。博士（教育学）。専門は社会教育学、多文化教育学。著書『多文化共生教育とアイデンティティ』（明石書店）、『躍動する韓国の社会教育・生涯学習』（編著、エイデル研究所）、『異文化間教育のとらえ直し』（共著、明石書店）など。

大橋知穂（おおはし ちほ）……第12章
　国際協力機構（JICA）オルタナティブ教育推進プロジェクトチーフアドバイザー。1996年、ロンドン大学東洋アフリカ学院修士課程修了。修士（開発人類学）。ユネスコ、ユネスコ・アジア文化センターなどで、長年アジア地域の識字、ノンフォーマル教育の政策と実践に従事。

〈食といのち〉をひらく女性たち
戦後史・現代、そして世界

2018年4月10日　第1刷発行

　　　編著者　佐藤　一子
　　　　　　　千葉　悦子
　　　　　　　宮城　道子

発 行 所　一般社団法人　農山漁村文化協会
　　　　〒107-8668　東京都港区赤坂7丁目6-1
電話　03(3585)1141(代表)　　03(3585)1144(編集)
FAX　03(3585)3668　　振替　00120-3-144478
URL http://www.ruralnet.or.jp/

ISBN978-4-540-17111-6　　DTP製作／㈱農文協プロダクション
〈検印廃止〉　　　　　　　　印刷／㈱光陽メディア
©佐藤一子・千葉悦子・宮城道子 他 2018　製本／根本製本㈱
Printed in Japan　　　　　　　　定価はカバーに表示
乱丁・落丁本はお取り替えいたします。

──農文協の図書案内──

地域文化が若者を育てる（シリーズ田園回帰⑦）
——民俗・芸能・食文化のまちづくり

佐藤一子著　A5判 並製 228頁　2,200円＋税

遠野、飯田、庄内……それぞれの地域で育まれてきた芸能や文化が子ども・若者の手で引き継がれ、そのことが都市と農村との交流の担い手を育む営みにもつながっていく。

むらの資源を研究する——フィールドからの発想

日本村落研究学会編　池上甲一責任編集
四六判 並製 264頁　2,095円＋税

農山漁村の資源、開発、農法、有機農業、女性起業、アグロフードシステムやその国際比較などを重層的に学べる入門書。研究の最前線や国際比較も充実。

消費される農村（年報 村落社会研究 41）
——ポスト生産主義下の「新たな農村問題」

日本村落研究学会編　A5判 上製 292頁　5,048円＋税

「農村を消費する」側の論理を明らかにしつつ、そこからグリーン・ツーリズム、都市と農村の交流など、農村再生の新たな回路・方策を見出していく。

「食」業おこし奮闘記
——開店・加工所づくりから会社設立まで

藤森文江著　B6判 並製 184頁　1,524円＋税

朝市から出発し、「よむぎまんじゅう」などの加工品と地元農産物の販売で年商1億円を突破。商品開発、許認可、加工所の建設、会社の設立などの経緯を、失敗談も含めて公開。

暮らしの革命——戦後農村の生活改善事業と新生活運動

田中宣一編著　四六判 上製 452頁　3,400円＋税

敗戦により国家と旧体制の破綻と混乱を、官の事業を取り入れ、指導者とともに、暮らしの場から克服した農山村女性の軌跡。

むらと原発——窪川原発計画をもみ消した四万十の人びと

猪瀬浩平著　四六判 並製 276頁　2,000円＋税

推進派町長解職、再選を経て、住民投票を用いず議会が「原発問題論議の終結」を宣言した高知県窪川町。農林漁家の格闘の歴史を含め「多数決を最善としない」むらの民主主義を描く。

（価格は改定になることがあります。）